JN496699

알기 쉬운 **심폐물리치료학**

Clinical Management Notes and Case Histories in

Cardiopulmonary Physical Therapy

알기 쉬운

심폐물리치료학

대한심폐물리치료학회

Clinical Management Notes and Case Histories in

Cardiopulmonary Physical Therapy

W. DARLENE REID, BMR(PT), PHD
ASSOCIATE PROFESSOR
THE UNIVERSITY OF BRITISH COLUMBIA
SCHOOL OF REHABILITATION SCIENCES
VANCOUVER, BC

FRANK CHUNG, BSc(PT), MSc
SECTION HEAD, PHYSICAL THERAPHY
PHYSIOTHERAPY DEPARTMENT
BURNABY HOSPITAL
BURNABY, BC

영 문 출 판 사

■ **옮긴이**(가나다순)

김근조 김천대학 물리치료과 교수

김선엽 대전대학교 물리치료학과 교수

김인섭 대전보건대학 물리치료과 교수

김태호 대구보건대학 물리치료과 교수

김호봉 제주한라대학 물리치료과 교수/대한심폐물리치료학회장

남형천 경북전문대학 물리치료과 교수

박지환 대전보건대학 물리치료과 교수

이형수 광주보건대학 물리치료과 교수

Clinical Management Notes and Case Histories in **Cardiopulmonary Physical Therapy**
by W. Darlene Reid and Frank Chung

알기 쉬운 **심폐물리치료학**

2009년 8월 10일 초판인쇄
2009년 8월 14일 초판발행

지은이 : W. Darlene Reid and Frank Chung
옮긴이 : 대한심폐물리치료학회
발행인 : 박 병 조
발행처 : 도서출판 영문출판사
등 록 : 1987년 12월 21일 제2-419호
주 소 : 서울시 강남구 삼성동 69-1
전 화 : (02) 514-5590, 776-5590
팩 스 : (02) 756-8943
E-mail : yeongmunsa@empal.com
정 가 : 23,000원
ISBN 978-89-7224-213-0 93510

※ 파본은 교환해 드립니다.

헌정사

하늘의 선물이며, 끊임없이 격려하고 인생을 즐겁게 하는 능력이 나를 압도하는 나의 아이들 Jannie와 jeremy에게

Darlene Reid, BMR(PT), PhD

그들의 지지와 매우 풍족한 가정환경을 제공한 Jeannie와 Tiffany에게

Frank Chung, BSc(PT), MSc

차 례

감사의 말

W.Darlene Reid,BMR(PT), PhD는 토론의 기회를 준 동료와 학생 그리고 그녀의 심폐의 물리치료와 연관된 생각을 다듬어준 것에 진심어린 감사를 표했으며 특히 많은 사례연구를 도와준 동료 Frank Chung, Judy Richardson, Sue Murphy, Pat Camp, Michell de Moor들 에게 감사를 표합니다.

이 책의 자료를 나타냄에서 크게 향상시킨 졸업생과 재학생은 명백한 내용과 그들의 철저한 질문을 통해서 매우 귀중한 자료를 제공 했었습니다. Darlene은 캐나다인 심폐의 기준규범의 구성원과 더 나은 심폐의 물리치료 건강 관리를 위한 끊임없는 자극과 심폐기능 관리의 넓은 국제적인통찰력의 촉진을 위한 전문 위원들 에게 사의를 표합니다. 가슴 X-ray를 제공한 Catherine Staples와 Nestor Muller 그리고 가슴 X-ray의 모든 것을 포함하는 그의 전문지식을 준 Stuart Green에게 은혜를 입었으며 또한 많은 그림을 도와주고 제공해준 Louis Walsh에게 감사합니다.

Frank Chung, BSc(PT), MSc는 참고자료를 제공해준 도서과 사서 Hoong Lim, 원고를 교정해준 물리치료사 Rhonda Johnston, 17의 호흡과 관련된 장비를 제공한 치료사 Terry Satchwill과 Joanne Edwards, 20장의 의료장비를 제공한 임상 간호 교육자 Giselle Strychar 그리고 그의 예술적 창작물을 위한 그래픽예술가 Hau Chee Chung에게 진심 어린 감사를 표합니다.

저자에 대하여

W. Darlene Reid, BMR(PT), PhD는 Canada의 British Columbia의 Vancouver에 있는School of Rehabilitation Sciences, University of British Columbia의 교수로 역임한다.

그녀는 1979년에 Manitoba의 Winnipeg에 있는 Manitoba 대학으로부터 물리치료사 학위를 받았다. 그녀는 British Columbia 대학에서 병리학의 학위를 마치고 1988년에 박사를 받았다.

Darlene은 졸업생과 초보 물리치료사에게 호흡계 치료와 근육 손상을 가르치고 재활과학 연구소, 인간역학 연구소와 British Columbia대학 에서 실험적 의약 프로그램으로 졸업생과 재학생에 의한 연구를 감독하였다. 재학생 코스는 운동생리학과 심폐와 관련된 환자의 물리치료 처치에 관련한 것을 포함한다. 졸업생 교육은 운동생리학, 힘든 작업으로 인한 근육 손상과 심혈관과 호흡계 환자의 처치에서 발전된 기술에 관련된 것이다. 게다가, Darlene은 이 영역과 관련된 계속적인 교육을 포함한다. Darlene은 the B.C. Health Research Foundation과 Killam Foundation로부터 연구비를 수여받았다. 그녀의 연구 흥미의 분야는 호흡근육 손상과 폐의 재활을 포함한다.

임상학적으로, 그녀는 급성과 만성의 폐질환을 가진 환자를 위한 물리치료적인 치료에서 전문적이었다. 그녀의 임상적 연구는 만성적 폐쇄성 폐질환에서 호흡근육 검사, 훈련법, 휴식을 포함하는 호흡근육을 지도하는 치료적 중재에 초점을 맞춰왔다. 그녀의 가장 최근의 시도는 동물의 기준에서 횡격막 손상에 기여하고 인간에서 횡격막 손상의 증거에 기여할 것인 다른 기전을 인지하는 방향으로 되어왔다. Darlene은 논문 심사된 원고, 초록, 재고를 포함하는 광범위하게 출판하였다. 그녀는 the American Thoracic Society, the combined Canadian Physiotherapy Association/American Physiotherapy Association, American Physiotherapy Association combined Sections Meetings를 포함하는 수많은 국제회의에서 토론회발표자가 되어왔다. Darlene은 Cardiorespiratory Specialization, Standards Commitee, the Britsh Columbia Lung Association Advisory Board의 구성원이다.

그녀는 Canadian Physiotherapy Association의 Cardiorespiratory Division 임원으로써, Lung Association의 Canadian Physiotherapy Cardiorespiratory Society의 임원로써, Cardiorespiratory Physiotherapy summit의 지방의 조정자로써, 몇몇의 국제적, 지역적와 관련된 물리치료사로써 역할을 해왔다. 그녀는 또한 일해 왔고 원고의 재검토하고, 몇몇의 기관들을 위해 승낙한다.

Frank Chung, BSc(PT), MSc, 1981년에 Canada의Quebec의Montreal에 있는 McGill University로부터 BSc(PT) 학위를 수여받았고, 후에 1989에 Canada의 British Columbia의

Vancouver에서 British Columbia대학으로부터 학제적인 연구(호흡과 운동생리학)에서 이학석사를 얻었다. Frank는 재활과학연구소와 British Columbia 대학에서 교육을 받은 대학원생 물리치료 과정을 가르쳤고, 논문 심사된 저널을 발행하였다. 그는 또한 Cardiorespiratory internet interest group, CardiorespPhysio@yahoogroups.com의 계정 소유주이다. Frank는 National Examination Test Construction, Physiotherapy Regulatory Boards의 the Canadian Alliance의 Implementation Subcommittee의 구성원이다. 그는 또한 Canadian Physical Therapy National Examination의 심사원이다. 그는 Canada의 British Columbia에 있는 Burnaby 병원에서 물리치료사로써 일한다.

소 개

심폐의 물리치료에서 임상적 처치 기록들과 병력사례들은 초보물리치료사들이 외래응급치료 환자를 위한 상호작용하는 심폐 치료에 접근하는 학문을 제공한다. 이 책의 설명은 유일하다 즉 다시 말하면, 3가지 주요 구성요소들이 결합된다. 평가, 처치와 19사례들에서 임상적 기록은 일반적인 폐와 심장 상태와 평가와 처치의 장과 19사례들을 위한 질문 길잡이의 전형적인 설명을 보여준다. 사례병력의 상호작용하는 성향 때문에 학생들이 학문에 접근하고 임상적 의사결정의 많은 단계를 통한 일의 기회를 제공한다. 또한, 사례는 초보 치료사가 반드시 알아야하는 임상적 핵심의 영역을 설명하기 위해 몇 년 넘게 주의 깊게 선별하고 발전해 왔다. 임상적 사례의 배경에서 심폐 학문의 입문은 즉시 학습자에게 타당성을 준다.

그리고 이것은 그들이 매우 재미있게 접근하는 학문이다. 심폐 치료는 종종 많은 평가 기술과 환자의 본성의 이해 때문에 복잡하다. 사례병력 입문의 배경에서의 가르침은 학습자에게 더 큰 동기를 준다 왜냐하면 그들은 덜 배경적인 학습, 그 점에서 환자와 가까이 관계되지 않은 개념 에서 보다 오히려 그들의 임상적 추론과 문제해결로부터 진짜 이득을 알 수 있기 때문이다.

1장 영역, 간단히 말하면 양식의 기초가 되는 심폐의 평가와 처치의 주요한 기술. 상호적인 질문과 문제들은 기본 개념들을 강화하게 된다. 심폐의 평가 주제는 임상적인 의사결정, 챠트 재검토, 인터뷰, 신체적 검진, 실험실의 검사의 판단, 흉부 방사선학, 폐 기능 검사, 운동성검사, 근전도 판독을 포함한다. 심폐의 처치 주제들은 성인과 환자교육; 호흡운동; 자세훈련; 운동성과 운동 훈련; 통풍 제거 기술; 산소 치료; 기전적인 환기; 폐, 심장, 수술적인 처치의 개요를 포함하고 있다. 이 영역의 주요한 요점의 하나는 증거에 기초한 접근이다.

모든 기술은 증거의 단계에 따라 차지하고 지향되어져왔다. 면밀한 재검토 또는 임상적 실습 지침은 유용함을 가지고 있지 않다. 저자는 독자를 위해 문헌의 재검토를 했다.

이것들의 세부사항은 4장의 부록에 있다. 많은 기술을 위한 증거의 평가는 숙련자들의 의견일치로부터 얻을 수 없다. 그러나 오히려 저자의 판단이다.

2장, 사례병력은 잘 설명된 9가지 폐 사례들, 6가지 심장 사례들, 조합된 4가지 사례들을 포함한다. 사례의 4가지는 외래환자 시나리오와 관계있고 다른 3가지는 가정 프로그램 또는 퇴원 후 기능적인 활동과 관계있다. 각각의 사례는 학습자들이 얻은 잘된 평가로 인해 치료적 접근에 도달하는 것과 치료 접근 결정을 돕기 위한 질문을 포함한 몇몇 요소에 의한 병력을 가진다. 사례 병력의 구성요소는 병력, 설명, 물리적 소견의 그림, 동맥혈 가스양, 가슴 x-ray, 심전도 투사도, 평가와 처치 기술들에 대한 기본적 정보를 강화하는 것을 포함한다.

3장, 응답가이드, 심폐의 평가와 처치에 관한 장에서 나온 질문들 그리고 병력 사례에 관한 질문들에 관계된 자세한 정보를 제공한다. 몇몇의 사례들, 응답가이드는 필수의 초보적인 정보를 제공한다.

4장, 부록은 최고의 임상적 실습을 결정하기 위한 학문을 검토할 때 임상의사에 의한 몇몇 개요를 제공한다. 부록은 몇몇의 논쟁을 일으키거나 잘 정착되지 않은 지침서를 가진 실습의 영역에서 학문의 비평적 개요를 포함한다.

5장, 증거를 기초로 한 잘 된 참고문헌은 심폐의 평가와 임상적 처치기술을 위한 견고한 기초를 제공할 것이다. 병력사례는 학습자가 임상적으로 관련된 양식에서 정보를 적용할 수 있고 임상적인 결정 구조와 추론 기술의 발달을 촉진 할 수 있게 하는데 다가갈 것이다.

역자 서문

이 책은 선진 심폐물리치료의 접근방법에 대한 체계적인 검사와 치료기법들을 자세하게 정리해 놓은 귀중한 내용들을 포함하고 있다. 특히 최근 물리치료의 분야에서 확대되고 있는 심폐질환에 대한 물리치료적 접근은 국가 사회적 측면에서 국민건강에 대한 획기적인 변화를 요구하고 있는 시점이고 국가시험에도 독립된 과목으로 출제되도록 제도화 되어 있는 상태이므로 이에 발맞추어 적극적인 심폐물리치료 과목에 대해서 학교뿐만이 아니라 임상적 도입을 확대해야할 것이다. 또한 이 책은 선진 물리치료 학문에서 대두되고 있는 근거에 기초한 치료(evidece based practice) 방법에 관한 내용이 충실하게 많이 다루어져 있고 사례 중심에 의한 자세한 진단과 치료 접근에서 환자를 평가하고 관리하도록 구성되어 있다.

이 책은 여러 가지 심호흡계 관련 저널(문헌)들을 참고해서 근거에 기초한 치료적 접근을 시도하고 있다. 아울러 이 책은 심호흡계의 이론적인 해부학적 내용과 생리학적인 원리 등도 잘 표현해서 정리해 놓았다. 제1부에서는 심호흡계 질환에 대한 전반적인 임상적 평가와 치료 원리에 대해 핵심적인 내용을 위주로 구성되어 있고, 제2부에서는 임상 환자사례 중심으로 현장감 있는 내용을 담고 있고, 제3부는 환자사례에 대한 답변안내, 제4부는 부록으로 임상실험 등을 담고 있어 학교나 임상에서 학습하기에 아주 용이하게 저술되어 있다.

결론적으로 이 책은 심호흡계 질환에 있어서 임상적인 근거에 기초한 내용들을 가지고 검사와 치료를 적용하는 것들을 보여 주고 있다. 특히 근거에 기초한 원리는 검사와 치료 및 임상적 추론 방법에서 의학적이고 과학적인 최근 문헌들을 통해 체계적으로 잘 구성하였고 요약 정리하여 독자들로 하여금 쉽게 접근할 수 있도록 되어 있어 학교나 임상에서 심호흡계 질환에 대한 물리치료적인 다양한 접근들을 이해하고 적용할 수 있는 귀중한 지침서가 될 것으로 확신한다.

이 책이 번역되어 나오기까지 많은 분들의 수고가 있었다. 특히 대전보건대학 박지환 교수님의 지극하신 관심과 주선으로 대한심폐물리치료학회를 결성하고 뜻있는 교수님들과 임상 전문가들이 함께 모여 세미나를 개최하고 토론하며 이 책이 나오기까지 열성을 다하신 역자 여러분들에게 감사를 드립니다. 그리고 좋은 책을 출판할 수 있도록 힘써 주신 영문출판사 박병조 사장님과 출판사 관계자 여러분께 진심으로 감사의 뜻을 전합니다.

2009년 2월
역자 대표

대한심폐물리치료학회장 의학박사 김 호 봉
Korean Academy of Cardiopulmonary Physical Therapy
President Kim, Ho-Bong, P.T., PhD.

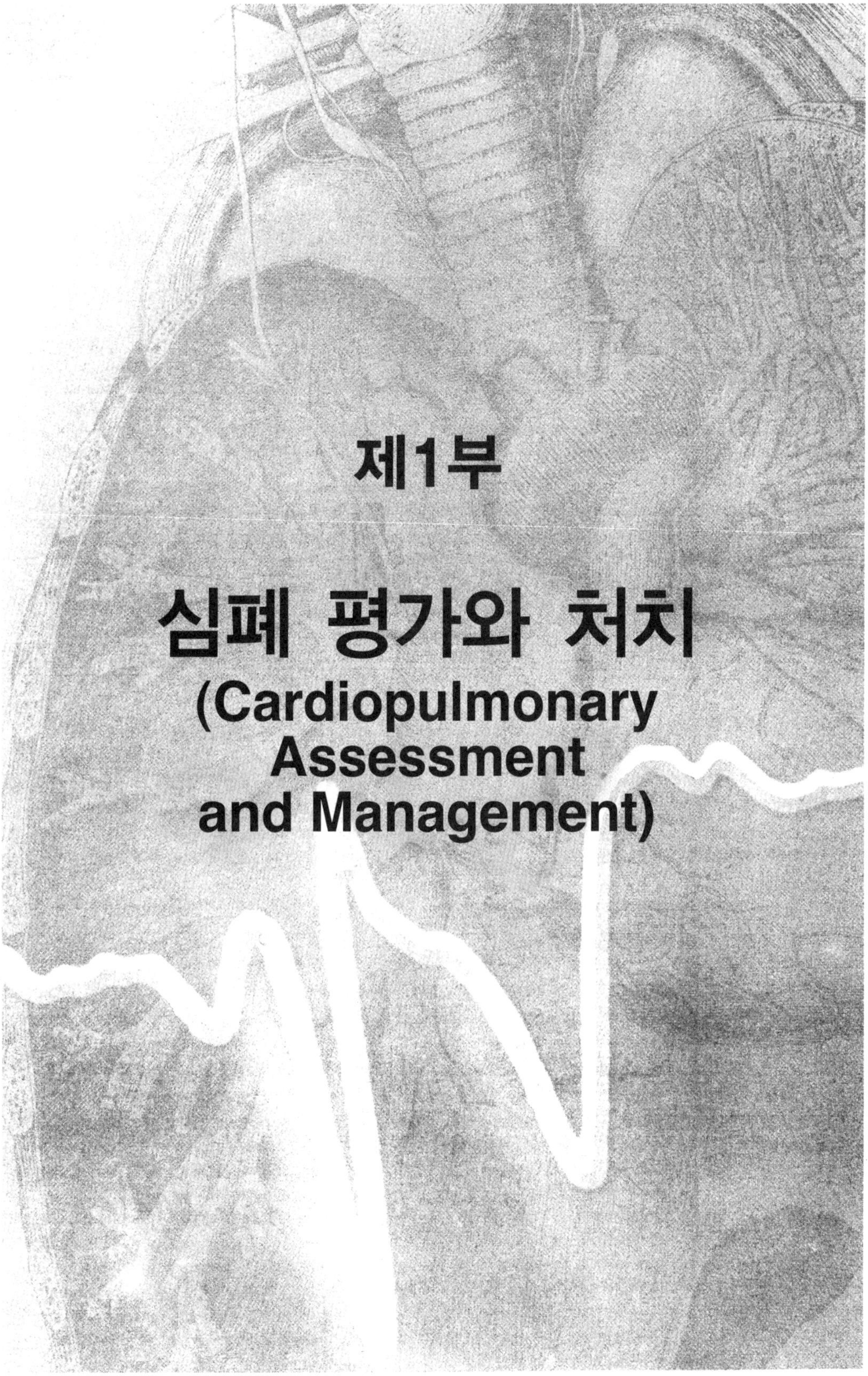

제1부

심폐 평가와 처치 (Cardiopulmonary Assessment and Management)

제 1 장

임상판단기준
Clinical Decision Making

학습목표

이 장에서는 다음과 같은 것들을 논의하게 된다.

1. 측정, 치료 목적, 치료, 재평가와 같은 임상적 판단 순서를 결정하기
2. 결과 측정하기
3. 치료 중재를 지지하는 과학적 증거를 판단하는데 사용되는 증거의 수준을 결정하기

임상적 관리 순서(CLINICAL MANGEMENT PATHWAY)

물리치료사는 심폐 질환의 환자를 평가하고 치료하기 전에 임상적 관리 순서를 결정해야 한다. 그림 1-1에서 한 가지 틀을 보여주고 있다. 환자 상태의 올바른 인식과 이해는 각 환자에게 적합한 병리생리학적(pathophysiology)인 측면을 판단하는데 도움을 줄 것이다. 평가 과정 동안, 2가지 중요한 요소들을 판단해야 한다.

1. 병리생리학적 측면이 가역적이고 물리치료에 적합한지 여부.
2. 합병증을 예방하고 기능을 최대로 이끌어 내기 위한 치료에 적합한 환자의 다른 측면의 여부.

문제 목록과 치료 목적을 작성하고 환자에게 최선의 치료를 하도록 한다. 평가는 치료의 마무리 단계에서 일어나는 추가적인 측정과 치료 중에도 계속 진행되어야 한다. 그 후에도 지속적으로 이러한 관리 순서를 따라서 관리해야 한다(그림 1-1). 일부 심혈관계와 호흡 상태가 치명적이고 심각한 상태가 발생할 수 있기 때문에, 평가와 재평가는 치료 과정에서 확실히 해야 한다. 따라서 이러한 점에서 물리치료사들에게 가장 도전적인 측면으로 부각된다.

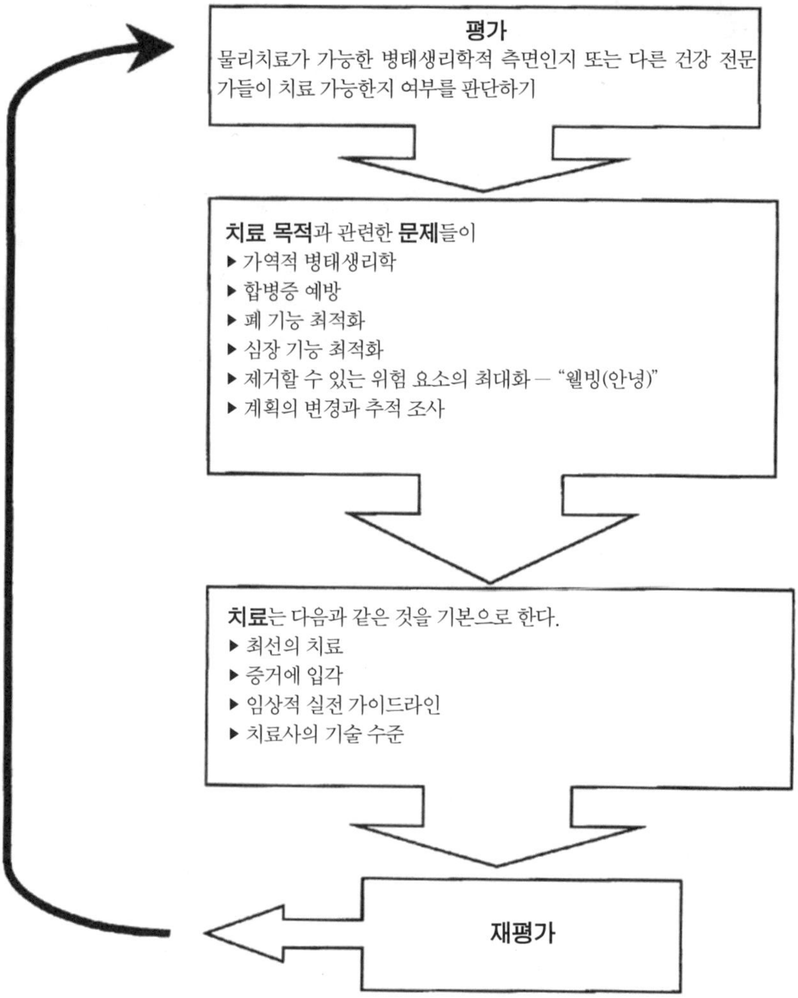

그림 1-1. 심폐 물리치료 임상적 관리 순서

그림 1-2. 심폐 물리치료 평가 구성요소

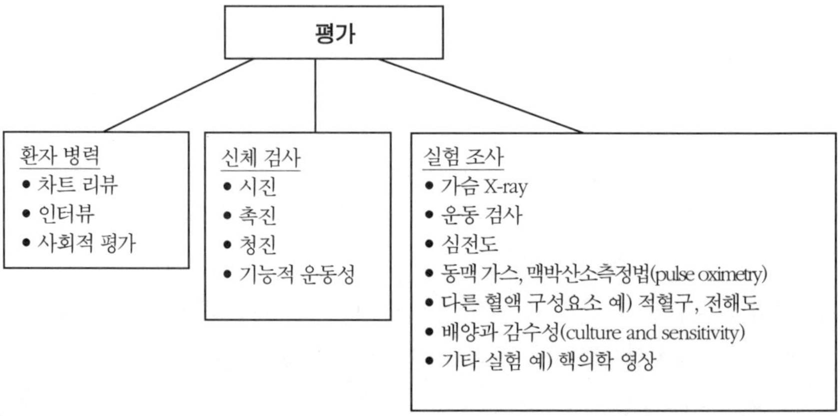

표 1-1. 물리치료 중재에서 고려해야 할 잠재적인 문제들

- 특히 낮은 폐용적 환자의 침범된 부위의 낮은 가스 교환
- 운동/움직임 시 포화도 감소
- 심혈관계 기능 저하
- 심근 허혈
- 심박출량 저하
- 말초로 산소 이동/순환 저하
- 통증- 절개 또는 외상
- 가슴 또는 근골격계 또는 말초 혈관 통증
- 운동성 저하/ 운동 지구력 저하
- 피트니스 저하
- 강도와 지구력 감소
- 분비의 증가나 저하
- 현재 감염 여부
- 호흡 곤란
- 호흡의 증가
- 부 근육(accessory muscle)의 사용 증가
- 심부 혈전 정맥염
- 장폐색증(ileus)
- 소변 이상 정체(retention)
- 인지 상태 저하
- 협동성/균형성 저하
- 자세 조절 감소
- 어깨와 주변 관절의 ROM 감소
- 흉골 제한
- 낮은 영양상태
- 낮은 소변 배출
- 상태 관리, 자기 관리, 상태에 대한 이해 감소
- 복지에 대한 관심 감소, 우울증
- 퇴원 시 필요한 계획들(discharge planning needs)

평가 (ASSESSMENT)

호흡과 심혈관계 평가는 차트 리뷰와 인터뷰, 신체적 검사, 관련 실험과 조사의 리뷰 등으로 구성된다(그림 1-2). 세부적인 사항들은 2장에서 10장에서 다루고 있다.

문제와 치료 목록 (PROBLEMS AND TREATMENT GOALS)

문제 목록(problem list)은 가역적이고 물리치료에 적합한 병태생리적 측면과 관련이 되도록 작

표 1-2. 손상된 산소 이동(Impaired Oxygen Transport)의 치료(Treatment)에 대한 딘 생리적 치료 계층화(Dean Physiological Treatment Hierarchy)

전제 : 최적 생리적 기능 자세는 바로서고 움직이는 것이다.

가동성과 운동
목표 : 산소이동 시 다양한 스텝에서 급성, 장기간, 예방효과를 이끌어낼 수 있는 운동자극을 이끌어내다.*

신체자세
바로서고 움직임을 자극하는 중력의 자극을 이끌어내다, 호흡곤란을 감소, 혈류역학 촉진, 환기관류효과

호흡조절방법
목표 : 폐포환기량을 증가, 점액 이동 촉진, 기침 자극

기침방법
목표 : 동적 기도 압박과 유해 심장혈관 작용에 최소 작용를 가지고 점액 제거율 촉진

이완과 에너지 보존 중재
목표 : 호흡 작업, 심장 작업과 전체적 과도한 산소 요구량 을 최소화

관절가동범위 운동(심장폐 적응증)
목표 : 폐포 환기 자극, 폐포 분포 변화

체위 배출 자세
목표 : 중력효과를 이용하여 기도 청결 촉진

도수기법
목표 : 특정 신체자세와 결합된 기도 청결(청소) 촉진

흡입
목표 : 중앙에 집합된 기도분비물의 제거 촉진

* 계층화는 치료계획을 위한 가이드라인이다. 산소 이동의 모든 특징이 어떤 질환 상태와 어떤 환자에서 변화할 수 없음을 기록하는 것이 중요하다. 특별한 치료계획은 모든 환자를 위해 늘 개별적으로 만들어져야 한다.

Modified and reprinted with permission from Clinical Case Study Guide to Accompany Principles and Practice of Cardiopulmonary Physical Therapy, 3rd ed., Dean E, Frownfelter D, Copyright (1996), with permission from Dr. Elizabeth Dean and Elsevier.

성한다. 표 1-1에서는 심폐 질환에 적용할 수 있는 문제의 일부 예를 개괄적으로 기록하였다. 비록 이러한 문제들의 병태생리적 기본들은 서로 별개로 여겨지지만, 임상적으로 종종 유사한 기법과 결과 측정을 사용해서 동시에 측정하기 때문에 표에서 그룹으로 묶어 놓았다. 치료 목적은 병태생리적인 측면을 가능한 줄이고, 다른 시스템들과 관계한 문제에 직접적으로 접근하는 방향으로 치료 목적을 설정해야 하고, 또한 환자의 합병증을 줄이고 복지를 극대화시키고, 수정 가능한 위험 요소들을 제거하는데 초점을 맞추어야 한다(그림 1-1 참조). 치료는 환자 중심이 되어야 하고, 특히 외래 환자와 만성 질환을 치료할 때 주의해야 한다. 환자-중심 목적에서는 환자가 향상에 필요하다

고 믿는 것에 대한 더 큰 영향을 가지고 또한 삶의 형태 변화와 치료 중재에 밀접하게 접근해야 한다. 치료 목적은 환자의 문제를 충분한 반영을 해야 한다. 치료사의 스타일에 따라서, 치료 과정 중에 작성되는 차트가 하나일 수도 있고 여러 개 일수도 있다. 문제 목록과 치료 목적을 작성 후에 이들 목적에 어울리는 치료 접근과 결과를 결정한다.

최선의 실전을 위한 치료(TREATMENT USING BEST PRACTICE)

치료는 최선 실전 규칙(principles of best practice)에 적합하게 치료를 해야 한다. 즉, 치료사들은 다음 요소들을 우선적으로 고려해서 치료를 수행해야 한다.

- 과학적 증거에 최대한 접근하기.
- 사용 가능한 자원을 모두 사용해서 최선의 기법을 사용하기-시간과 도구 포함.
- 환자가 필요로 하는 것에 중점을 두기.
- 환자의 치료와 활동과 물리치료 중재 사이의 균형 맞추기.

1절 11~20장은 물리치료사와 다른 건강 전문가들이 수행 가능한 중재들을 개괄적으로 언급하고 있다. 표 1-2에서는 손상된 산소 이동(Impaired Oxygen Transport)의 치료(treatment)에 대한 딘 생리적 치료 계층화(Dean Physiological Treatment Hierarchy)를 보여주고 있다. 이는 치료 계획을 공식화 하는데 중요한 기초를 제공하고 있다. 이들 계층화(hierarchy)는 기립 자세 환자에게 적용하는 것을 전제로 하고 치료 이점을 최대화하기 위한 움직임에 기초를 두고 있다. 치료사들은 심폐 장애를 가진 여러 환자들을 접근하면서, 이러한 계층화(hierarchy)는 치료에 대한 훌륭한 가이드라인을 제공해 줄 것 이다. 그러나 특정한 치료 계획을 적용해야 하는 환자 같은 예외적인 경우도 있다. 예를 들어, 심각한 질병을 가진 환자가 중환자실에 있을 때, 점액에 의한 기관의 폐색(obstruction)은 폐 분절이나 엽의 무기폐(atelectasis)을 유발하고 있을 때, 기도 청결(airway clearance)과 움직임 운동을 하지 않는 것이 치료의 첫 단계가 될 것이다.

치료 선택의 중요 판단 기준은 증거에 입각(levels of evidence)해야 한다. 이 교재에서 개괄적으로 언급된 각각의 치료들은 서로 관련이 있고, 사용된 스케일(scale)은 다음과 같다.

- 등급 A — 잘 설계되고, 조직화된 시도(무작위/비무작위)에 기이한 과학적 증거들은 치료의 사용(낮은 실수 위험)을 지지하는 유의한 결과를 통계적으로 제공하고 있다.
- 등급 B — 과학적 증거는 관찰된 연구나 일관성이 약간 낮은 결과들로 조절된 실험을 통해 제공된다.
- 등급 C — 치료 적용은 전문가의 패널(panel)에 의해 결정되는 의견으로 지지된다. 이용 가능한 증거는 항상 일정한 결과나 좋은 설계를 제공할 수 없고, 조절된 연구가 부족하다.

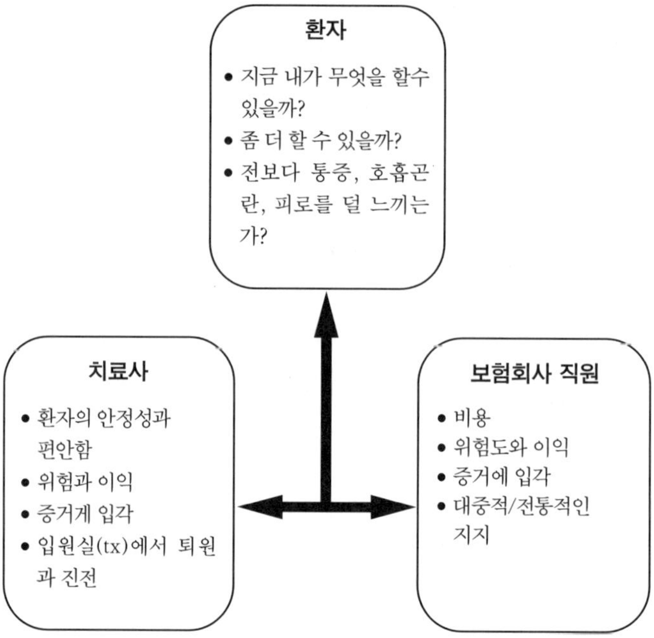

그림 1-3. 결과에 대한 이유.

결과 측정(OUTCOME MEASURES)

결과 측정은 개개인이나 그룹의 경우에서, 시간의 경과에 따라 측정된 능력이 향상되는 정신측정 정도를 가지는 측정으로 정의된다. 유용한 결과 측정은 실험대상인 환자 상태에 대해 양으로 측정가능하고, 임상적으로 유용하며, 실전적이고, 효율적 비교, 유효성과 타당성을 가지는 것을 의미한다. 또한 물리치료 중재에 고려되는 문제들과 밀접한 관련을 가져야만 한다.

결과 측정에 대한 중요한 고려사항 두 가지는 다음과 같다.

- 여러 결과들은 환자 관리에서 포함되는 모든 부분(all parties)에서 필수적이고 관련이 되어 있다(그림 1-3). 이들 그룹들은 보통 환자, 치료사, 보호자(third-party payers)를 포함한다. 이러한 결과들은 물리 치료 관리가 효율적인지를 결정하거나 프로그램을 유지할지를 결정하기 위해서 모두 3개의 영역을 측정하고 문서화 되어진다.
- 결과들은 문제와 증거에 입각한 특수성을 반영하는 용어에 따라 다양하다. 결과의 타당성은 유사한 방향으로 변화가 지속적이고 결합되어 일어날 때 더욱 높아진다. 예를 들어, 하엽 아래에 청진기로 들리는 감소한 호흡음은 무기폐 또는 들숨 감소를 반영할 수 있는 비특이적 결과이다. 이러한 호흡음 감소가 변화를 지속하도록 하는 다른 결과 — 폐 기저분에서 일어난 무기폐를 보여주는 가슴 X-ray, 산소 포화도(SpO_2)가 85% — 와 결합한다면, 치료사는 임상적으

로 무기폐의 증상을 확신하게 되고, 환자는 심폐 물리치료에서 큰 이득을 볼 수 있다.

참고문헌

1. Dean E, Frownfelter D. *Clinical Case Study Guide to Accompany Principles and Practice of Cardiopulmonary Physical Therapy*. 3rd Ed. St. Louis: Mosby; 1996.
2. Wenger NK, Froelicher ES, Smith LK, et al. Cardiac rehabilitation as secondary prevention. Clinical practice guideline. *Quick Reference Guide for Clinicians*. No. 17. Rockville, MC: US Department of Health and Human Service, Agency for Health Care Policy and Research and National Heart, Lung and Blood Institute. AHCPR Pub. No. 96-0673; October 1995.
3. Sackett DL. Rules of evidence and clinical recommendations. *Can J Cardiol*. 1993;9(6):487-489.
4. Finch E, Brooks D, Stratford P, Mayo N. *Physical rehabilitation outcome measures: a guide to enhanced clinical decision making*. Canadian Physiotherapy Association. Hamilton: BC Decker Inc; 2002.

예상문제

※ 물리치료사가 기능적 결과들을 작성할 때 무엇이 필요한가?

1) 환자의 보험계약
2) 단기목표
3) 문제목록
4) 측정
5) 이해

정답 : 4)

제 2 장

차트 리뷰와 인터뷰

Chart Review and Interview

학습목표

이 장에서는 다음과 같은 것들을 언급하고 있다.

1. 환자 인터뷰의 여러 목적들
2. 인터뷰의 4대 주요 구성요소들
3. 차트와 인터뷰와 관련된 적절한 정보

전체적인 차트 리뷰와 집중된 인터뷰는 폐 또는 심혈관계 질환의 포괄적인 평가에 있어 중요한 요소들이다. 물리치료사는 적절한 정보를 환자에게 적용하기 위해서 포용적인 공감대(rapport)를 형성하는 것이 필요하다. 또한, 치료사들은 필수적인 정보를 얻기 위해서 치료의 이용 가능한 결과들과 인터뷰의 목적을 결정해야 하고, 필요 없는 개인적인 질문들은 피하도록 한다.

차트 리뷰(CHART REVIEW)

차트는 인터뷰 전에 주의 깊게 리뷰 되어야 한다. 종종 차트는 정확하게 기록된 알찬 정보를 주기도 하지만, 일부 잘못되고 부정확한 정보를 포함하고 있기도 하다. 따라서 치료사들은 물리 치료 관리와 관련된 주요 정보에 적절하게 기록하기 위해서 차트의 리뷰를 꼭 해야 한다. 차트에 기록된 정보에 따라, 치료사들은 환자의 질문을 최소화하고, 이전에 기록된 차트의 정보들을 단순화 시키도록 노력을 해야 한다. 일부 경우에 과도한 질문은 환자에게 부담을 주고, 환자가 부정적인 시각을 갖고 부정확한 정보를 줄 수도 있기 때문에 구체적인 사항에 대한 적절한 질문을 하도록 한다.

표 2-1. 챠트 리뷰와 인터뷰와 관련된 정보의 개관

- 출생 일시/나이
- 현재 진단

출생력 (소아의 경우 중요)

과거 의학적 병력

흡연
- 얼마나 자주 피우는가?
- 언제?
- 현재 피우는가?

호흡 병력
- 만성적인지?
- 급성 질환을 가지고 있는가?
- 현재 추위를 느끼는가?

심혈관계 병력
- 만성 동맥 질환
- 이전에 심근 경색(MI)이 발생한적이 있는가? 그렇다면, 언제 일어났는가?
- 우회술(bypass surgery)을 한적이 있는가?
- 힘든 일을 할 때 허혈성 통증을 느끼는가?

예) 간헐적 파행(intermittent claudication)?

가족력과 관련 상태

기침
- 심하게 하는가?
- 객담이 생기는가?
- 객담의 색깔과 빈도?
- 가슴 통증을 제거를 하기 위한 기술을 가지고 있는가?
- 힘든 일을 할 때 협심증이 생기는가? 그렇다면, 어떤 분류에 속하는가?
- 다른 요인이나 관련된 요소가 있는가?

기타 상태
- 당뇨병
- 심각한 근골격계 손상
- 기타

알레르겐/자극물(Allergens/Irritants)

인지 상태
- 현재 시간과 장소, 만나는 사람이 누군지 아는가?

현재 복용하는 약물

시진

예) X-ray, 혈액 검사, 배양과 감수성(culture and sensitivity)

운동 중 위험 요소

세부적인 사항은 표 9-3 참조

기능적 병력
- 계단(stairs)
- 보행
- 운동성/활동
- 특히 피곤한 활동의 종류나 어떤 것을 할 때 주로 힘이 드는가?
- 평균 운동(형태, 기간, 빈도, 강도)
- 운동을 제한하는 원인은 무엇인가?
- 협심증? ST 변화? 협심증의 어떤 종류가 발생하는가? 협심증을 증가시키는 원인은 무엇인가?
- 호흡 곤란/ 짧은 호흡(휴식 시? 야간에? 활동의 어느 정도에서? 수면 중에는?)
- 간헐적 파행(intermittent claudication)

사회적 병력
- 작업
- 레저 활동
- 삶의 형태
- 집에서 도움을 받는 정도

이전 치료
- 현재 호흡 또는 심혈관계 상태와 관련한 치료를 받은 적이 있는가?
- 물리 치료 관리를 받는 지속되는 건강 관리 치료를 받고 있는가?

환자 목적

설문지를 통한 자료
- 우울증 점수
- 삶의 질과 관계한 건강 설문지
- 기능적 상태에 대한 설문지
- 정신과 인지 상태
- 환자 만족도

표 2-2. 여러 임상적 상황에서 인터뷰의 목적

- 내담자(환자) 중심 목표 판단
- 정보 제공
- 폐 합병증에 대한 수술 후 위험 판단
- 치료 이전에 즉시(바로) 환자 상태 판단
- 병원으로부터 퇴원을 위해 필요한 기능적 능력 판단
- 환자 자기 관리 촉진
- 환자 만족 판단
- 운동훈련과 다른 물리치료 중재 동안 안전과 위험 문제 판단
- 실행하는 행동과 생활양식변화에 있어 장애와 목표를 판단

공감대 (RAPPORT)

포용적인 공감대(rapport)를 형성하고 유지하는 것은 의미 있는 인터뷰와 효율적이고 지속되는 물리 치료 관리 프로그램을 진행하기 위한 필수적인 부분이다. 이상적인 설정(setting)은 사생활을 보장하고, 환자와 치료사 간의 거리를 최소화 하는 것이다. 인터뷰 시간은 환자에게 대답을 생각하도록 충분한 시간을 주고, 서두르지 말고 여유 있게 진행한다. 치료사의 위치는 가능한 환자와 마주보도록 한다. 인터뷰 기간 동안 환자와 치료사는 최대한 편한 자세로 진행한다. 환자의 반응의 일부 단어에 집착하는 단어를 쓰지 말고 자유로운 표현이 가능하도록 질문을 하도록 한다. 치료사는 환자의 얼굴 표정, 음성, 몸짓과 같은 전체적인 환자의 반응을 기록하고, 듣도록 한다.

인터뷰의 목적 (PURPOSE OF INTERVIEW)

환자의 전체적인 평가는 질문의 여러 항목(표 2-1)을 통해 알아볼 수 있다. 그러나 대부분 임상에서, 이것은 불가능하거나 확실하지 않다. 치료사의 시간과 환자의 상태는 장기간의 인터뷰를 힘들게 하며 차트는 중요 정보를 최대한 포함해야 한다. 효율적인 인터뷰를 하기 위해서, 치료사는 인터뷰의 목적과 치료의 결과를 명확히 하는 것이 필요하다. 여러 임상적 상황에서 인터뷰의 일부 목적을 표 2-2에 예로 들었다. 예를 들어, 수술 후 급성 관리 단계에서, 치료사는 차트로부터 최대한 실제 정보를 얻고, 실제 인터뷰에서는 현재 상태를 판단하고 공감대를 유지하도록 간략히 진행한다. 반면에, 폐 재활 동안 외래 환자를 치료하는 동안에는, 치료사는 표 2-1과 같은 세부적인 상황을 면밀히 인터뷰를 수행해야 한다. 과도한 정보를 포함한 차트는 이용하기 힘들고, 환자의 인지에 대한 명확한 이해는 운동 훈련을 통한 삶의 변화를 목적으로 하는 집중된 치료를 시작하고, 만성 폐 질환 상태를 가진 환자의 자기-관리를 향상시키는데 필수적이다. 요약하면, 물리치료사는 관련된 정보를 얻는데 효율성을 최대화하기 위해서 인터뷰 목적에 대한 명확한 인지가 필요하다.

인터뷰의 4가지 주요 구성요소 (FOUR MAJOR COMPONENTS OF AN INTRVIEW)

인터뷰는 4 가지 주요한 구성요소들을 가지고 있다.

1. 개방(opening) — 감정을 교류하는 분위기를 형성하기 위해서 자기 자신을 소개.
2. 질문하기(questioning) — 시작과 끝이 확실한 질문으로 정보를 얻기.
3. 반응(responding) — 주어진 정보의 해석을 명확히 하고 평가하기. 또한 침묵과 같은 비언어적 실마리를 관찰하도록 하고 구체적인 이슈에 대한 생각할 시간을 주게 한다.
4. 요약하기(summarizing) — 치료사는 환자가 대답한 주요 요점을 요약하고 환자에게 다음 치료 계획을 설명하도록 한다.

인터뷰의 항목 (CONTENT OF THE INTERVIEW)

인터뷰 질문의 항목은 다양한 임상 설정과 환자로 인해 아주 다양할 수 있다. 중요한 이슈는 다음과 같다.

- 인터뷰의 목적과 물리 치료로 인한 잠재적인 효과.
- 차트, 기타 리포트, 상담, 관련 문서를 통한 이용 가능한 정보.
- 신체적, 심리적, 정신적 상태를 고려한 환자의 현재 상태.
- 치료의 위험도를 판단하고 안전한 치료를 적용하는데 필요한 주요 정보.
- 환자의 입장을 고려한 치료사가 치료 가능한 시간.

대부분 환자의 경우, 표 2-1에서 개괄적으로 다루어진 주요 주제들은 안전하고 효율적인 치료를 수행하기 위해 치료사들에게 필요한 항목들이다. 이 정보는 인터뷰 또는 차트와 관련된 문서와 같은 다른 정보(source)에서 올 수도 있다. 그러나 대부분의 환자의 경우에, 치료사는 특정 환자의 특수한 필요를 판단하기 위해서 이러한 주제에 대해서 좀 더 심도 있는 접근이 필요하다. 어떤 경우에는 치료사가 설문지를 통해서나 추가적인 인터뷰 과정을 수행해야 될 경우도 있다. 다음과 같은 관계가 있는 이슈에 대해 추적 조사를 할 필요가 있다.

- 사회 복지사, 심리학자, 신부, 기타 건강 전문가에 의한 평가.
- 확실하고 타당한, 건강 관련 삶의 질의 이용; 기능적 상태; 우울증 설문지.
- 가정환경에 대한 좀 더 많은 정보를 제공해주는 가족 구성원, 보호자, 가정 관리 간호사 인터뷰.

참고문헌

1. Croft JJ. Interviewing in physical therapy. *Phys Ther*. 1980;60:1033-1036.

예상문제

※ *물리치료사가 환자 차트 리뷰와 인터뷰와 관련된 정보에 포함될 수 있는 내용으로 거리가 먼 것은?*

1) 경제상태와 사회적인 지위
2) 현재 복용하고 있는 약물
3) 과거 의학적인 병력
4) 기능적 병력
5) 사회적 병력

정답 : 1)

제 3 장 신체검사

Physical Examination

학습목표

이 장에서는 다음과 같은 것들을 알 수 있다.

1. 검사가 필요한 환자와 관련된 목록
2. 흉벽(chest wall)과 말초의 촉진 수행
3. 요골 맥박, 맥박수, 혈압, 산소 포화도를 포함하는 생체 징후(vitals)를 측정하는 단계를 설명하기

간단한 설명 (BRIEF DESCRIPTION)

신체 검진은 4가지 주요 부분으로 구성된다; 폐/심혈관계 질환의 징후에 대한 환자의 여러 특징들을 시진; 흉배와 말초 촉진; 생체 징후 측정; 호흡음 청진. 청진과 관련한 호흡음의 세부적인 특징은 4장에서 설명되어 있다.

시진 (INSPECTION)

환자 시진은 치료사가 방에 들어가면서부터 시작된다. 환자 표정, 자세, 침상 종류, 주변 도구들을 확인한다. 치료사는 환자의 다음과 같은 항목들을 집중적으로 검사한다.

1. 일반적
    - 환자는 편안한가?
    - 환자가 통증이 있는가?
    - 환자에게 호흡 곤란이 있는가?

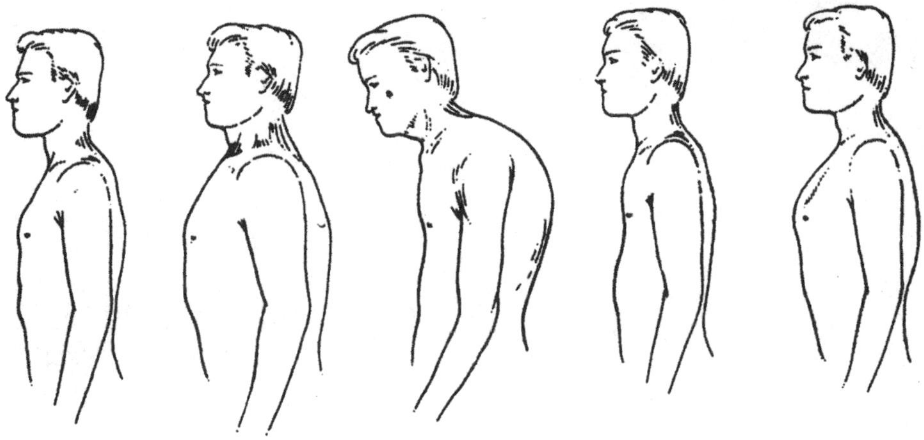

그림 3-1. 가슴벽 외형 (Reprinted form Textbook of physical Diagnoses-History and Examination, 3nd ed, Swartz MH, Copyright(1994), with permission from Elsevier)

- 환자의 육체는 어떤가? — 작고 단단한, 왜소한가, 건강이 좋지 않은가

2. 환자의 자세
   - 환자는 어떤 자세를 취하고 있는가?
   - 회복에 적합하거나 합병증을 줄이는데 좋은 자세를 취하고 있는가?
3. 얼굴
   - 환자의 표정은 어떤가? — 이완된, 두려움, 고민하는가?
   - 환자의 정신은 어떠한가?
   - 환자의 입술이 분홍색이거나 창백한가?
   - 환자는 입으로 숨을 쉬는가?
   - 코로 힘겹게 숨 쉬고 있는가?
4. 목
   - 환자는 휴식 시 호흡하는 동안, 들숨의 부근육을 사용하는가?(예, 등세모근, 목빗근)
   - 경정맥 팽창(jugular venous distension)이 있는가? 경정맥 팽창이 환자가 45° 굴곡 자세에서, 목을 데고 누웠을 때 관찰 되는가?
5. 가슴의 움직임
   - 가슴의 모양은 어떠한가? 그림 3-1을 참조하라. 흉벽이 동시에 움직이는가?
   - 호흡 패턴은 어떠한가? 얕거나 깊은가? 규칙적인가?
   - 호흡 하는데 과도한 노력이나 피로가 있는가?
     - 들숨-횡격막, 쇄골위 와(supraclavicular fossa), 늑간 공간 높이(그림 3-2)에서?

그림 3-2. 들숨 동안 늑간 공간의 하부 움직임을 보여주는 늑간 들숨. 심각한 만성 폐쇄성 폐 질환을 가진 환자의 경우에 있어 들숨 하기 위해서는 노력이 많이 필요하다.

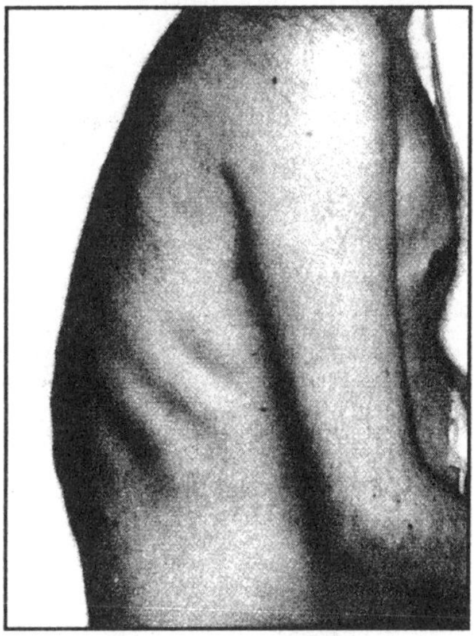

- ○ 높은 호흡률(RR): RR이 분당 30번 보다 더 높은가?
- ○ 비동시적 갈비대와 복부 편위(excursion)가 있는가? 들숨근 피로를 암시하는 부분이 있는가?

6. 피부
   - 피부가 분홍빛을 띄면서 건강한가? 또는 창백한가? 땀을 흘리는가(발한)?
   - 피부가 중앙이나 말초에서 푸른빛을 엷게 띄는가?
   - 반흔이나 멍 자국이 있는가?
   - 예전 또는 최근의 수술 절개 자국이 있는가?-치유 또는 감염의 증거
   - 장기간 압력으로 인한 손상 부위가 있는가?
   - 동맥 불충분(aterial insufficiency)을 의미하는 변화 징후가 있는가? 건조한 비늘이 일어나거나, 두껍고 아래로 파고 들어가는 손톱 또는 탈모가 있는가?
7. 말초 — 예) 사지
   - 손가락 또는 발가락에 곤봉 모양의 손톱이나 발톱(clubbing)이 있는가(그림 3-3)?
   - 부종이 있는가? 있다면 얼마나 심한가?
8. 환자의 몸에 붙어 있는 줄들을 파악하고 확인해야 한다. 치료 후 환자를 떠나기 전에 이것을 확인하도록 한다. 적절하게 붙어 있는지, 활동하기에 좋은 위치에 줄들이 붙어 있는지, 너무 얽혀 있지는 않은지를 점검한다. 20장에서, 줄들과 리드(leads)에 대한 세부적인 사항을 언급하고 있다. 이들 줄들과 리드는 다음과 같다.
   - 정맥내 줄(intravenous lines) — 수액과 약을 제공하기 위한(to provide fluids and

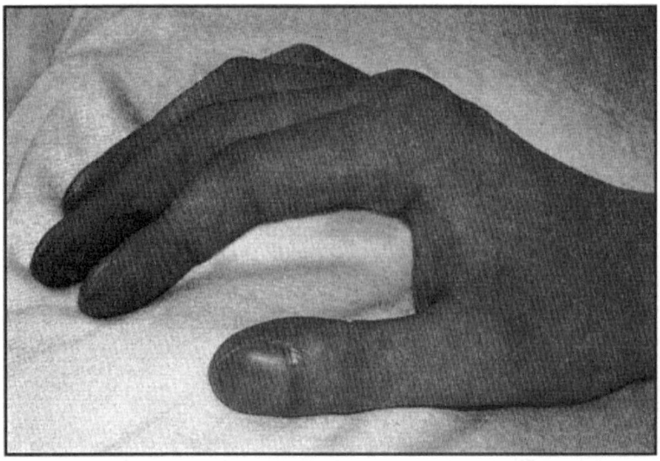

그림 3-3. 손가락들의 곤봉상(Clubbing)은 심각한 호흡 질환을 가진 환자에게 발생한다. 원위 손가락의 팽대(엄지손가락)와 손톱 바닥의 기저부에 각도가 사라지는 것(손가락 끝)을 볼 수 있다.

mediations).

- 비강이나 얼굴 마스크 통한 산소관(oxygen tube via nasal cannula or face mask)
- 음식관나 코위관(feeding tube or nasogastric tube)
- 도뇨관(urinary catheter)
- 수술적 절개, 심장막, 가슴막, 세로칸막의 배액관(drainage tubes from surgical incisions, pericardial, pleural, of mediastinal cavities)
- 심전도 줄(EKG lines)
- 산소 포화를 측정하기 위해 산소측정기에서 연결된 손가락 탐침의 귀(ear of finger probe leading to oximeter to measure oxygen saturation).
- 중심 라인과 같은 다른 라인들(other lines such as central lines)

촉진 (PALPATION)

1. 흉벽 확장 — 흉벽 움직임의 대칭과 정도는 치료사가 환자의 가슴벽이나 앞이나 뒤에 손을 가볍게 올려놓아서 평가할 수 있다(그림 3-4). 그 후에, 환자에게 최대 폐 수용력으로 깊게 호흡을 하도록 한다. 이 기술을 사용해서 흉벽 편위의 정확한 정도를 알기는 어렵다. 따라서 겨드랑이와 검상돌기 높이에서 테이프 측정(tape measure)을 사용해서 흉곽 확장을 측정하는 대체 기술로써 사용할 수 도 있다. 표준 수치를 이용할 수 있다. 반면에 건강한 대상자에서 종종 내적대상자 산포도가 큰 범위도 있다. 최근 연구에서, 20세의 경우 표준 편위 범위는 25~62%라고 한다.
2. 말초 — 관련 진단에 따라 사지를 평가하는데 여러 측면을 고려해야 한다.
   - 손가락과 발가락에 자극을 줄 때 차갑거나 따뜻함을 느끼는가? 이것은 순환을 평가하고,

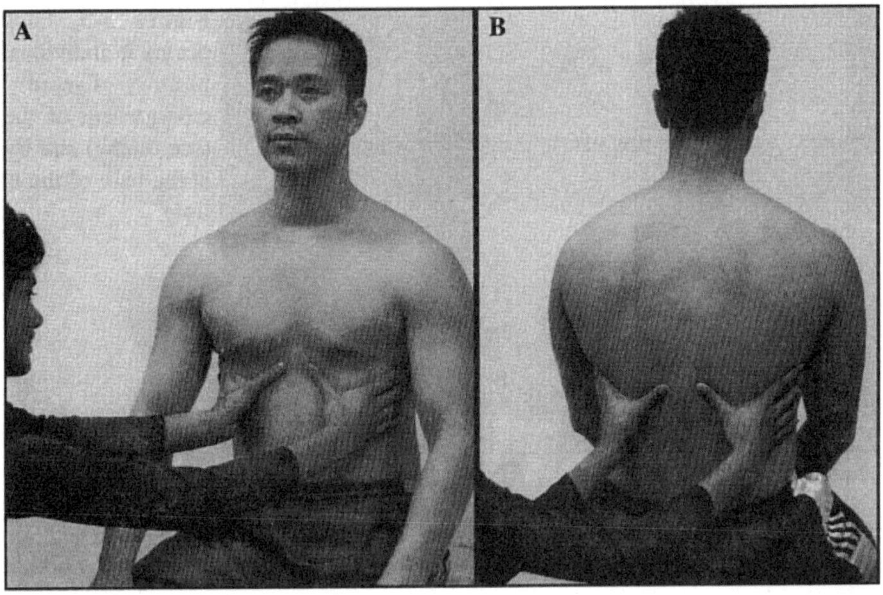

그림 3-4. 흉벽의 확장 평가(A) 하부 전방 흉벽 움직임을 평가하기 위한 치료사의 손의 위치 (B) 하부 후방 흉벽 움직임을 평가하기 위한 치료사의 손의 위치

손가락 탐침 산소측정법(finger probe oximetry)을 사용하여 정확한 측정을 얻을 수 있는지를 판단하는데 특히 중요하다.

- 정상적인 각도 안에서 사지의 관절가동범위(ROM)와 강도가 일어나는가? 이것은 최근 수술 절개 자국이 ROM을 제한하는지를 검사해야 한다. 특히, 정규 훈련 프로그램에 참여할 때 반드시 측정해야 한다.
- 촉진이 관절 통증을 유발하는가?
- 부종이 있거나 우묵하게 파인 부분이 있는가? — 예, 손가락 끝으로 부드럽게 환자 피부를 눌렀을 때, 움푹 들어간 자국이 생기는가?

생체 징후 관찰 (MONITORING VITALS)

생체 징후의 관찰은 자세 변화, 움직임, 운동에 대한 반응처럼 환자의 기초 상태를 평가하는데 중요하다. 혈압, 심박동률, 호흡률과 같은 측정들은 환자의 내부 요소들과 환경에 즉시 반응하게 된다. 그러므로 환자 상태와 환경은 가능한 조용하고 이완된 분위기를 제공도록 주의하고 조절되는 것이 매우 중요하다. 맥박(HR)과 혈압(BP) 수치는 의로인을 측정했을 처럼 보다 좀 더 높게 측정된다. 호흡 관련 환자들에게 산소포화도를 관찰하는 것은 필수적이지만, 심혈관계 질환을 가진 환자 평가 시, 맥박(HR), 혈압(BP), 심전도(EKG)를 관찰하는 것이 좀 더 강조된다.

1. 맥박(HR) — 심장 박동률은 휴식 시에는 안정되어 있고, 증가된 활동에 맞추어 상승하기 때문에 매우 제한된 정보를 제공한다.
   - 대부분의 경우, 요골 맥박은 고정된 위치에서 측정할 수 있다. 두 번째 또는 세 번째 손가락을 손목 요골 쪽의 굴곡건의 외측 바로 위에 올린다. 부드럽게 압력을 가했다가 맥박이 촉진될 때까지 천천히 손가락에 힘을 뺀 다음 15초를 센다. 이 수치의 4배를 하게 되면 분당 맥박수를 알 수 있다.
   - 경동맥 맥박은 환자가 바로 눕거나 기절했을 때 사용된다. 이것은 요골 맥박보다 더 쎄게 뛰기 때문에 측정하기가 쉽다. 일부 환자들은 미주혈관 반응(vasovagal response)으로 인해서 운동하는 새로운 환자에게는 적용하지 않는다. 또한 목 부위를 촉진할 때 혈액의 흐름을 차단해서 기절할 수도 있다.
   - 말초 맥박은 말초 동맥 불충분이 의심된다면 촉진할 수 있지만, 임상의들 간의 신뢰도에 대한 견해 차이로 제한적으로 사용된다. 그러므로 도플러(Doppler) 초음파는 말초의 혈압과 순환을 정확하게 측정하는데 사용된다.
2. 호흡률(RR) — 흉벽이나 복부의 움직임을 관찰을 통해 평가할 수 있다. 환자가 이러한 측정을 받고 있다는 것을 모르게 하는 것과 치료사가 이 측정을 하기 위해서 환자의 흉벽이나 복부에 손을 올려 놓지 않도록 하는 것이 중요하다. 반면에 환자는 의식적으로 호흡률을 변화시킬 수 있기 때문에 호흡률의 부정확한 측정이 가끔 일어난다.
3. 맥박 산소측정법(pulse oximetry)에 의한 산소 포화도(SpO_2) — 산소포화도(산소와 결합한 헤모글로빈의 퍼센트)는 동맥 가스 샘플(SaO_2)을 직접 측정하거나 귀, 손가락, 기타 다른 신체 부위에 탐침을 붙여서 맥박 산소측정법을 사용하여 측정할 수도 있다. 동맥 가스 샘플보다 산소 포화도에서 좀 더 에러가 생긴다. 만약 탐침이 확실히 고정이 안되거나, 움직임이 증가하거나, 순환 저하나 말초에 색소 침착이 증가한 경우에는 매우 부정확한 측정이 일어날 수 있다. 일부 산소측정기는 최상의 정보 판단을 위해 표식 불빛(indicator light) 또는 물결모양 빨강-정지(waveform read-out)을 가지고 있다. 산소 포화도의 측정은 주의 깊게 해야 하고, 잠재된 측정의 오류를 인지하고 제거하도록 해야 한다. 만일 촉진된 맥박과 산소측정기 맥박이 일치한다면, 정확한 산소측정 해석의 가능성이 높다. 비록 산소측정기가 정확하게 판독하지만, 85~100% 사이의 경우에는 ±2~3%의 오차가 발생할 수 있다. 하지만 포화도가 이보다 더 낮을 경우에는 오차의 경우가 더 커질 수도 있다.
4. 혈압(BP)
   - 혈압 측정은 하기도 쉽고 장비도 저가이다. 혈압은 가장 단순한 측정 중의 하나이자만, 환자가 증가된 부하에 적응하는지 여부를 판단하게 해주는 훌륭한 측정 방법이다. 즉, 활동 수준이 증가하는 동안 혈압이 감소한다면, 심장이 증가된 부하에 적응하지 못했다는 사전 징후로 볼 수 있다.

표 3-1. 맥박, 호흡률, 산소 포화도, 혈압의 정상적인 범위

나이	맥박(분당 박동수)	호흡률(호흡/분)	산소포화도(SpO_2)	혈압(BP)
태아	120~160	30~60	100	74-100/50-70
사춘기	60~90	12~16	100	94-140/62-88
성인	60~100	12~16	95~100	〈120 / 〈80

19장 참고—심혈관계 상태—비정상적인 혈압과 고혈압의 여러 단계에 대한 세부사항을 알 수 있다.

- 혈압은 옷이 꽉 끼지 않게 하고, 팔을 걷어 올린 상태에서 측정한다. 환자는 측정 전에 5분 동안 휴식을 취한다. 혈압 커프(cuff)를 팔꿈치 2~3 cm 위의 상완 동맥위에 커프의 공기 주머니(bladder)로 환자의 위쪽 팔을 둘러맨다. 혈압 커프에서 나온 관(tubing)이 부딪히지 않도록 확실히 주의를 한다. 치료사는 앞주관절 와(antecubital fossa)에 청진기의 진동판(diaphragm)을 놓는다. 커프는 약 160 mmHg 또는 30 mmHg에서 부풀게 되고 그 후 압력이 초당 2 mmHg만큼 천천히 감소하게 된다.
    - 수축기압; 깨끗하고 반복적으로 두드리는 소리가 처음 들릴 때
    - 이완기압; 두드리는 소리가 사라질 때
- 측정 혈압이 140/90을 초과한다면, 10분 후에 다시 측정해야 한다. 병원에 온 직후나 일부 상황에서는 인지의 증가나 두려움으로 인해 혈압 수치가 높게 나올 수도 있다.
- 고혈압 있는 환자의 커프의 압력은 수축기압 이상의 부풀림이 필요할 뿐이다. 반면에 대부분 사람들의 커프 압력의 정점은 고혈압이 불안정하기 때문에 상대적으로 낮다.
- 동맥내(intra-aterial catheterization) 도관과 도플러 초음파는 낮은 혈압과 심한 손상으로 인한 환자들에게 정확한 혈압을 측정하는데 주로 사용된다.

HR, RR, SpO_2, BP 정상 수치는 표 3-1에서 볼 수 있다.

연습: 17페이지 시진 8번 항목에 실려있는 환자의 줄들은 정렬하라. 이제는 환자가 서거나 환자 옆으로 위로 구르거나 환자 밖으로 줄 하나를 당기거나 분리없이 의자에서 환자는 움직이는 이미지를 노력해야 한다.

환자가 움직일 때 모든 줄과 리드의 경로를 유지하는 것은 급성기 보호 시 일할 때 어깨 초기에 가장 중요하게 요구되는 것 중에 하나일 것이다.

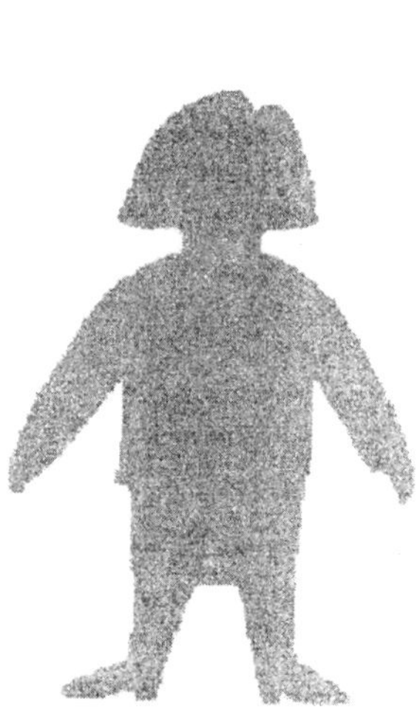

참고문헌

1. Kinney LaPier T. Chest wall expansion values in supine and standing across the adult lifespan. *Physical and Occupational Therapy in Geriatrics*. In press.
2. Irwin S, Tecklin JS. *Cardiopulmonary Physical Therapy*. 3rd ed. St. Louis: Mosby; 1995.
3. Campbell NRC, Abbot D, Bass M, et al. Self-measurement of blood pressure: recommendations of the Canadian coalition for high blood pressure prevention and control. *Can J Cardiol*. 1995;11(Suppl):5H-10H.
4. NIH. *Sixth report of the Joint Committee on Prevention, Detection, Evaluation, and Treatment of High Blood Pressure (JNVI), Public Health Service, National Institutes of Health, National Heart, Lung Blood Institute*. NIH Publication no 98-4080; Nov 1997.

예상문제

※ *물리치료사가 환자 신체검사에서 활력징후(vital signs)에 대한 관찰 내용이 아닌 것은?*

1) 심박수(pulse)

2) 체온(temperature)

3) 호흡수(respiration)

4) 혈압(blood pressure)

5) 심전도(electrocardiogram)

정답 : 5)

제 4 장 청진

Auscultation

> **학습목표**
>
> 이 장에서는 다음과 같은 것들을 알 수 있다.
>
> 1. 기관지, 기관지폐포, 폐포를 포함하는 정상 호흡음
> 2. 비정상 호흡음
> 3. 우발음(adventitious sounds)의 두 가지 주요 형태와 원인
> 4. 적절한 기법을 사용해서 환자 호흡을 청진하고 평가

정상 호흡음 (NORMAL BREATH SOUNDS)

정상 호흡음(표 4-1)은 청진기로 건강한 폐에서 들을 수 있다. 흉벽 조직의 두께에 따라 약간의 차이가 존재한다. 매우 마른 사람들이 뚱뚱한 사람들에 비해 기관지폐포 호흡 소리가 더 잘 들린다.

비정상상 호흡음과 우발음 (ABNORMAL BREATH SOUNDS AND ADVENTITIOUS SOUNDS)

비정상 호흡음(표 4-2)과 우발음(표 4-3)은 여러 병리적 원인으로 손상을 받은 폐에서 청진할 때 들을 수 있다. 폐 병리학은 폐조직 내 또는 흉벽과 폐 사이에서 일어난다. 우발음은 "추가된(extra)" 폐 소리이다. 연속되지 않는 깨지는 음(crackles)이라 할 수 있다. 예) 벨크로(velcro)를 당길 때 나는 소리와 비슷한 날카로운 깨지는 음(fine crackles). 병뚜껑을 불 때 나는 소리와 유사한 숨 가쁜 소리(천명: wheezes) (표 4-3 참조).

표 4-1. 정상 호흡음

호흡음	상태	위치	호흡 주기
정상 또는 폐포	부드러운 저음	대부분의 폐 부위, 특히 말초	들숨 또는 날숨 시작, 멈추지 말고
기관폐포	폐포와 기관지의 결합	특히 마른 사람의 기관지	흡기와 날숨
기관지	거칠고 속이 빈듯한 고음	기관 위	들숨과 날숨, 들숨와 날숨 사이 멈춤

표 4-2. 비정상 호흡음

호흡 소리	폐렴과 폐엽 파괴의 결합
기관지	감소되거나, 결여된 삼출물, 혈흉(hemothorax), 기흉(pneumothorax), 공기증폐공기증(emphysema), 손상받은폐(contused lung), 비만(obese), 노인(elderly)

표 4-3. 청진 시 주의 사항

용어	소리 형태	음의 높이	예
깨진음(rales)	비지속성	날카로움(고음)	무기폐, 가끔 건강한 사람의 세포간 폐 섬유증(interstitial pulmonary fibrosis)
		거친(중 · 저음)	분비물의 고임
숨가쁜 소리 (천명:Wheeze)	지속성	중 · 고음; 단음, 복음 일수도 있다.	기관지연축(bronchospasm)-예, 천식, 심폐 부종, 폐쇄성 폐질환(COPD)
		저음; 단음, 복음일수도 있다.	큰 기도에 분비물의 고임

청진기 사용 기술 (HOW TO DO AUSCULTATION TECHNIQUE)

- 비전문가(laymen) 용어를 사용해서 환자에게 적용한 청진 기술을 설명하고 있다(표 4-4).
- 가능한 환자를 기립 자세로 서게 하고, 청진 지점(그림 4-1, 표 4-5)의 앞, 옆, 뒤를 쉽게 찾을 수 있도록 옷을 벗게 한다.
- 입으로 깊은 숨을 쉬게 하고, 5~10번 호흡 후에 최대한 호흡을 참도록 한다.
- 횡격막 근처 흉벽의 피부에 적절한 위치에 청진기를 데고 있는 동안, 앞쪽의 가장위쪽 부분에 청진기 진동판을 놓은 위치로(그림 4-1) 환자가 숨을 들이 쉬고, 입으로 내쉬는 것을 전체 1호흡 사이클로 해서 청진 지점을 듣는다. 다음에, 반대쪽으로 이동해서 좌우로 아래쪽

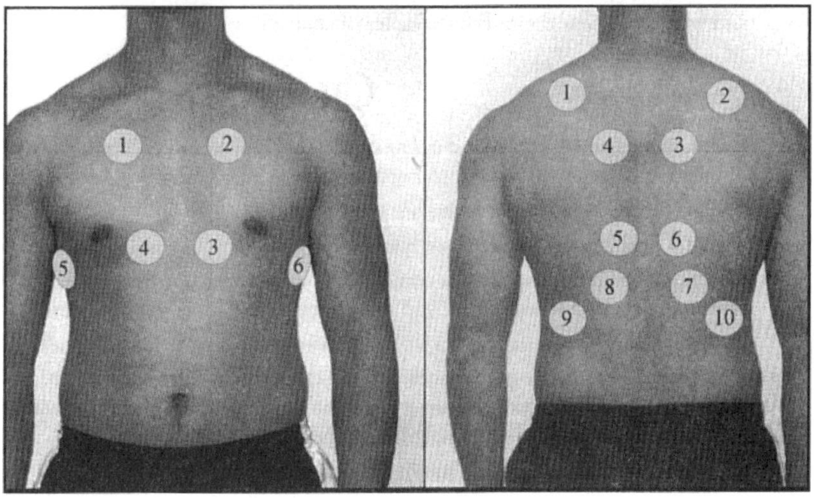

그림 4-1. 전, 후, 측방의 청진 위치, 번호대로 청진한다.

표 4-4. 청진기를 환자에게 적용한 예

- 저는 청진기로 당신의 폐에서 나오고 들어가는 호흡 소리를 들을 것입니다.
- 저는 가슴 앞과 뒤 쪽의 여러 부위에 청진기를 델 것이고, 제가 청진하는 동안 입을 통해서 크게 호흡 하세요.
- 만약 가벼운 두통, 어지러움, 간지러운 감각을 느낀다면, 계속 하기 전에 잠시 멈추어 달라고 말하세요.

표 4-5. 청진 위치와 기록의 예

	해부학적 표시자	차팅의 예
전방 4곳	복장뼈자루(manubrium)의 하면의 좌우 두 곳 복장뼈(sternum)의 아래쪽 끝 위쪽과 두 곳	ULs 또는 전방 위쪽 영역 RML 또는 혀(lingula), 또는 폐 전방 중앙 영역
측면 두 곳	4-5번째 갈비뼈와 겨들랑이에서 내려온 선과 만나는 측방 두 곳	LLs 중앙 겨드랑이 선
후방 두 곳	어깨뼈(scapula) 중앙 선 위 두곳 T3의 어깨뼈가시(spine of scapular)에서 측방쪽 두 곳 T7에서 견갑골 하부각 측방쪽 두 곳 T10에서 측방쪽 두 곳 폐의 기저부 위이 약간 아래쪽과 좀 더 측방쪽 두 곳	후방 상부 폐 영역 후방 상부 폐 영역 후방 중앙 폐 영역 후방 또는 기저부 아래 폐영역 후방 또는 기저부 폐영역

약어: 하엽 LLs; lower lobes: 우중엽 RML: Right middle lobe; 3번째 등뼈 T3: third thoracic vertebrae; 7번째 흉추 T7: seventh thoracic vertebra; 10번째 흉추 T10: tenth thoracic vertebrae; 상엽 ULs: upper lobes

으로 내려간다. 각 호흡 지점에서 호흡 사이클 동안 듣는다. 앞쪽에 4곳을 청진하고, 옆쪽 2곳, 위쪽 10곳을 듣는 것을 추천한다.

- 금지 사항
  - ○ 옷을 입은 채로 청진하는 것.
  - ○ 뼈 위를 청진하는 것 — 견갑골, 갈비뼈.
  - ○ 너무 아래로 내려가 콩팥 위를 청진 하는 것.
  - ○ 청진기의 줄을 환자, 자신, 가구에 부딪히는 것.
- 주의 사항
  - ○ 후방 폐의 기저부를 듣기 위해서 아래쪽을 충분히 청진.
  - ○ 각 호흡 지점에서 전체 호흡 주기를 동안 청진 할 것.
  - ○ 환자에게 5~10번 호흡 후에 휴식하도록 할 것.
- 호흡음과 우발음동안, 이러한 소리가 들리는 호흡 사이클의 타이밍과 어디에서 들었는지를 기록하라. 차팅의 예는 아래를 참조하라.

차팅 (CHARTING)

- 들은 호흡 소리 — 예, 정상 또는 기관지라는 용어가 쓰여 진다. 또한 a/e 또는 호흡음이 감소하는지, 들린 호흡음의 형태와 강도를 기록한다.
  예: 정상 호흡과 a/e가 전체적으로 양호.
  예: 좌우 양측 기저부 위의 호흡음이 ↓
- 우발음 차팅을 확실히 한다.; 들렸다면, 호흡 주기의 어느 위치인지, 음의 높이, 위치를 기록한다(차팅 위치의 예는 표 4-1을 참고).
  예: 양쪽 좌우 하부 폐 영역 위의 들숨 끝에 날카로운 깨지는 음이 들림.
- 여분의 폐 음의 차팅은 호흡 사이클의 어느 부분인지 어디에서 일어났는지 기록한다. 가장 흔한 여분의 폐음은 흉막 마찰음(pleural rub)에서 일어나고 날숨의 시작과 들숨의 끝에 일어나고 가죽 비비는 소리가 일어난다.
  예: 왼쪽 측방 기저부 위의 들숨 끝에 흉막 마찰음(pleural rub).

예상문제

※ *청진기로 호흡음을 평가할 때 여러 부위의 폐에서 일어나는 소리를 통해 환자를 평가할 수 있다. 이때 주로 권장되는 청진 부위로 옳은 것은?*

1) 전방 4곳, 측방 2곳, 후방 10곳
2) 전방 2곳, 측방 4곳, 후방 8곳
3) 전방 2곳, 측방 4곳, 후방 6곳
4) 전방 4곳, 측방 2곳, 후방 4곳
5) 전방 4곳, 측방 4곳, 후방 2곳

정답 : 1)

제 5 장

동맥 혈액 가스 해석

Arterial Blood Gas Interpretation

학습목표

이 장에서는 다음과 같은 것들을 알 수 있다.

1. 동맥 가스 수치의 정상 범위
2. 동맥 가스 수치를 검사할 때 주요 산-염기 장애와 혼합된 질환의 여부
3. 동맥 가스 수치를 검사할 때 작용하는 보상 기전
4. 혈중 산소 감소(hypoxemia)에 기여하는 과환기와 다른 원인들의 주요 기전

배경 지식 (BACKGROUND)

동맥 수소이온농도(pH)와 동맥혈산소분압(PaO_2)는 효소, 세포 기능, 조직 기능을 유지하는 여러 가지 신체 기능을 조절하기 위해 이러한 각각의 요소들이 생리적 한계 범위 내에서 유지되는 것이 필요하다. 동맥 가스 샘플은 두 가지 주요 정보를 제공한다.

1. 동맥의 산성 상태 여부
2. 동맥의 산소와 이산화탄소 수준

이산화탄소 완충 시스템(bicarbonate buffer system)의 여러 화학적 구성요소들 사이의 관계는 신장의 혈액과 기능의 다른 완충 시스템에 대한 중요한 정보를 반영한다.

$$H^+ + HCO_3^- \leftrightarrow H_2CO_3 \leftrightarrow H_2O + CO_2$$

기본 화학 법칙인 물질 보존 법칙(law of conservation of matter)은 여러 구성 성분들과 반응하

는 여러 요소들 사이의 화학적 평형이 이루어지는 것을 의미한다. 이산화탄소 완충 시스템의 규칙은 다음과 같은 평형을 이루고 있다.

$$\frac{H^+ \times HCO_3^-}{H_2CO_3} = K \text{ (K는 항상 일정)}$$

이러한 평형은 log 변형, 양쪽에 -1을 곱하고, H_2CO_3에 대한 CO_2로 바꾸는 것으로 좀 더 변화될 수 있다. H_2CO_3에 대한 CO_2로 바꾼 계산을 하기 위해서 K 상수는 또 다른 상수로 바꿔야 한다. 이러한 변화는 다음과 같다.

Henderson-Hasselbach 평형: $PH = pK + \log \frac{HCO_3^-}{PaCO_2}$ $PaCO_2$는 동맥혈 이산화탄소의 분압이다.

화학과 log 변형의 교정(revisitind)은 매우 중요한 사실을 시사하기 때문에 필수적이다.

- 수소이온농도, 중탄산이온(HCO_3^-), 동맥혈산소분압 동맥 사이의 관계는 기본 화학 규칙을 따른다. 이러한 구성요소들 중 한 가지의 변화는 순차적으로 다른 요소에 영향을 미친다.
- 주요 산-염기 질환과 폐포 환기를 판단하는 동맥 가스의 분석은 이들 3가지 구성요소들을 조사함으로써 알 수 있다 — 동맥압 pH, HCO_3^-, $PaCO_2$
- 동맥 가스를 분석 할 때, PaO_2 측정은 산소 포화 정도를 알려주지만, pH, HCO_3^-, $PaCO_2$ 사이의 관계를 검사한 후에 독립적으로 PaO_2를 검사한다.

주요 질환 (PRIMARY DISORDERS)

주요 질환은 산증(acidoses)과 알칼리증(alkaloses)으로 각각 두 가지 형태로 구분된다. 산증과 알카리증은 각각 산성과 염기성이 증가하는 과정이다. 산성증과 알칼리증은 혈액 속에 포함된 성분에 따라 구분된다. 산성증은 동맥 pH가 정상 범위보다 낮고, 알카리증은 정상 범위보다 높은 경우를 의미한다.

이들 4가지 산 — 염기 질환은 다음과 같다.

- 호흡 질환 — 호흡계의 기원
  - 호흡 산증은 폐포 환기의 감소로 인한 CO_2의 정체에서 기인하는 동맥 산성(H^+)의 증가로 정의된다.
  - 호흡 알키리증은 폐포 환기의 증가로 인한 CO_2 저하에서 기인하는 동맥 산성(H^+)의 감소가 일어나는 과정이다.

- 대사성 질환–모든 대사성 산증과 알칼리증은 대사성 원인으로 일어나는 것이 아니기 때문에 비호흡(nonrespiratory)이라는 용어가 더 적당하다. 이들은 신체의 여러 원인들로부터 발생한다 — 주로 소화기관과 콩팥에서 발생한다.
  - 대사성 산증은 고정된 산 또는 HCO_3^-의 섭취(ingestion), 주사(infusion), 생성(production)과 HCO_3 제거로 인해 발생하는 혈액 내 산(H^+)이 증가하는 과정으로 정의된다. 이러한 예는 HCO_3^-가 줄어들 때 일어나는 과도한 설사 또는 당뇨성 케톤산증(diabetic ketoacidosis), H^+가 생성될 때 일어나는 심장마비 후 젖산과다증을 들 수 있다.
  - 대사성 알카리증은 고정된 염기의 과도한 소실 또는 신장의 과도한 염기 흡수 또는 섭취, 주사로 인해 발생하는 혈액 내 동맥 염기의 감소가 일어나는 것으로 정의된다 — 예, HCO_3^-. 이러한 예는 이산화탄소 나트륨의 혈액내 과도한 주사와 과도한 구토를 들 수 있다.

중요 질환은 표 5-1에서 보는 것과 같은 혼합된 질환으로 결합되어 일어나거나 독자적으로 일어날 수도 있다. 이러한 주된 산-염기 질환의 예는 표 5-2에서 볼 수 있다.

건강한 젊은 성인의 순환하는 공기에서 동맥까지의 PAO_2의 변화

(CHANGES IN PAO_2 FROM AMBIENT AIR TO ARTERIAL BLOOD IN THE HEALTHY YOUNG ADULT)

순환하는 공기:

건조한 들숨 공기는 산소분압 결과인 21% 산소를 포함한다. 160 mmHg

(해수면 기압의 21% = 0.21.×780 = 160)

기관:

들어마신 공기의 수화는 PH_2O를 증가키시고, PO_2를 감소시킨다. 150 mmHg

= 0.21 × (760 - 4)

폐포:

폐포-모세혈관 장벽을 가로 질러 교환되는 CO_2는 PO_2를 좀 더 감소시킨다. 110 mmHg

이것은 *폐포 분압*(PAO_2)이란 용어를 사용한다.

동맥:

폐-모세혈관 막을 통해 불완전한 확산(diffusion)은 PaO_2가 약간 감소한다. 100 mmHg

보상 작용 (COMPENSATION)

혈액에서 산-염기 보상은 3 가지 주요 기전으로 발생한다. 반응 시간의 길이와 이들 시스템 각각

표 5-1. 주요 산-염기 질환

주요 질환	복합 질환
A. 호흡	A. 호흡-대사 복합 질환
1. 산증	1. 호흡 산증과 대사 산증
1) 급성	2. 호흡 산증과 대사 알칼리증
2) 만성	3. 호흡 알칼리증과 대사 산증
2. 알키리증	4. 호흡 알칼리증과 대사 알칼리증
1) 급성	
2) 만성	B. 대사성 복합 질환
	1. 대사성 산증과 알칼리 증
B. 대사성	2. 증가한 음이온 간극(anion gap)* 산증과 결합한 정상
1. 산증	3. 혼합된 고 음이온 간극(anion gap) 산증
2. 알카리증	4. 혼합된 음이온 간극(anion gap) 산증
	C. 세가지 이상 복합된 질환
	1. 대사성 산증, 대사성 알칼리증, 호흡 산증
	2. 대사성 산증, 대사성 알칼리증, 호흡 알칼리증

* 음이온 간극은 혼합된 산과 동등한 $[Na^+]$ - $[Cl^-]$ - $[HCO3^-]$ 양의 지표이다(the anion gap is an indication of the quantitiy of added acids and equals $[Na^+]$ - $[Cl^-]$ - $[HCO3^-]$). 이것은 복합 질환과 치료에 대한 반응을 체크하는데 도움을 준다.

의 완충 작용은 다양하다. 산-염기는 H^+ 집중의 변화를 예방하는 2가지 이상의 화학적 구성을 가진 해결책을 통해 항상성을 유지하고 있다.

1. 신체 용액의 완충은 여러 완충과 혈액내 단백질을 포함한다. 신체 용액에서, 3가지 주요 완충 시스템을 가지고 있다 — 이산화탄소 완충과 인 완충, 단백질 완충.
   - *이산화탄소 완충*(아래의 평형 반응을 참고)은 각각 화학적으로 미약한 완충이지만, 신체에서서는 매우 효율적인 역할을 담당한다. 이는 두 가지 구성요소들이 지속적으로 결합하고 분해하는 과정을 반복하고 있기 때문이다 — 호흡 시스템에서 이산화탄소, 콩팥에서.

$$H^+ + HCO_3^- \leftrightarrow H_2CO_3 \leftrightarrow H_2O + CO_2$$

   - 인 완충 시스템은 혈액의 pH에서 일어나는 최대 완충 파워로 인해 매우 효율적이다. 세포내 인의 높은 집중으로 인해 효율적인 세포내 완충 작용을 한다. 단백질은 신체에서 가장 풍부한 신체 용액 완충 작용에 기여한다.
   - 신체내 완충 작용은 거의 즉시 일어난다.
2. 호흡 시스템은 이산화탄소의 감소나 정체로 인해 산-염기 균형을 수정할 수 있다. 이산화탄소와 수소 이온 사이의 관계는 아래 반응식에서 볼 수 있다. 이산화탄소의 정체는 아래

표 5-2. 주요 질환의 원인

대사성 알칼리증의 원인		호흡 알칼리증의 원인	
염화물 반응	*염화물 반응이 없는*	*불안*	*저산소증*
위장관 원인	부신질환	중추신경계 질환	호흡기-유도
구토	고알도스테론혈증	뇌혈관 장애	임신
코위흡인	쿠싱증후군	종양	간 기능저하
염화물-소모설사	1) 뇌하수체	감염	폐 부종(중증도)
융모샘종-결장	2)부신	호르몬 약물	폐 질환
이뇨제치료	3) 딴곳 부신겉질자극 호르몬	살리실산염	제한적 장애(초기)
고탄산혈증-후		카테콜라민	폐 색전
카르베니실린, 페니실린	외인 스테로이드	프로게스테론	폐렴
	글루코-광물부신겉질 호르몬	아날랩틱 과용량	
	감초 섭취	그람 음성 폐혈증	
	카르벤옥살산증		
	재영양알칼리증		
	알카리 섭취		

대사성 산증의 원인		호흡 산증의 원인	
증가된 음이온차이	*정상 음이온 차이*	중추신경계 우울(감소)	손상된 폐 운동
신장기능상실	저칼륨 산증	진정	흉막 삼출
케토산증	신뇨세관산증	호흡 중추 일차적, 이차적 손상(예, 외살, 허혈)	기흉
기아	1) 근위부		급성-만성 폐 질환
당뇨병	2) 말단부		급성 폐쇄
알코올 관련된	3) 완충 결핍	신경근육 장애	1) 흡인
글리코겐증 1	a) 인산염	근육병증들(예, 근이영양증, 칼륨 고갈)	2) 종양
글루코스신합성의 결손	b) 암모니아		3) 경련(연축)
젖산산증	설사	신경병증들(예, 길리안바레, 소아마비)	a) 후두경련
	과-저탄산증		b) 기관지경련
독소들			
메타놀	요도 전환술	흉부외곽 제한	만성 폐쇄 질환
에틸렌 글리콜	1) 요관s상결장문합술	척추후측만증	중증 폐렴이나 폐부종
살리실산염	2) 요관돌창자 방광	피부경화증	
파라알데히드	3) 요관돌창자 요관	추락손상	
	정상-고칼륨 산증	혼합된	
	초기 신장 기능상실	환기 기형	
	수신증	심장폐 정지	
	염산(HCl) 첨가		
	1) 염화암모늄(ammonium chloride): NH_4Cl		
	2) 아르기닌-염산		
	3) 라이신-염산		
	황 독성		

약어: ACTH : 부신겉질자극호르몬, CNS : 중추신경계, HCl : 염산

반응식을 좀 더 많은 H^+를 생산하도록 변화시킨다. H_2O와 CO_3와 결합하면서 생성되는 H_2CO_3를 생산하기 위해서 과도한 수소 이온은 HCO_3^-와 결합할 수 있다. 과도한 CO_2의 분출(blowing off)은 건강한 호흡계를 가진 사람의 경우에 과도한 수소 이온을 제거하는데 효율적인 수단이다.

$$H^+ + HCO_3^- \leftrightarrow H_2CO_3 \leftrightarrow H_2O + CO_2$$

호흡계는 몇 분 안에 산-염기 완충 작용을 시작할 수 있다.

3. 신장은 H^+와 HCO_3^- 또는 정체된 H^+와 HCO_3^-를 제거할 수 있다. 신장은 매우 효율적인 장기적인 완충 작용을 하지만, 완충 작용을 완료하는 데는 몇 시간에서 몇 일 정도 소요된다.

혈중 산소 감소의 원인 (CAUSES OF HYPOXEMIA)

혈중 산소 감소는 동맥 내 산소량이 감소하는 것을 의미하지만, 저산소증(hypoxia)는 조직 내 산소량이 감소하는 것을 의미한다. 혈중산소 감소의 4가지 주요 원인은 폐포 과환기, 확산 장애, 문합(shunt), 환기-관류 부조화를 포함한다. 나머지 한 가지 원인은 심각한 만성 폐질환을 가진 비행기 탑승 시나 높은 고도에서 일어날 수 있는 감소된 들숨 산소 집중(concentration)이다. 동맥 분압을 평가할 때, 건강한 성인의 경우 PaO_2 100 mmHg로 유지된 된다는 사실을 기억해야 한다. 반면에 노인의 경우 점차 PaO_2가 감소한다. 건강한 70~80세 노인들의 수치는 약 75~80 mmHg 사이에 위치한다.

동맥 가스 이해에 대한 접근 (APPROACH TO ARTERIAL BLOOD GAS INTERPRETATION)

1. 각각의 요소들이 정상 범위를 파악하라. 만약, 수치가 정상 범위에서 벗어나 있다면, 얼마나 많이, 어떠한 방향으로 변하고 있는지 판단한다. 정상수치는 표 5-3을 참조.
2. 주요한 진행 과정 여부와 보상과 복합 질환이 나타나는지를 판단하라. 주요 질환에서 보이는 패턴과 유사한 방향으로 변화하는가?(표 5-4) 처음에 pH와 $PaCO_2$를 검사하고 그 다음 $PaCO_2$ 마지막으로 HCO_3^-와 PaO_2를 검사하라.
3 결정된 사항을 다시 정의하라.
   - 보상 작용이 일어나는 지를 검사한다. 만약 급성 질환에서 HCO_3^- 변화가 기대한 것보다 더 크거나 작다면, 두 가지 질환 또는 보상 작용이 일어나고 있는 것이다.
   - 저산소증은 4가지 주요 원인에 의해 발생한다. 경험적 법칙의 두 번째는 PaO_2 감소는 폐포 환기가 적거나 폐의 여러 병리적 요소들로 인해 발생한다고 지지하고 있다 — 예, 확산 장애, 환기 — 관류의 부조화나 문합

표 5-3. 동맥 가스 수치의 정상 범위와 평균

가스 종류	범위	평균
수소이온농도(pH)	7.36 ~ 7.44	7.4
동맥혈이산화탄소분압($PaCO_2$)	35 ~ 45	40 mmHg
HCO_3^-	23 ~ 27	25 mEq/L
동맥혈산소분압 (PaO_2)	80 ~ 100 mmHg	나이에 따른 감소
염기과잉 (BE)	-4 ~ +4	0

약어 : 염기과잉 BE: base execess

표 5-4. 주요 질환과 보상 작용

주요 질환	산-염기 변화	보상작용
호흡성 산증	↑$PaCO_2$	↓H^+ 또는 ↑HCO_3^-
호흡성 알칼리증	↓$PaCO_2$	↑H^+와 ↓HCO_3^-
대사성 산증	↑H^+ 또는 ↓HCO_3^-	↓$PaCO_2$
대사성 알칼리증	↓H^+ 또는 ↑HCO_3^-	↑$PaCO_2$

- 동맥 가스 질환 의심염부를 확인하는 것이 필요하다면, 고려할 점(표 5-5)에서 두 번째 사항을 점검하도록 한다.

산소 포화도와 산소 측정법 (OXIMETRY AND SATURATION OF OXYGEN)

산소 포화도는 산소와 결합한 헤모글로빈의 페선트를 의미하고 동맥 샘플을 통해 측정한다. 맥박 산소 측정법은 산소헤모글로빈과 비산소헤모글로빈의 다른 빛 흡수를 검사해서 SaO_2를 측정할 수 있고, 이러한 수치는 SpO_2란 용어로 사용된다. 산소 측정법의 폭넓은 사용은 동맥 산소화 수준을 측정하기 위해서 SpO_2를 과도하게 사용하도록 하는 결과를 낳았다. $SpO \neq PaO_2$가 다르다는 사실을 아는 것은 필수적이다. 산소 해리 곡선(그림 5-1-PaO_2대 SaO_2 plot)에 대한 주의 깊은 검색이 필요하고 표 5-6을 참고하도록 한다. 이 표의 마지막 3줄을 기억하고 또한 PaO_2와 SpO_2를 혼동하지 말아야 한다. 비지속성 운동 동안 55 mHg의 PaO_2가 절대 한계치로 여겨지고 있다. 이 수치는 PaO_2 30~40 mmHg까지 지속적으로 운동하는 환자와 일치한다 — 만일 이를 SpO_2 55%와 혼동한다면 실로 매우 큰 실수가 될 수 있다.

표 5-7은 정상과 비정상 동맥 가스 수치를 보여준다. 만일 동맥 가스가 장기간(몇 주 또는 몇 달) 변화하는 것보다 급격히 변화하는 경우에 환자에게 큰 위험이 될 수 있다는 것을 주의해야 한다.

표 5-5. ABG 진단을 확실히 하기 위한 경험적 법칙과 고려할 사항

두 가지 경험적 법칙 실용적 방법(rules of thumb)

1. 급성 호흡 산증과 알칼리증 — 혈장 내 이산화탄소 이온과 $PaCO_2$ 간 관계
   - 급성 호흡 산증 동안 — 10 mmHg $PaCO_2$ 감소는 2 mEq/L 감소하게되는 HCO_3^-를 유발한다.
   - 급성 호흡 알칼리증 — 10 mmHg의 $PaCO_3$감소는 2 mEq/L 감소하는 HCO_3^-를 유발한다.

만약, HCO_3^- 변화가 이보다 더 크다면, 이에 따라 보상 작용이 일어날 것이다.

   - 보통 급성과 만성 호흡 산증 간의 감별을 위해서, HCO_3^-가 30 mEq/L보다 더 크다면, 만성 호흡 산증이 나타난다.

2. 과환기가 혈중 산소 감소에 대한 주요 기전으로 작용하는가?
   - 만일 과환기가 혈중 산소 감소에 대한 주요 기전이라면, PaO_2는 $PaCo_2$가 전체적으로 1 mmHg 증가할 때 1 mmHg 감소할 것이다. 만약 PaO_2에서 좀 더 큰 감소가 있다면, 혈중 산고 감소에 대한 다른 원인을 의심해야 한다 — 예, 환기-관류 부조화, 문합, 확산 장애.

두 가지 고려 사항

1. 만성 또는 보상적 대사성 산증과 알칼리증-호흡 시스템으로 인한 환기에서 변화에 대해 빠르고 확실하게 일어나야 한다. $PaCO_2$는 pH와 동일하게 같은 방향으로 움직여야 한다. 보상작용이 일어난다면, $PaCO_2$가 pH의 소수점 오른쪽의 2배로 측정될 것이다 — 예, pH가 7.3이라면 $PaCO_2$는 30 정도가 되어야 한다.
2. 호흡 알칼리증을 제외하고 생리적 보상으로 pH를 정상 범위로 되돌릴 수 없다. pH가 정상이고 호흡 알칼리증이 아니라면, 다른 질환을 의심해야 한다.

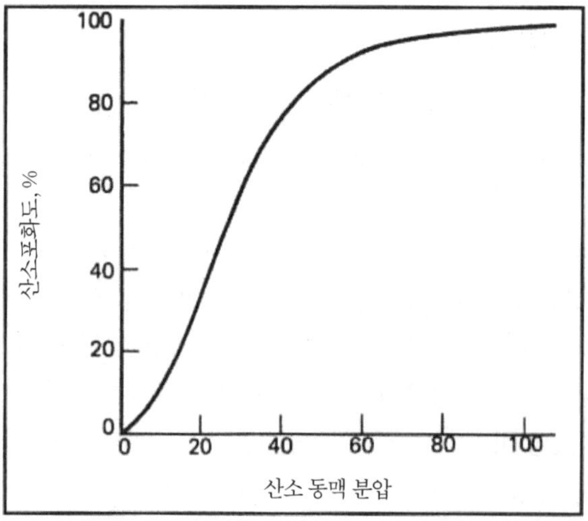

그림 5-1. 산소 포화도와 산소 동맥 분압

표 5-6. 산소 포화도와 동맥 분압과 일치하는 수치

그림 5-1에서 산소 해리 곡선을 사용해서 테이블을 완성시켜 보아라. 이것은 정상 체온과 pH에서 예상되는 수치이다. 만일 체온이 더 높고, pH가 더 낮다면, SaO_2는 주어진 PaO_2 보다 더 낮을 것이다.
주의 사항: $SaO_2 \neq PaO_2$

SaO_2 (%)	PaO_2 (mmHg)
75	
83	
85	
89	
93	

표 5-7. 동맥 가스 수치

	pH	$PaCO_2$(mmHG)	HCO_3^-(mEq/L)	SpO_2 (%)
매우 낮음	7.0	80	5	85
낮음	7.2	60	15	90
수용가능↔정상	7.4	40	25	95
낮음	7.6		35	
매우 낮음	7.8		45	

참고문헌

1. Halperin ML, Goldstein MB. *Fluid, Electrolyte, and Acid-Base Physiology. A Problem-Based Approach.* Philadelphia: WB Saunders Co; 1999.
2. Narins RG, Emmett M. Simple and mixed acid-base disorders: a practical approach. *Medicine*. 1980; 59(3):161-187.

예상문제

※ 주요한 산-염기 질환과 폐포 환기를 판단하는 동맥가스 분석의 3가지 구성요소들로 옳은 것은?

1) H_2O, $PaCO_2$, H_2CO_3
2) pH, O_2, H_2O
3) pH, HCO_3^-, $PaCO_2$
4) CO_2, PO_2, H_2O
5) pH, CO_2, HCO_3^-

정답 : 3)

제 6 장

흉곽 방사선학
Chest Radiology

학습목표

이 장에서는 다음과 같은 것들을 알 수 있다.

1. 정상 흉곽 X-ray의 투명도와 불투명도에 영향을 주는 요소들에 대한 목록
2. 투사 영상과 해부학적 구조들이 여러 영상에 나타나는 양상
3. 정상 가슴 X-ray을 관찰하는데 전신 접근 현상(systematic approach develop)
4. 무기폐; 공간점유병터(space-occupying lesions); 실루엣 징후(silhouette sign); 공기공간(airspace), 간질성 또는 혈관 양상(interstitial or vascular pattern)을 포함한 가슴 X-ray를 통한 폐 병리의 주요 징후를 정의

투명도와 불투명도 (RADIOLUCENCY AND OPACITY)

신체 조직의 밀도에 따라 투명도와 불투명도가 결정된다. 치밀한 구조는 신체를 통해 X-ray 판에 도착하는 양이 감소한다. 이렇게 감소한 치밀한 구조는 하얗거나 밝게(radio-opaque) 나타난다. 반대로, 이보다 치밀하지 못한 조직들에서는 신체를 통과하는 X-ray의 양이 많아져서 좀 더 검게 나타난다.

연습(Exercise)

프로젝터 위에 거즈를 올려놓고, 옆에 금속 물체를 나란히 놓는다. 작은 램프의 빛이 나오는 부분에 거즈 또는 종이 클립을 놓는다. 어느 물체가 더 치밀한가? 어느 물체가 빛을 더 잘 통과시키거나 차단하는가?

가슴 X-ray에서 관찰할 수 있는 구조는 그림 6-1에서 볼 수 있다. 공기가 가득 차 있는 폐 조직은

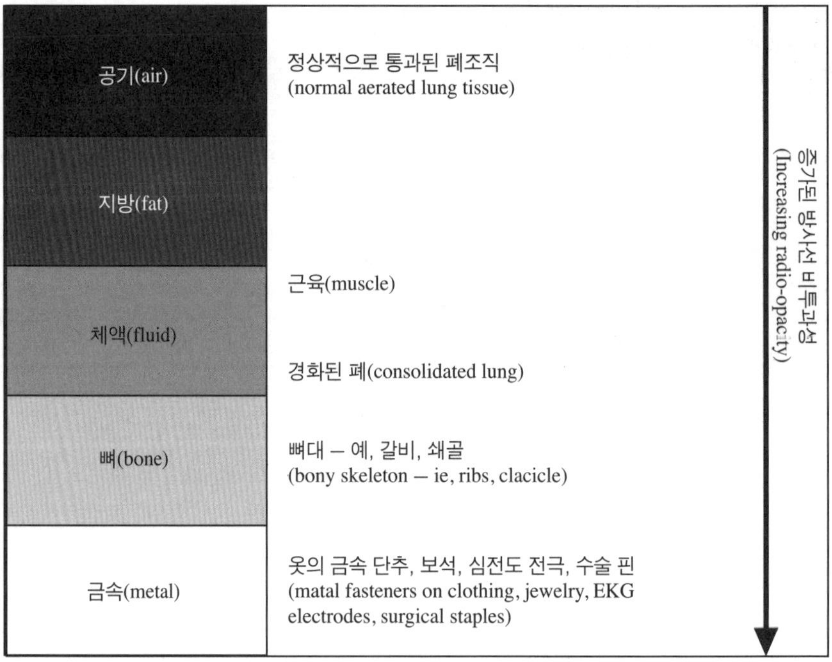

그림 6-1. 조직 밀도와 방사선 비 투과성.

X-ray를 많이 통과시키기 때문에 방사선 사진은 검게 나온다. 반대로 뼈는 X-ray를 많이 흡수하기 때문에 하얗게 나온다. 금속 물질은 좀 더 검게 나온다.

과도하게 X-ray에 노출된 가슴 영상은 정상적으로 노출된 것보다 더 검게 나오고, 적게 노출된 경우는 정상적으로 노출된 것보다 하얗게 나온다.

가슴 엑스선 영상 또는 프로젝터 (CHEST X-RAY VIEWS OR PROJECTIONS)

후-전 영상과 측방 투영이 가장 흔하다.

1. 후 — 전(PA)-PA 영상의 경우, 판은 앞쪽에 있고 X-ray는 뒤에서 앞으로 통과한다. 이것은 앞쪽 구조가 가장 투명하고, 앞쪽 구조는 앞-뒤 영상에 비해 잘 관찰 할 수 없다. 주로 언제 PA 가슴 X-ray가 사용되는가?
2. 측방 — 가슴 옆에 판을 위치시키고, X-ray는 오른쪽에서 왼쪽으로 통과시킨다. 언제 주로 사용될까?
   - PA와 측방 영상은 가장 흔하지만, 침상에 누워 있는 환자의 영상이 필요할 때 AP 영상이 사용되기도 한다. 이것은 PA 영상에 비해 일부 가슴 구조를 명확하게 볼 수 없지만 기립 자세로 설 수 없는 환자에게 적용가능하다. 환자의 등쪽에 판을 놓고 X-ray를 앞에서 뒤

쪽으로 통과시킨다. 심장은 크게 나타날 수 있고, 심장이 X-ray 판에서 멀기 때문에 좀 더 부드럽게 나타날 수 있다.

연습(Exercise)

빛이 나오는 곳에 물체를 놓고 그림의 크기를 관찰해보라. 물체를 빛에서 멀어지거나 가까워지도록 움직여 보라. 물체의 거리가 가까워지거나 멀어지면서 그림자의 크기는 어떻게 변하는가? 그림자의 음영은 어떻게 변하는가? 물체가 X-ray 판에 가까워질 때와 유사하게, 윤곽은 명확하게 나타날 것이다 — 예, 심장의 그림자는 PA 영상시 심장이 X-ray 판에 더 가깝기 때문에 AP 보다 PA에서 더 명확하게 나타난다.

측면 X-ray도 흔하게 사용되지는 않지만, 환자가 침상에 눕워 있을 때 주로 사용된다. 용액이 가장 낮은 곳으로 이동한다. 그러므로 만약 흉막 삼출(pleural effusion)이 의심된다면, X-ray은 기립 자세와 측면 누운 자세에서 촬영되어야 한다. 기립 자세에서 용액은 폐의 기저부로 모이기 때문에 기저부에서 방사선 촬영 시 밝게 나타난다. 측면 자세에서, 용액은 폐의 가장 아래쪽 면에 모이는 경향이 있고, 측면에서 가장 낮은 부분의 폐가 밝게 촬영될 것이다.

가슴 엑스선의 평가의 전신성 접근

(A SYSTEMATI APPROACH TO ASSESSMENT OF CHEST X-RAY)

정상 가슴 X-ray는 다음과 같은 특징이 있다(그림 6-2).

1. 필름의 세부 사항을 기록하라 — 환자의 이름, 나이, 촬영 날짜가 기록되어야 하고, 환자의 자세, 촬영 위치(PA, AP, 측면). 라인과 리드가 가슴을 가로지르는지, 삽입되었는지 여부를 기록하라 — 예, 기관내관(endotracheal tube), 코위영양관(nasogastric tube), 심전도 분극(EKG leads). 정맥관(central lines).
2. 필름의 영상을 판독하라.
   - 노출 — 기관의 그림자를 통해 척추 사이 공간을 볼 수 있는가? 만일 가슴 X-ray가 정상적으로 노출되었다면, 척추 사이 공간은 기관의 음영 위에 명확히 보여야 하고 심장 음영보다 위에 약간 흐리게 보여야 한다. 만약 척추 사이 공간이 심장의 음영보다 명확하게 보인다면, 필름은 과도하게 노출된 상태이다. 만약 척추 사이 공간이 기관과 심장의 음영에 비해 명확하다면, 필름의 노출이 약하게 된 것이다.
   - *가슴의 대칭성과 중앙부(centering and symmetry of thorax)* — 흉쇄관절은 흉추의 가시와 동일한 거리에 있다. 쇄골 높이가 같고 동일해야 한다.
   - *들숨 부피와 운동(effort)* — 6번째 갈비뼈 앞쪽 끝은 오른쪽 황격막과 동일한 높이거나 바로 옆에 있다. 만약 좀 더 많은 갈비뼈들이 편측 횡격막(heme-diaphragm) 위에 있다

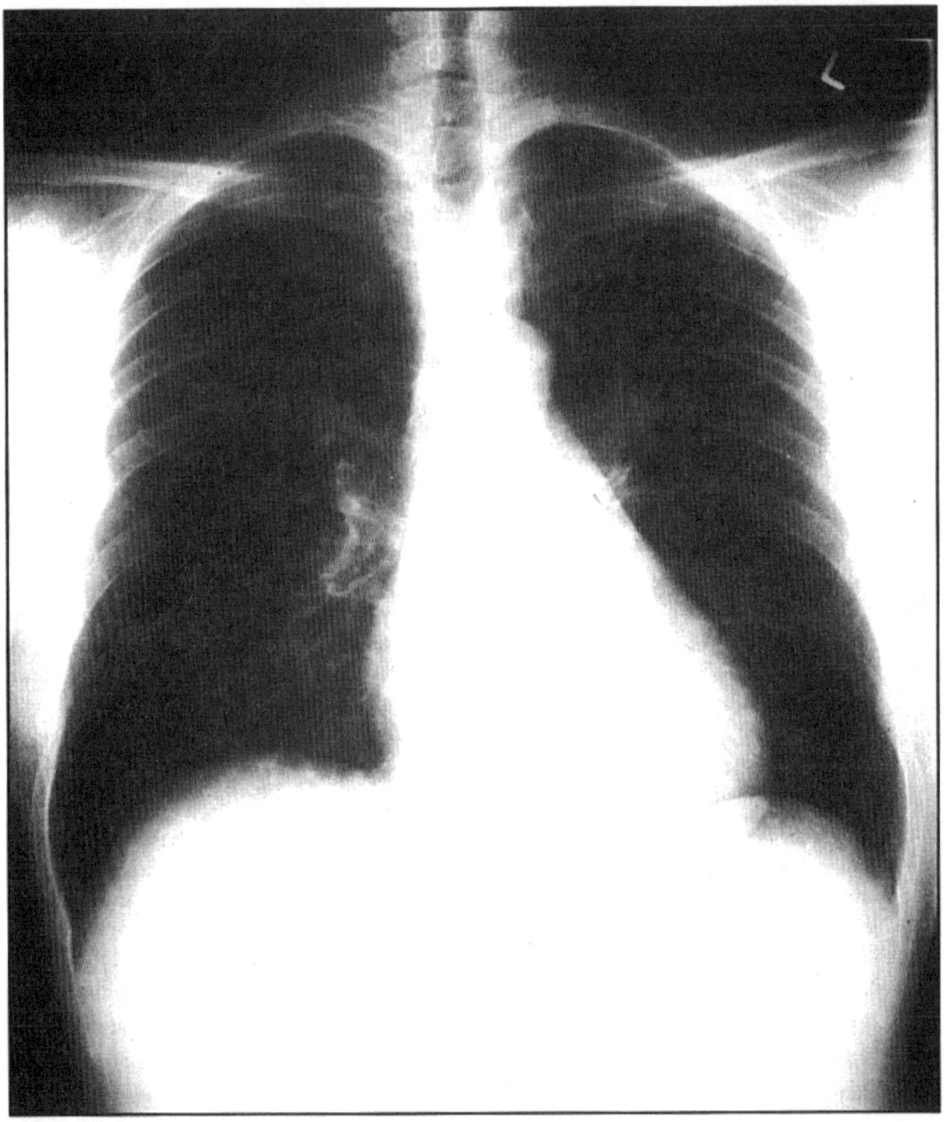

그림 6-2. 정상 흉부 X-ray.

면 들숨 부피가 너무 많거나 과팽창이 일어난 것이다. 만약 편측 횡격막 위에 갈비뼈가 없거나 적다면, 들숨 부피가 작거나 환자는 제한된 폐 부피를 가지고 있는 것이다.

3. 환자 상태와 관련된 특수한 상태에 대한 평가.
   - *뼈* — 빗장뼈, 갈비뼈, 어깨뼈의 위치를 살펴보라. 견갑골이 폐에서 너무 벌어지지 않았는가? 갈비뼈가 너무 가까이 붙어 있지는 않은가? 너무 멀지는 않은가? 정상보다 수평으로 더 이동하지는 않았는가? 현재 골절이 있는가?

- *연부 조직*
    - *심장* — 종격(mediastinal) 음영이 중앙에서 왼쪽으로 약간 이동했는지, 반대로 횡격막으로 이동했는지 여부. 심장가슴비(cardiothoracic index)는 가슴의 폭에 대한 심장의 폭 비율이며. 심장가슴비(cardiothoracic index)가 1/3-1/2 정도 되는가. 중앙선에서 왼쪽으로 대동맥 궁을 살펴본다. 심장가로막 각(cardiophernic angle)이 심장의 수직 곡선과 횡격막 중간의 수평 곡선과 교차하는지를 살펴본다. 심장 오른쪽과 왼쪽의 뾰족한 심장가로막 각(sharp cardiophrenic angle)을 살펴본다.
    - *폐문*(hilum) — 정사적으로 문은 중격의 오른쪽 보다 왼쪽이 1-2cm 정도 더 크다. 무엇으로 구성되어 있는가?
    - *횡격막* — 오른쪽 횡격막이 더 크다(간이 바로 아래에 있기 때문에). 왼쪽은 위의 가스로 인해 아래가 가스 풍선을 가지고 있을 수 있다. 늑골횡경막각(costophrenic angle)은 편측 가슴 벽과 횡격막 사이의 교차를 이루고 있다. 늑골횡경막각은 깊고 날카로운 모양을 이루고 있다. 왼쪽과 오른쪽 늑골횡경막각의 위치를 살펴본다.
    - *기관* — 기관의 음영은 중앙선에 위치하고 있다. 쇄골 아래쪽으로 뻗어 있는 경추 위에 위치하여 검은 음영을 가지고 있다. 만약 기관내 튜브가 있다면, 원위 끝(distal tip)은 쇄골두의 높이에 있을 것이다.
    - *가슴 음영* — 여성의 가슴 음영을 살펴본다. 이것은 폐 구역과 흉벽의 외측면 위에서 반원 모양으로 관찰된다. 나이들거나 뚱뚱한 여성의 경우 더 아래에 있을 수도 있다.
    - *피부하 조직*(subcutaneous tissue) — 피부하 기종이나 다른 비정상적인 상태 여부를 파악한다(부종, 섬유화, 비만).
- *폐 구역과 경계*
    - 흉벽과 횡격이 반대로 있는지 확실히 하기 위해 폐 경계를 점검한다. 혈관 표시(vascular markings)가 희미해지고 폐 영역의 말초 쪽으로 가지처럼 뻗어 나온다. 폐 구역은 완벽하게 검게 나타나는 것은 아니지만, 보통 중격에서 뻗어 나오는 혈관 표시(vascular markings)를 가지고 있고 점진적으로 말초 쪽으로 갈수록 희미해진다.
    - 일부 용액이나 공기가 나타나는 곳이 있는가? 공기는 검게 나타나고, 용액은 하얗게 나타난다.
    - 흉막 비대(pleural thickening)가 있는가? 이러한 특징에 대해서는 폐 구역의 말초를 따라가면서 살펴본다.
    - 전체적으로 폐의 균등한 밀도를 가지고 있는가? 또는 증가된 투명도나 불투명도가 있는가?
    - 수평(단지 오른쪽에만) 이나 대각선(왼쪽이나 오른쪽) 열공(fissure)이 있는가? 만약 있다면 정상적인 위치에 있는가? 열공은 병리적인 현상을 나타내는 징후이다.

- 부피 감소가 있는가?
- 공간(airspace) 또는 간질성(interstitial) 패턴이 있는가? (아래 병리적 특징에 대한 설명을 참조)
- 공기액체층(air-fluid level) 또는 공기 기관지조영상(an air bronchogram)을 볼 수 있는가?
- 혈관 표시자(vascular making)이 증가 했는가? (아래 병리적 특징에 대한 설명참조)
- 실루엣(silhouette) 징후가 있거나 없는가? 없다면, 위치를 찾아보아라 (아래 병리적 특징에 대한 설명참조)

병리적 특징 (PHATHOLOGICAL FEATURES)

실루엣 징후(silhouette sign)(표 6-1과 그림 6-3)는 폐 구역 위쪽에 있는 연부 조직의 윤곽을 의미한다. 무기폐 또는 폐렴 증상이 있는 폐의 밀도는 연부 조직의 밀도를 감소시키기 때문에, 폐 병리가 직접적으로 연부조직과 관련 할 때 실루엣 징후는 소실된다. 강화 되거나 약화된 밀도는 심장이나 근육의 밀도에도 유사하게 적용될 수 있다. 이들 두 가지 조직은 같은 면에 있다면, 손상된 폐의 영상은 심장이나 횡격막에도 유사하게 적용되고, 이들 각각의 면들(borders)은 사라질 것이다. 이들의 부재(absence)는 공간(airspace) 또는 체액 점유 병터(fluid-occupying lesions)을 의미한다.

무기폐 (ATELECTASIS)

연부 조직 구조는 폐 손상이나 무기폐의 영역에 따라 움직일 것이다. 무기폐는 가슴 X-ray 상에서 다음과 같은 변화로 판단할 수 있다.

1. 열공(fissure)이 손상된 폐를 따라 윤곽을 형성한다. 수평 열공은 위쪽으로 움직일 것이고, 대각선 열공은 아래쪽으로 이동한다.
2. 편측 횡격막은 손상 면 위로 올라갈 것이다.
3. 기관, 중격, 허파(hilar) 음영은 손상 쪽으로 편위 될 것이다.
4. 붕괴 된 엽이나 분절의 밀도가 증가 할 것이다.
5. 손상되지 않는 폐의 보상적 환기가 발생할 것이다.

공간 점유 병터(Space-Occupying Lesions)

공간 점유(space-occupying) 병터는 흉막유출(pleural effusion), 공기가슴충(pneumothorax), 혈흉(hemothorax)으로부터 멀어지는 움직임이 일어날 것이다. 위치 변화는 폐의 가장 아래쪽 구

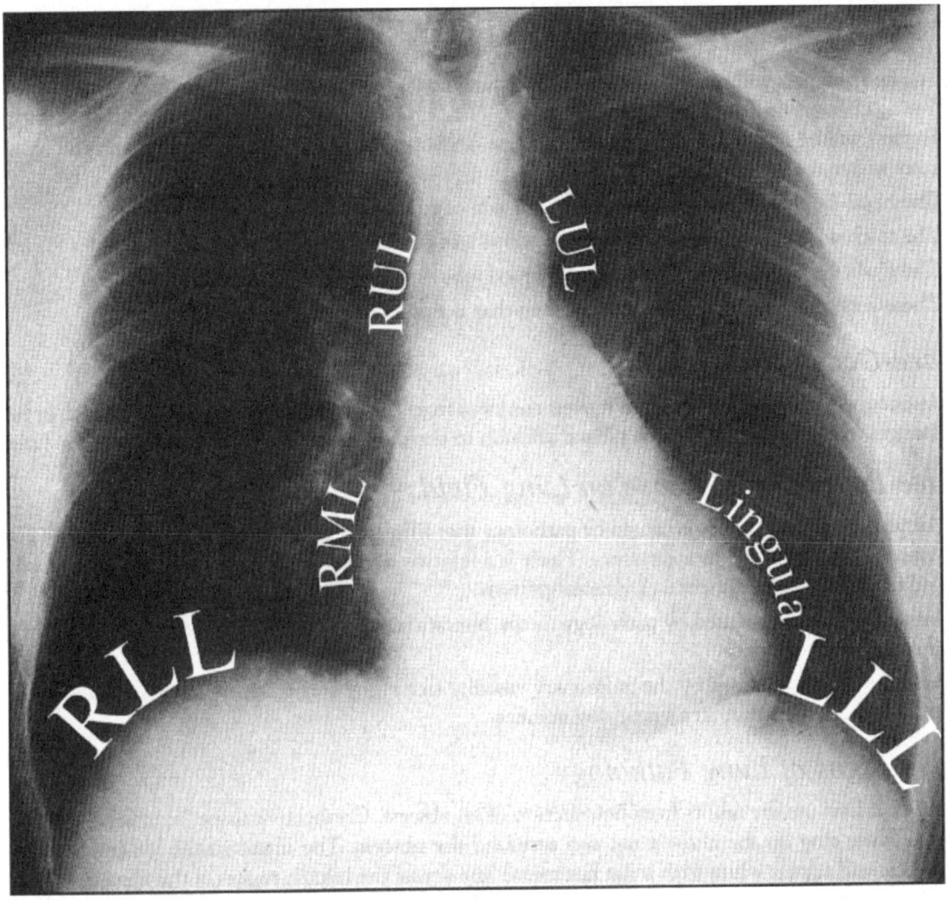

그림 6-3. 실루엣 징후.

표 6-1. 실루엣 징후

실루엣 징후	폐 병리 위치
연부 조직의 음영 소실	오른쪽 윗 엽(right upper lobe)
오름 대동맥	왼쪽 윗 엽(left upper lobe)
대동맥궁	왼쪽 윗 엽(left upper lobe)
오른쪽 심장의 위쪽 면	오른쪽 중간 엽(right middle lobe)
오른쪽 심장의 아래쪽 면	소설(lingula)
오른쪽 편측 횡격막	오른쪽 아래 엽(right lower lobe)
왼쪽 편측 횡격막	왼쪽 아래 엽(left lower lobe)

이미 관찰할 수 없는 연부조직의 윤곽을 확인하는 것은 폐 병리의 위치를 나타내는 것이다.

역으로 흉막삼출(pleural effusion)을 이동시킬 것이다.

폐 영역의 감소 패턴 (Three Patterns of Disease on Lung Fields)

1. 공간(airspace)또는 폐포 패턴은 폐포나 공간을 채우는 병리적 원인으로 발생한다. 따라서 증가된 불투명도는 외형적으로 "보풀(fluffy)"하게 일어난다. 보풀은 단지 비유적 용어로 사용되었기 때문에, 공간 또는 폐포 패턴을 찾을 때, 솜털 같은 흰 구름을 상상하면 안된다.
2. 간질성(interstitial) 패턴은 간질(interstitial) 공간의 병리로 인해 발생하기 때문에 증가되니 불투명도는 "망상(netlike)"과 같은 모양을 이룰 것이다.
3. 혈관(vascular) 패턴은 폐 혈관 연결이 충혈된 상태이기 때문에, 증가된 불투명도는 분지 방법(branching manner)에서 문으로부터 방사선으로 퍼져 있는 형태로 나타날 것이다.

폐 병리의 다른 징후 (Other signs of Lung Pathology)

- 공기-액체(air-fluid) 층은 농양의 액화로 증가하게 된다. 흰 고리로 나타나는 결합 조직 '반흔' 은 농향 주위를 둘러싸고 있다. 농양의 가장 아래쪽 부분에서 용액은 농양의 중간 부위를 가로 질러 부푼 수평의 선으로 하얗게 나타날 것이다.
- 공기 기관지조영상은 경화된 폐 조직이 방사선 비투과(흰색)와 대조적으로 비교적 큰 기도는 방사선 투과(검은 그림자)로 보여진다.

다른 비정상적 특징 (Other Abnormal Features)

피부하 기종은 수술 후 또는 큰 외상 후에 일부 환자들에게 발생하는 피부하 조직에서 공기가 모여 있는 형태이다. 공기가 주머니 모양으로 모여 있는 부위가 피부하 조직에서 하얗게 나타난다.

예상문제

※ *흉곽 방사선에서 무기폐(atelectasis)에 대한 설명으로 옳지 않은 것은?*

1) 실루엣 징후(silhouette sign)가 나타난다.
2) 밀도가 증가되어 하얗게 된다.
3) 종격이 무기폐 쪽으로 기운다.
4) 기관이 무기폐 쪽으로 기운다.
5) 횡격막이 무기폐 쪽으로 거상한다.

정답 : 1)

제 7 장

폐 기능의 검사

Pulmonary Function Testing

학습목표

이 장에서는 다음과 같은 것을 알 수 있다.

1. 폐 용적와 폐 용량
2. 폐활량측정(spirometric) 수치〔1초간 강제날숨용적(FEV_1), 노력성 폐활량(FVC), FVC 비율〕
3. 폐쇄되거나 제한된 폐 질환에서의 폐 용적, 폐 수용량, 폐활량측정 수치가 어떻게 나타나는가?

폐 기능의 가장 흔한 테스트는 폐용적과 폐 용량 측정이다. 약어는 모든 폐 기능 변수들에서 사용된다. 정의대한 명확한 이해를 위해서는 약어에 대해 확실히 알고 있어야 한다.

폐활량측정법 – 강제 날숨 부피
(SPIROMETRY - FORCED EXPIRATORY VOLUMES)

테스트를 수행하기 위해, 대상자는 코 클립을 착용하고, 선 자세를 취한다(또는 앉거나 선 자세). 최대 들숨 다음에, 가능한 최대의 힘으로 빠르게 최대 들숨을 시행한다. 이 테스트로 다음과 같은 것들을 판단할 수 있다.

1. FVC는 최대 들숨 후에 최대 강제 들숨으로 인해 나오는 공기의 전체 용적를 말한다.
2. 일초 동안 최대 강제 날숨 용적(FEV_1)은 FEV_1의 일초 동안 나오는 공기의 용적을 말한다.
3. FEV_1/FVC 비율 (FEV_1/FVC) — 이 비율의 정상 수치는 80%이다. 즉, 대부분 건강한 성인은 날숨 1초 동안 전체 용량의 80%를 내뱉을 수 있다는 것을 의미한다.

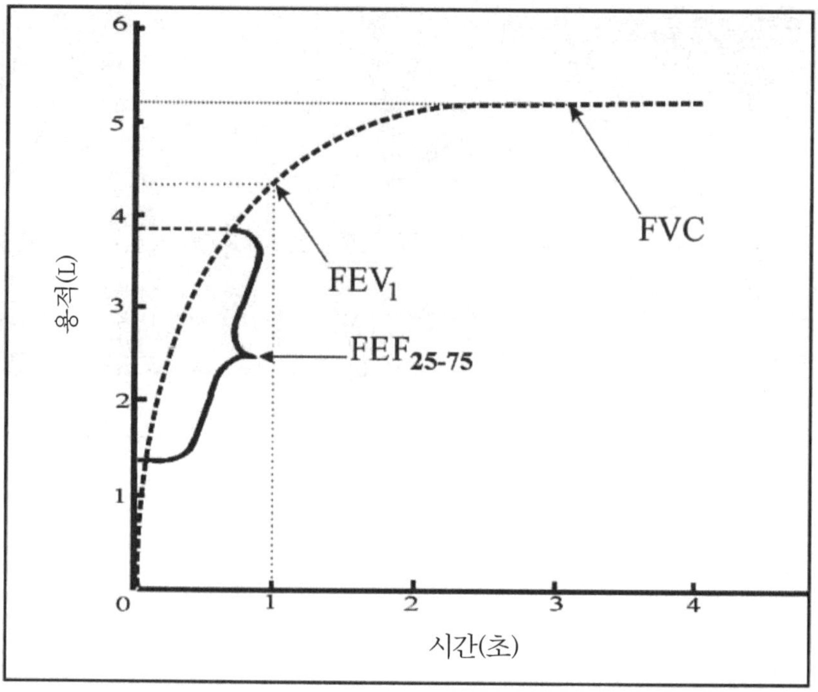

그림 7-1. 70 kg의 건강한 성인의 폐용적 투사도. FEV_1과 FVC를 측정한 그림이다. 노력성 날숨중간유량(FEF_{25-75})는 폐활량의 25~75%에서 측정한 강제 날숨 유속을 의미한다. FEF_{25-75}는 오른쪽 그림쪼 극림에서 볼 수 있다.

그림 7-1은 FEV_1과 FVC의 측정을 하는 폐활량측정 도형(spirometric tracing)을 나타낸 것이다. 다른 측정은 강제 들숨 방법에서 얻을 수 있다. 다음과 같다.

- 최대 날숨 유속율 (PEFR)은 강제 날숨 동안 얻을 수 있는 가장 높은 유속율을 의미한다. PEFR 수치는 비교적 저렴한 hade-held 유량제(hade-held flow meter)를 사용하여 얻을 수 있고 천식이 있는 성인이나 어린이의 경우에 가정에서 관찰하기 위해서 사용 가능하다.
- FEF 25-75%의 강제 날숨 유속은 가장 날숨 수용의 반 정도 동안 일어나는 유속율을 말한다(그림 7-1).

PEFR과 FEF_{25-75}는 FEV_1과 FVE 측정과 비교한 반복 측정에 대해 좀 더 높은 변이 계수(coefficients of variation)을 가지고 있다.

폐 용적과 용량 (LUNG VOLUMES AND CAPACITIES)

폐 용적 측정은 두 번째로 가장 흔한 폐 기능 평가 방법이다. 최대 날숨 후에 폐에 남아있는 공기

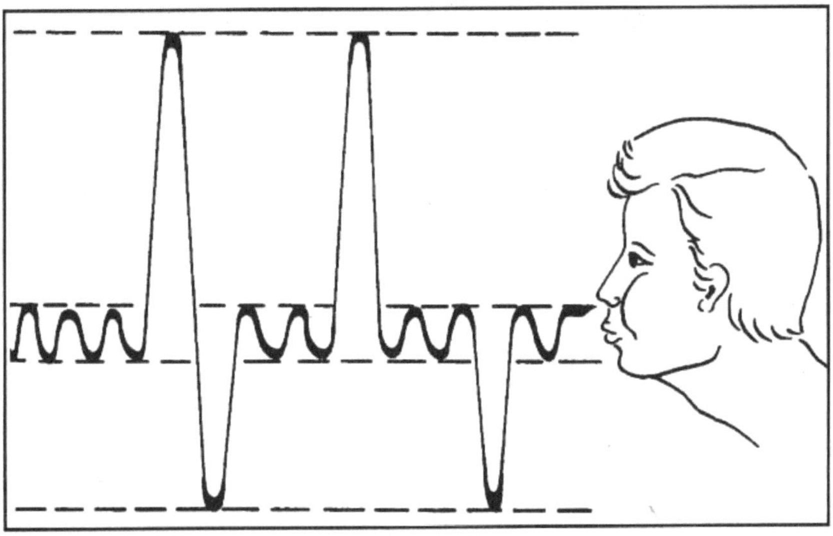

그림 7-2. 폐 용적과 용량의 투사도는 심폐물리치료사의 기준과 시술에서 참조(cardiopulmonary physical therapy' s priciples and practice)

표 7-1. 제한적이거나 폐쇄성 폐 질환을 가진 환자의 폐 부피와 강제 날숨 수치

설명	노력성 폐활량 (FVC)	1초간 노력성 날숨량(FEV_1)	비폐활량 (FEV_1/FVC) 비율	잔기용적 (RV)	총폐활량 (TLC)
기도 폐색	정상 또는 저하	감소	감소	증가	증가
폐 제한	감소	정상 또는 감소	정상 또는 증가	정상 또는 감소	감소
폐색과 제한	감소	감소	감소	다양	다양

의 양을 측정하기 위해서는 좀 더 고급의 장비가 필요하다. 폐에 잔존하는 공기는 헬륨 희석(helium dilution) 기법이나 압력 혈량측정법(plethysmography)를 사용해서 측정한다. 이들 두 가지 기술들은 특수화된 측정 도구가 필요하다.

이들 폐 기능 테스트는 플레디스모그래프(plethysmograpy)에 앉아서 코클립을 착용하고 헬륨 희석을 사용하여 측정 장비와 연결한다. 정상적으로 호흡한 후에, 최대 들숨을 하고, 그 다음 최대로 날숨을 한다. 폐 용량 측정과 반대로 대상자는 자연스러운 상태에서 최대로 날숨을 하도록 한다.

4가지 폐 용적와 4가지 폐 용량은 이들 장비로부터 측정 가능하다.

폐 용적(Lung Volumes)

폐 용적는 좀 더 세분해서 구분할 수 있고, 폐 용량은 두 개의 결합과 좀 더 많은 표준 폐 용적의 결합으로 구성된다.

1. 1회 호흡 용적은 호흡 동안 들숨하거나 날숨한 공기의 부피를 말한다. 이것은 휴식 시 호흡과 운동 동안 증가하는 호흡의 상태와 관련이 있다.
2. 들숨 예비 용적(IRV)은 1회 호흡 용적을 넘어선 전체 용적으로 들숨을 할 수 있는 최대 공기의 부피를 말한다.
3. 날숨 예비 용적은 들숨이 끝난 후에 최대한 들숨을 할 수 있는 공기의 양을 의미한다.
4. 잔존 용적(RV)는 최대 날숨 후에 폐에 남아 있는 폐의 부피를 말한다. RV=TLC-VC

폐 용량(Lung Capacities)

폐 용량은 한 가지 이상의 폐 부피로 구성된다.

1. 들숨 용량은 들숨을 할 수 있는 최대의 부피를 말한다. 즉, 들숨용량(IC)는 총폐활량(TLC)와 FRC 사이의 차를 말한다. IC=TLC - FRC. IC는 1회 호흡량(VT)와 기능적 잔기용량(IRV)의 합과 같다.
2. 기능적 잔기 용량(FRC)는 정상적인 날숨이 끝난 후에 폐에 남아 있는 공기의 부피를 말한다. 예, 휴식 시 수준이나 날숨이 끝난 후에, FRC =RV+ERV.
3. 폐활량(VC)는 최대 들숨 후에 내뱉을 수 있는 공기의 최대 부피를 말한다. 예, TLC에서 예비 용적. VC = TLC - 잔기 용적(RV). VC는 초기 예비 용적(ERV) + VT + IRV의 합과 같다.
4. TLC는 최대 흡기 후에 폐에 있는 전체 공기 양을 말한다. 모든 폐 용적의 합과 같다. TLC = RV + ERV + VT + IRV

환기 손상에 따른 폐 활량과 용적의 변화

(CHANGES IN SPIROMETRY AND LUNG VOLUMES IN VENTILATORY IMPAIRMENT)

환기 손상의 두 가지 주요 패턴이 폐 기능의 측정에서 볼 수 있다 — 기도 폐색으로 특징되는 폐쇄적 패턴과 폐 또는 흉벽의 단단해지는 제한적 패턴. 폐활량과 용적의 주요 변화는 표 7-1에서 볼 수 있다.

다른 많은 폐 기능 테스트들이 임상이나 연구 목적으로 측정되고 있다. 독자들은 이러한 테스트에 대한 많은 자료를 연구해보도록 한다.

연습 (EXERCISES)

1. 그림 7-1은 건강한 사람의 폐 활량을 보여주고 있다. 심각한 중증성폐질환을 가진 환자나 중증성 제한적폐질환을 가진 환자의 폐 활량을 그려보도록 한다.

2. 그림 7-1(왼쪽에서 오른쪽)은 용적과 용량을 측정한 그림을 보여주고 있다. 이들 그림에서 폐 활량과 용적의 차이를 작성해 보아라.

참고문헌

1. Fraser RG, Paré JA, Paré PD, Fraser RS, Genereux GP. *Diagnosis of Diseases of the Chest*. Philadelphia: WB Saunders; 1988;431.

관련도서

Cherniack RM. *Pulmonary Function Testing*. 2nd ed. Philadelphia: WB Saunders; 1992.

Hughes JMB, Pride NB. *Lung Function Tests: Physiological Principles and Clinical Applications*. London: WB Saunders; 1999.

예상문제

※ *폐용적과 폐용량에 대한 설명으로 옳은 것은?*

1) 들숨용량은 예비들숨량보다 적다.
2) 폐활량은 총폐용량에서 잔기용적을 뺀 것이다.
3) 기능적 잔기용량은 잔기용량보다 적다.
4) 예비날숨용적이 예비들숨용적보다 크다.
5) 1회 호흡용적은 약 1000 ml이다.

정답 : 2)

제 8 장 임상 검사

Laboratory Investigation

학습목표

1. 심혈관계 질환에 대한 임상 검사
2. 폐 질환에 대한 임상 검사
3. 임상 혈액 검사와 임상 적용
4. 기본 화학 검사와 임상 적용
5. 간 질환에 대한 임상 검사
6. 신장 질환에 대한 임상 검사
7. 내분비 질환과 임상 증상에 대한 검사

이 장에서는 심혈관계 환자에게 사용되는 주요 임상 검사와 적용에 대한 개괄적 내용을 포함하고 있다. 혈액 검사; 기본 화학 검사; 간, 신장, 내분비 기능 테스트등과 같은 기본적인 임상 검사에 대해서 언급할 것이다.

심혈관계 질환의 주요 임상 검사
(COMMON LABORATORY INVESTIGATION OF CARDIOVASCULAR DESEASE)

심혈관계 진단과 질환 판단에 주로 사용되는 임상 검사들은 급성 심근 경색(AMI)[1-5], 관상동맥 질환 관리에서 지질함유 검사(lipid profiles),[6-11] 색전 감시(clotting monitoring) 등에 대한 효소 테스트(enzyme test) 등을 들 수 있다.

급성심금경색 진단을 위해, 증상 직후 혈액 샘플을 채취하고, 적절한 간격을 두고 반복해서 채취한다. (표8-1A). 일련의 증가된 크레아틴 키나제-심근 결합 또는 트로포틴 I는 급성 심근 경색을 의미한다(표 8-1B).[1,2,4,5]

표 8-1A. 급성 심근 경색의 검출에서 시간에 따른 효소 집중의 기간

효소	발생	정점	정상
크레아틴키나제 CK12 hrs	36~72시간	3~5일	-
크레아틴키나제-심장근육결합 CK-MB	4~8시간	24시간	3일
트로포닌 I	3시간	14~18시간	5~7일 사이에 증가되서 유지

표 8-1B. 급성심근경색(AMI) 임상 검사 보고서 예

급성심근경색을 위한 생호학적 연구

** CK-MB 또는 트로포닌 음성 반응은 MI 진단에서 포함한다.
**** 수술 후 즉시 검사한 수치로 추측하지 않는다.

테스트	결과	참고
크레아틴키나제(CK)	600	<165 U/L
CK-MB	15	<2.5
트로포닌 I	20	<0.6 μg/L

약어: CK: 크레아틴 키니제(creatine kinase); CK-MB: 크레아틴 키니제 삼장근육 결합(myocardial bound)

표 8-2A. 지방산의 임상 검사 예

지방산(lipid profile)

콜레스테롤/HDL-C 비율이 남성의 경우 5.0, 여성의 경우 4.4 이상이 되면 평균적으로 위험이 증가하게 된다. 심장동맥질환(CAD) 환자의 경우에, LDL-콜레스테롤의 기대 범위는 일반인 보다 낮다. 2.6 mmol/L보다 낮은 LDL-콜레스테롤 수준이 CAD 환자에게 기대된다.

테스트	결과	참고
저밀도지단백(LDL)	4.0	1.5~3.4 mmol/L
고밀도지단백(HDL)	0.7	>0.9 mmol/L
중성지방(Triglyceride)	1.4	<2.3 mmol/L
콜레스테롤(Cholesterol)	6	2.0~5.2 mmol/L

표 8-2B. C-반응성 단백질과 참고 범위에 대한 임상 검사 예

C-반응성 단백질(C-REACTIVE PROTEIN)

테스트	결과	참고
C-반응성 단백질 CRP	52.0	0.2~7.5 mg/L

약어: CRP: C-reactive protein

표 8-3. 항응고 치료를 관찰하는데 사용되는 주요 변수들을 보여주는 임상 검사 예

응고 주기
치료 범위 국제표준화된 단위(INR)
의학적 심장 수치 2.5-3.5
다른 모든 적응수치 2.0-3.0
활성화부분 트롬보플라스틴 시간 aPTT(헤파린 치료) 60~85초

테스트	결과	참고
INR	1.5	0.8~1.2
aPTT	64	22~33초

약어: aPTT: 활성화부분 트롬보플라스틴 시간; INR: 치료 범위 국제표준화된 단위
참조: 만약 INR과 aPTT가 상위 참고제한 보다 크다면, 혈액이 정상보다 늦게 응고된다.

관상 동맥 환자의 경우, 저밀도 지방산 콜레스테롤이 증가하고, 고밀도 지방 콜레스테롤이 감소, 고 콜레스테롤/HDL-C 비율이 나타나면, CAD의 위험이 증가하고 있다는 것을 의미한다(표 8-2A).[6-11] CAD에 대한 기타 요소들로 나이, 가족력, 흡연, 고혈압, 당뇨 등이 포함된다.

또한, 염증과 급성 단계 반응의 전체적 표시자인 C반응성단백(CRP:C-reactive protein)은 또한 심혈관계 위험을 의미한다. CRP의 고집중은 급성심근경색(AMI), 중풍(stroke), 말초혈관 질환의 진행, 사망률과 같은 심혈관계 마지막 진전 단계를 의미한다[12-14](표 8-2B).

항응고 치료가 필요한 의학적 상태는 다음과 같다;

- 폐 색전과 심부 정백 혈전과 같은 질환
- 응고된 덩어리(clotting)의 예방 — 예, 수술 후 부동, 무릎관절 전치환술, 동맥 섬유화, 기계적 심장 수치를 가진 환자

혈액 응고의 수치는 항상 모니터를 해야 되고, 응고 덩어리 요소들을 유지하기 위한 임상적으로 수용 가능한 범위 내에서 치료적 수준의 적정을 가해야 한다(표 8-3).

표 8-4. 다양한 질병의 객담 색깔

객담 색깔	의심되는 질병
anchovy-paste(검붉은색)	기관지속의 아메바성 간 농양 파열
향기가 나는 녹색	슈도모나스속(pseudomona) 감염
우유빛	기관지폐포 암
점액 농즙성	기관지 확장증
빨간 젤리 형태	폐렴막대균(klebsiella pneumonia)
빨간 덩어리	세라티아 serratia marcescens, 림판핀과용량(rifampin overdose)
고름 없는 희고 짐액싱	천식
노란색	황달

표 8-5. 박테리아성 폐렴의 분류

미생물	상태
그람 양성 반응	
연쇄 구균 폐렴	지역사회-후천 폐렴(community-acquired pneumonia)
포도상 구균 aureus	병원내, 외상, 기관지절개술, 나이와 관련.
화농 연쇄 구균 (그룹 A)	드묾, 진행속도가 빠름
무유 연쇄상 구균(그룹 B)	신생아(neonates)와 면연약화 환자 (immunocompromised patient)
그람 음성 반응	
헤모필루스 인플루엔자균	지역사회-후천성(획득된), 소아들, 만성폐질환, 낭성섬유증 환자와 관련된
모락셀라 카타랄리스	기존질환과 원내감염을 가진 환자와 관련된
장내세균(예, 콜레브시엘라, 대장균, 세라티아)	병원내
녹농균	병원내
아시네토박테르(속)	병원내
무산소성균, 혐기균(펩토스트렙토코쿠스, 방선균,푸소박테륨, 박테로이드속)	병원내, 흡인, 폐 농양처럼 괴사 폐렴과 관련된

폐 질환의 주요 임상 검사
(COMMON LABORATORY INVESTIGATION OF PULMONARY DISEASES)

폐 질환 진단과 관리를 돕는데 사용되는 주요 임상 검사는 폐 감염의 존재와 형태를 판단하는 객담과 미생물학 과정이 포함된다.

표 8-6. 객담 검사 보고서 예

객담 배양과 감수성

과정	결과
그램 염색	+3 다형핵백혈구(polymorphs) 조직파편(debris)

객담 색깔 결과(sputum culture final)
+2 P. aeruginosa
+2 칸디다알비칸스(Candida albicans)
거품(yeast)는 호흡 검사에서 나타날 수도 있지만, 폐렴의 원인으로는 드물다.
P. Aeruginosa

	Rx	성인 평균 복용량
시프로폴록사신(ciprofloxacin)	S	400 mg q12h
겐타마이신(gentamicin)	R	100 mg q12h
티멘틴(timentin)	S	3.1 g q4h

약어: mg=miligram, q4h=every 12 hours R=resistant, RX=treatment reaction, S=sensitive

호흡 질환 환자에게, 객담 색깔은 질환의 시간의 경과에 따라 다양하다. 때때로, 특정 가래 색깔은 특정 질환을 의미할 수도 있다(표 8-4). 객담의 색깔(culture)과 민감도(sensitivity)는 신뢰할 만한 진단을 얻을 수 있다. 만성폐쇄성폐질환(COPD) 환자에게, 녹색 가래는 높은 박테리아 감염의 경우 94.4% 민감도(sensitive)와 77.0% 특이하게 나왔다. 또한 항생제 치료에서 효과가 나타나는 환자에게도 발생한다. 객담 특징들은 환자가 안정적인 임상 상태로 돌아왔을 때도 적용가능하다.

임상 미생물 검사 과정은 주로 폐렴 치료 시 약물의 적절한 사용을 하도록 하는 박테이라나 균 등을 확인하고 분리하는데 사용된다(표 8-5). 그램 염색(gram staining)은 세포 구성물질을 알아보거나 세포 형태를 시각화하는 염색 기법이다. 다양한 박테리아 감염에 대한 빠른 진단을 가능케 한다. 항산(Acid-fast)은 미세 박테리아(예, tuberculosis)를 구별하는 또 다른 주요 세포 벽 염색 기법이다. 직접면역현광현미경검사법(direct immunofluorescent microscopy) 또는 DNA 조사는 레지오넬라균(legionella pneumophila)를 구별하는데 필요하다.

객담 표본을 배양해서 특정 병리로 판단되면, 여러 항생제들로 감수성을 판단한다. 배양과 감수성(culture and sensibility) 예는 표 8-6에서 볼 수 있다.

주요 혈액 검사 (COMMON HEMATOLOGICAL LOABORATORY EXAMINATIONS)

혈액 검사의 대부분은 주로 여러 심폐 질환의 진단과 관리에 도움을 주기 위해 시행된다. 비정성

표 8-7. 주요 혈액 임상 검사와 임상 적용

	기준 범위	증가된 경우	감소된 경우
헤모글로빈(Hb)	135~180 g/L	겸형 세포: 혈액농축; COPD; 수혈; 고지대	혈액 소실; 혈액 희석; 간질환; 철분 부족 빈혈증
적혈구(RBC)	4.30~5.90×1012/L	거대적아구성 빈혈; 악성 빈혈; 긴촌충 감염(fish tape-worm infestation); 간 질환; 알콜 중독	철분 결핍, 리드(lead) 감염, 만성 염증
직혈구평균용직 MCV(mean corpuscular volume)	80~100 Fl	대적혈구성 빈형증, 만성 알콜 중독	소적혈싱 빈혈증, 백혈구 증가증
혈소판(PTL)	150-400×109/L	악성 종양, 수술후, RA, 심장 질환, 간 경변	혈소판 감소증, 약물(금, 술폰아미드, 화학치료, 페니실린, 베타차단제, 칼슘 채널 차단제, 키니딘), 유전성, DIC 주요 신체적 징후: 점상 출혈(핀-점 출혈pin point hemorrhage); 반상 출혈(여러 곳에 작은 타박상)
백혈구(WBC)	4.0-11.0×109/L	감염, 백혈구	골수염, 그램 음성 반응
호중성구 (급성 염증에 관여)	2.0-8.0×109/L	호중성구 염증: 급성 감염; 염증(예, 혈관염, 급성 통풍, 자간(ecxlampsia)); 중독(예, 화학, 뱀독), 운동; 스트레스, 조직 괴사, 약물(예, 히스타민, 스테로이드), 급성 출혈	호중구감소증: 과도한 벡테리아 감염, 바이러스 감염, 약물(예, 항생제, 골수염 감소제, 진통제, 술폰아미드); 전리 방사선, 혈액 잘환, 아나팔랙스 쇼크, 낭창
호산구(회충 가염과 알러지 반응이 관여)	0.0-0.7×109/L	알러지 질환(예, 천식, 건초열, 약물 치료); 기생충 감염, 콜라겐-혈관성 질환(예, 류마티스관절염(RA), 전신성홍반성루프스(SLE), 피부경화증); 혈액 질환	
호염기성(알러지 반응이 관여)	0.0-0.2×109/L	일부 백혈병; 적혈구 증가증; 비장적제술; 수두(chicken pox); 천연두(smallpox); 호지킨병(Hodgkin' s diease)	갑상선항진증, 임신, 급성 감염 단계, 방사선 노출 후 즉시, 클로코이드 치료, 화학치료
림프세포(염증 반응을 조절하는 과정)	1.0-4.0×109/L	림프염증; 바이러스 감염, 만성 염증 방광 질환; 림프성 백혈병	림프구감소증: 방사선 또는 화학 치료; 코티코스테로이드 사용; AIDS와 같은 질환에서 생산 감소; 악성종용; SLE: 신부전; 근무력증

(계속)

표 8-7. 주요 혈액 임상 검사와 임상 적용 *(계속)*

	기준 범위	증가된 경우	감소된 경우
단핵구(염증, 회복, 재생성 반응에 관여)	0.0-0.8×109/L	감염[박테리아성 심내막염, 결핵균(TB), 말라리아, 발진티푸스]; 백혈병; 악성 림프종; 비장 절제술, 자동면역 질환(예, RA, SLE, 궤양성 대장염)	

약어: AIDS; 후천성면역결핍증후군(acquired immune dificiency syndrome);
RA: 류마티즘 관절염(rhematoid arthritis);
SLE: 전신성 홍반성루프스(systemic lupus erythematosous); TB: 결핵균(touberculosis)

"shift to the left"란 용어는 백혈구 개수에서 호염기성의 성숙이나 band-cell의 증가가 특징적으로 나타날 때 주로 사용된다.

적인 결과의 임상적 범이와 적용은 표 8-7에 요약되어 있다. 박테리아성 감염은 보통 호중성구(neutrophils)의 증가와 관련이 있지만, 바이러스성 감염은 주로 백혈구와 단핵구와 관련이 있다.

파종성혈관내 응고증후군(DIC)은 혈소판(PLT) 감소와 활성화부분 트롬보플라스틴 시간(aPTT) 증가가 특징을 이루고, 섬유소분산물(FSPs)의 증가에 의해 확인된다. 파종성혈관내 응고증후군(DIC)은 폐혈증, 암 또는 남성 염증질환에 의해 이차적으로 가능하다. 다발장기 기능상실을 이끄는 넓게 퍼진 조직 허혈과 경색을 동반한 미량 색전 형성은 만약 왼쪽이 치료되지 않았다면 파종성혈관내 응고증후군(DIC)에서 주요증상이다.

다른 주요 임상 검사 : 기본 화학
(OTHER COMMON LABORATORY EXAMINATIONS: BASIC CHEMISTRY)

심장폐 질환의 진단과 관리에 도움을 주기위한 일반적으로 의뢰되는 주요 혈액 작업은 표 8-8에서 보이는 환자에게 전해질과 체액평형관한 정보를 판단하기위한 검사를 포함한다. 정상범위 외의 어느 정도 표준편차는 신체의 생리적 기능에서 해로운 효과를 일으킬 수 있다.

간 질환에 대한 주요 임상 검사
(COMMON LABORATORY INVESTIGATIONS OF LIVER DISEASE)

간 질환 진단과 관리를 돕기 위해 자주 의뢰되어지는 주요 임상검사는 2번째 표지단백질 전이효소 수준과 암모니아 수준의 측정을 포함한다.

표 8-8. 주요 기본 화학 물질 보고서와 적용

	기준 범위	증가된 경우	감소된 경우
나트륨	135-145 mmol/L	탈수화	과산화
칼륨	3.5-5.0 mmol/L	신장 정체; 재분포- 급성산증; 인슐린 감소; 약물(예, 석신산콜린(succinylcholine), 디지털리스의 과잉(exess of digitalis): 증가된 섭취	과도한 신장 분비; 약물(예, 이뇨제(diuretics), 알도스테론, 코티손의 과복용): 구토; 출혈; 과도한 발한; 심한 화상; 창상; 세포 내외 이동
염소(chloride)	98-108 mmol/L	과염소 대사성 산증; 호흡 알칼리증; 약물(예, 4식염수(IV saline), 스테로이드, 살리실산염중독(salicylate intoxication); 당뇨병 diabetes insipidus	지속되는 구토; 만성 호흡 산증; 신장 질환으로 일환 소금소실; 주요 알도스테론증 (aldosteronism)
칼슘	2.1-2.6 mmol/L	부갑상선 항진증; 갑상선 항진증; 악성 신생물; 육아종 질환	부갑상선 항진증; 항경련 약물의 만성적 사용; 폐쇄성 황달; 신부전
마그네슘	0.7-1.2 mmol/L	섭취(예, 항산성제, 관장제(enemas), 비경구적영양법(parental nutrition); 신부전; 당뇨성 혼수; 갑상선항진증	신장 문제; 약물(예, 푸로세미드(furosemide), 티아지드(thiazides), 겐타마이신(gentamicin), 토브라마이신(tobramycin), 시클로스포린(cyclosporine), 암포테리신비(amphotericin) B, 아미노글라이코사이드(aminoglycosides); 겁성 알콜 중독; 기아, 갑상선 항진증, 심한 화상, sepsis

표 8-9. 주요 임상 간 검사와 적용

	기준 범위	증가되는 경우	감소되는 경우
ALT	<50 U/L	간 질환	급성 바이러스성 간염
AST	<36 U/L	간 질환; AMI; 근골격계 외상; 수술과 내부 근육 주사	질소혈증(azotemia); 만성 혈액 투석; 당뇨성 케톤산증
암모니아	<40 mmol/L	심한 간 질환	신부전

약어: 알라닌아미노전이효소 ALT: alanine aminotransferase; 아스파라긴산아미노전이효소AST: aspartate aminotransferase;
1리터당 효소활성의 국제적 단위 U/L international unit of enzyme activity per liter

표 8-10. 신장 질환에 대한 임상 검사의 적용과 소변 분석 보고서의 예

	기준 범위	증가된 경우	감소된 경우
소변	2-9 mmol/L	신장 기능 손상	심각한 간 손상; 악성종양; 동화작용 호르몬; 낮은 단백질과 높은 탄수화 다이어트; 세포 질환
크레아틴	30-130 mmol/L	신장 기능 손상; 크레아틴 섭취 (고기굽기(roast meat)	

신자 보고서

검사	결과	범위
외형	깨끗함	
색깔	짚(straw)	
pH	5.0	5-7
백혈구	음성	음성
영양분	음성	음성
단백질	음성	음성 g/L
포도당	음성	음성 mmol/L
케톤	음성	음성
혈액	적당히	음성
소변양	20ml	

과도한 알콜 섭취나, 정맥내 약물 사용, 감연은 보통 간 효소의 상승으로 이어져 간 질환의 주요 원인으로 작용한다. (표 8-9) 효소 수준은 질환과 치료에 대한 반응을 관찰하는데 유용하다.

신장 질환에 대한 주요 임상 검사
(COMMON LABORATORY INVESTIGATIONS FOR RENAL DISEASE)

신장 질환에 대한 진단과 관리에 도움이 되는 주요 임상 검사들은 소변, 크레아틴, pH, 소변에서의 비정상적인 성분 등을 검사하는 것을 포함한다. 크레아틴 제거율(clearance)(24시간 동안의 소변을 채취해서 분석)과 같은 추가적인 검사를 시행할 수도 있다.

내분비 질환과 관련한 주요 임상 검사
(COMMON LABORATORY EXAMINATIONS ASSOCIATED WITH ENDOCRINE DISORDERS)

비전형적인 증상이 나타나는 심폐 질환의 진단과 관련에 도움을 주기 위해서 사용되는 주요 임

표 8-11. 내분비 질환에 대한 임상 검사와 적용

검사	변화	상태	임상적 증상
전체갑상샘(total thyroxine, T4)과 삼요드티로닌(tri-iodothyronine, T3)	증가	갑상선 항진증	서백;과반사;긴장;진전;체중감소; 약화
	감소	갑상선 항진증	서백; 고혈압; 피로; 무기력; 저반사; 약화; 관절 통증
부갑상샘(parathyroid, PTH)	증가	부갑상선 항진증	정신병; 식욕 부진; 변비; 체중 소실; 비정상적 통증; 병리적 골절; 신장결석
	감소	부갑상선 항진증	무감각증; 머리카락 소실; 약화
무작위 포토동(random glucose)	>6.1mmol/L	다당증/당뇨병	다뇨증; 조갈증; 다식증; 체중 감소

성 검사들로 내분비 질환에 대한 검사를 포함한다.

갑상선 문제와 당뇨병은 노인에게 주로 일어나고 심혈관계 질환을 가진 환자의 경우에도 종종 일어난다. 이들 내분비 질환은 이들 환자의 근신경 기능을 손상할 수도 있다(표 8-11).

참고문헌

1. Adams JE, Bodor GS, Davila-Roman VG, et al. Cardiac troponin I: a marker with high specificity for cardiac injury. *Circulation*. 1993;88:101-106.
2. Bahit MC, Criger DA, Ohman EM, et al. Thresholds for the electrocardiographic change range of biochemical markers of acute myocardial infarction (GUSTO-IIa data). *Am J Cardiol*. 2002;90:233-237.
3. Ferguson JL, Beckett GJ, Stoddart M, et al. Myocardial infarction redefined: the new ACC/ESC definition, based on cardiac troponin, increases the apparent incidence of infarction. *Heart*. 2002;88:343-347.
4. Hamm CW. New serum markers for acute myocardial infarction. *N Eng J Med*. 1994;331:607-608.
5. Meier MA, Al-Badr WH, Cooper JV, et al. The new definition of myocardial infarction. Diagnostic and prognostic implications in patients with acute coronary syndromes. *Arch Intern Med*. 2002;162:1585-1589.
6. Ballantyne CM, Rangaraj GR. The evolving role of high-density lipoprotein in reducing cardiovascular risk. *Prev Cardiol*. 2001;4:65-72.
7. Brown WV. Cholesterol lowering in atherosclerosis. *Am J Cardiol*. 2000;86:29H-34H.
8. Fedder DO, Koro CE, L'Italien GJ. New National Cholesterol Education Program III guidelines for primary prevention lipid-lowering drug therapy: projected impact on the size, sex, and age distribution of the treatment-eligible population. *Circulation*. 2002;105:152-156.
9. Jones PH. Lipid-lowering treatment in coronary artery disease: how low should cholesterol go? *Drugs*. 2000;59:1127-1135.
10. Ito MK, Delucca GM, Aldridge MA. The relationship between low-density lipoprotein cholesterol goal attainment and prevention of coronary heart disease—related events. *J Cardiovasc Pharmacol Ther*. 2001;6:129-135.

11. Robinson JG, Boland LL, McGovern PG, et al. A comparison of NCEP and absolute risk stratification methods for lipid-lowering therapy in middle-aged adults: the ARIC study. *Prev Cardiol.* 2001;4:148-157.
12. Koenig W, Pepys MB. C-reactive protein risk prediction: low specificity, high sensitivity. *Ann Intern Med.* 2002;136:550-552.
13. Mosca L. C-reactive protein—to screen or not to screen? *N Engl J Med.* 2002:347;1615-1617.
14. Ridker PM, Rifai N, Rose L, et al. Comparison of C-reactive protein and low-density lipoprotein cholesterol levels in the prediction of first cardiovascular events. *N Eng J Med.* 2002:347;1557-1565.
15. Stockley RA, O'Brien C, Pye A, et al. Relationship of sputum color to nature and outpatient management of acute exacerbations of COPD. *Chest.* 2000;117:1638-1645.

관련도서

Henry JB. *Clinical Diagnosis and Management by Laboratory Methods*. Philadelphia: WB Saunders; 1996.

Koepke JA. *Practical Laboratory Hematology*. New York: Churchill Livingstone; 1991.

Lab Tests Online. 2001-2004. American Association for Clinical Chemistry. http://www.labtestsonline.or Accessed April 27, 2004.

Pagana KD, Pagana TJ. *Diagnostic and Laboratory Test Reference*. St. Louis: Mosby; 2001.

Tilton RC, Balows A, Hohnadel DC, et al. *Clinical Laboratory Medicine*. St. Louis: Mosby-Year Book; 1992.

예상문제

※ *심혈관계 환자의 임상검사에서 나타나는 내용으로 옳은 것은?*

1) 객담의 우유빛은 황달이 의심된다.

2) 포도상 구균은 지역사회-후천성 폐렴과 관련이 있다.

3) 콜레스테롤/고밀도지단백(HLD) 비율이 2.0 이하면 위험이 증가하게 된다.

4) 급성 심근경색은 크레아틴키나제(CK), 트로포닌 I가 증가한다.

5) 고름과 노란색 점액성은 천식과 관련이 있다.

정답 : 4)

제 9 장 시진과 운동 검사
Screening and Exercise Testing

학습목표

이 장에서는 다음과 같은 것을 알 수 있다.

1. 운동 중 환자에게 발생할 수 있는 문제에 대해 결정하고 감독과 관찰의 수준의 개괄적 설정
2. 운동에 대한 절대 금기증과 상대 금기증 목록
3. 다양한 운동 검사 설계를 설명
4. 운동 종료 시점

이론적 원리 (RATIONALE)

건강한 사람들에게 운동 처방을 하는 많은 규칙들이 환자에게 적용 가능하도록 정의되어 있다. 외래 환자와 특히 입원 환자에게, 상태에 대한 복합성과 급성으로 인해, 효율성과 안정성을 보장하기 위한 물리치료사들의 주의 깊은 관심은 필수적이다. 운동 프로그램을 처방하기 위해서, 물리치료사들은 훈련 안전 지대(training safety zone)를 결정하는 것이 필요하다(그림 9-1).

- 효율적 운동 프로그램을 제공 할 수 있는 최대 강도.
- 안정한 훈련을 위협하는 최대 강도.

최대 강도는 다음과 같은 것들을 고려해야 한다.

- 신체 훈련 반응을 촉진하는 수준, 근골격계 협동성, 균형, 운동 학습, 자기 만족 등을 향상시키는 수준.
- 운동으로 두려움이나 불편함이 없는 환자가 편안함을 느끼는 훈련 수준.

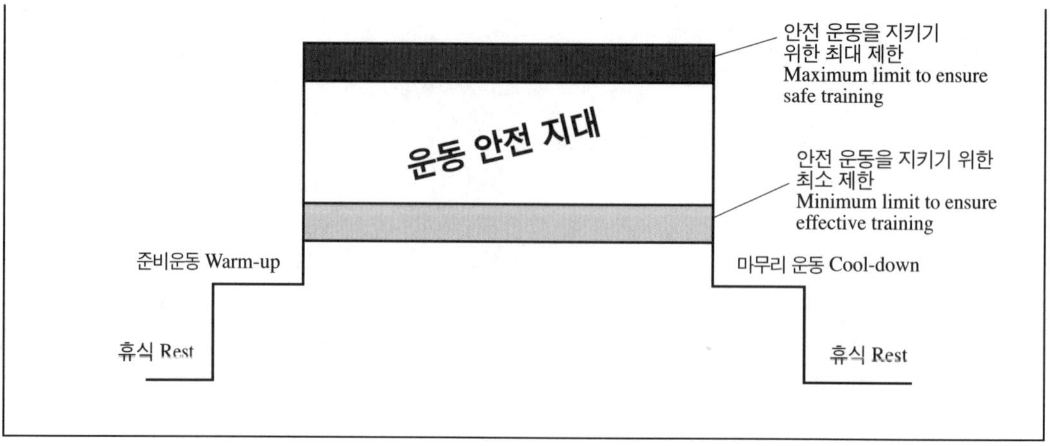

그림 9-1. 운동 안전 지대. 물리치료사들은 목표로 하는 훈련 안전 지대를 사전에 결정하는 것이 필요하다. 이것은 처방된 운동이 운동 반응을 유도하도록 잠재적인 저하된 신체 반응 없이 한계점 아래에서 할 수 있도록 한다. 한계점 위와 아래는 환자의 건강 상태와 관련 운동 반응이 매일 다르기 때문에 일정한 범위 안에 있게 된다.

최대 강도는 환자가 좀 더 높은 강도에서 얼마나 안전하게 운동할 수 있는 가를 기준으로 결정한다. 이러한 강도의 결정은 환자의 상태와 밀접하게 결정하고 환자의 다양한 요소들을 반영할 수 있도록 한다. 예를 들어, 젊은 성인 환자는 정형외과적 문제와 같은 한 가지 정도의 제한적 요소를 가지고 있지만 폐 재활 프로그램에 참여한 73세 노인의 경우 다음과 같은 많은 문제를 가지고 최대 강도로 운동을 해야 한다.

- 87% 이하의 산소 포화도.
- 협심증을 유발하는 운동 강도.
- 현저한 ST 분절 감소를 유발하는 운동 강도.
- 관절염과 허리 통증.
- 피로와 남은 날들에 대한 일반적 안녕(well-being).

좀 더 나아가, 이러한 저하된 반응을 일으키는 운동의 수준은 날마다 다를 수 있다. 최대와 최소 강도는 환자가 가진 병리의 다양성으로 인해 추정하기 매우 힘들고 나이에 적합한 심박수(HR)을 목표로 한 운동이 많은 환자의 경우에는 의미가 없다. 치료를 받는 대부분의 환자는 나이에 적합한 HR보다 더 낮은 수준에서 운동을 하는 것이 필요하다.[1] 또한 나이에 적합한 HR을 목표로 하는 것은 매우 적합하지 않다. 나이에 적합한 HR의 95% 신뢰도 간격은 분당 40~60번이다.[1]

일부 형태의 운동 검사는 훈련 안전지대에서 최저/최대 한계점을 판단하기 위해서 필수적이다. 임상에서 운동 검사를 실제로 적용할 수 없다. 이러한 상황에서 적절한 훈련 강도를 결정하기 위한

표 9-1. 운동 금기증

절대 금기증
- 급성 심근 경색(EKG, 효소)
- 불안정형 협심증
- 심한 부정맥(느린 맥과 빠른 맥, 동기능부전증후군(SSS), 다초점 심실성기외수축(PVCs), 두 번째 세 번째 심장 차단, 조절 불능 심실 부정맥, 심장 기능을 위협하는 심방 부정맥
- 급성 심근염, 심내막염, 심외막염
- 비보상적, 비조절 심상 부전, 심한 동맥 경화증
- 심한 좌심실 기능 장애
- 급성 폐 색전과 경색
- 심장과 대동맥의 동맥류
- 비조절 체성 고혈압
- 비조절 천식
- 심부 정맥 혈전증, 혈전정맥염
- 두 개강내 압력 〉20 mmHg

상대적 금기증
- 유의한 심방 고혈압(휴식 시 이완기 〉110 mmHg, 수축기 〉200 mmHg
- 폐 고혈압
- 느린 맥과 빠른 맥
- 중등도의 판막 질환
- 비조절 대사성 질환(예, 당뇨병, 갑상선 기능 항진증, 점액수종)
- 산소 포화도 〈 85%
- 불안정성 천식
- 심장의 자연 퇴와를 가진 당뇨 환자

금기증(암, 당뇨병을 가진 경우)
- 24~36시간 안에 구토
- 24~36 전에 심한 출혈
- 24시간 전에 Ⅳ 화학 치료
- 말초 신경 장애 또는 미소혈관 장애로 인한 발에 외상을 주는 활동
- 증식성 망막증의 경우에 수축기 압 〉180mmHg
- 비조절 혈액 포도당; 혈액 내 포도당 량이 정상 가까이 또는 안에 있어야 한다.
- 헤모토크릿 〈 25%
- 헤모글로빈 〈 8g/dL
- 미열이 있는 백혈구 〈500/mm
- 혈소판 〈5000/mm3

약한 금기증
- 급성 또는 심한 비심장성 질환
- 지시를 이해할 수 없는 환자(정신병, 치매)
- 심한 신체적 제한 또는 장애
- 정신적 질환
- 합병증이 없는 환자
- 운동에 의해 악화될 위험이 있는 근신경계, 근골격계, 류마토이드 질환
- 운동에 의해 악화될 위험이 있는 상태

약어 : 심실성기외수축PVC; premature ventricular contraction; 동기능부전증후군SSS: sick sinus syndrome

표 9-2. 운동 시 주의 사항

주의 사항

- 헤마토크릿 >25%
- 헤모글로빈 8~10 g/dL
- 백혈구 >500/mm^3
- 혈소판 5,000~10,000/mm^3
- 피부 온도 감소, 차갑고 가변운 발한, 말초 청색증
- 가벼운 두통 또는 현훈
- 수축기 혈압 감소(>20 mmHg) 또는 운동 전 아래로 내려 가는 경우
- >250 mmHg로 수축기 압력의 증가 또는 이완기 혈압이 120 mmHg
- 어지러움, 근경련, 두통, 시각 혼란, 청색증, 구토
- 열과 백혈구가 증가하는 급성 감염
- 심근 병리가 있는 관상 동맥 질환, 심장 판막 질환, 비정상적인 운동 검사, 이전의 심장 허혈, 복합적 심실 부정맥, 삼-혈관질환(three-vessel disease) 또는 왼쪽 주요 질환 또는 30% 미만의 박출 계수(ejection fraction)
- 휴식 시 심박수인 분당 20번 안에 수술 후 심박수 일 때
- 휴식 시 압력의 15 mmHg 안에 수술 후 수축기압 일 때
- 비정상적 전해질 수치: 칼슘 <6.5, 또는 <13.5 mg/dL, 마그네슘 <0.5 또는 >4.5 mg/dL, 인 <1.0 mg/dL, 칼륨 <3.0 >6.0 mEq/L, 나트륨 <125 또는 >155 mEq/L
- 수축기 압력 <90mmHg 또는 중심 정맥 압력 <5 mmHg
- 심박동수 분당 <30~35번 그리고 >분당 150~180번은 실신이 일어날 수 있다. 유사하게 호흡수가 분당 40번 이상이면 피로와 호흡 마비가 올 수 있다.
- 비보상적 동맥 가스: pH <7.34 또는 >7.46, 이산화탄소 <35 mEq/L 또는 >45mEq/L, 산소 분압 <80 mmHg
- 지속적 심장 관찰에 필요한 약물 사용: 아데노신, bretylium tosylate, esmolol HCL, isoproterenol HCL, magnesium sulphite, metoprolol, nitroglycerin, nitroprusside sodium, norepinepherine bitartrate, phenytoin sodium, procainamide HCL and verapamil HCL
- 동맥내 풍선 펌프나 일시적인 페이스 메이커

주의 사항이 필요한 경우

- 협응성 부족
- 열(구강 온도) 〉37.7°C 또는 >99.8°F
- 혈액내 포도당 <40 또는 >500 mg/dL
- 호흡수 >30번/분
- 심장 관찰을 위해 필요한 약물들: alteplase, amphotericin B, amrinone lactate, atropine, calcium chloride, digoxin, disopyramide, dobutamine HCL, dopamine HCL, epinephrine, labetalol, mexiletine HCL, moricizine, propafenone, propranolol, quindine, tocainide HCL,
- 가끔씩 일어나는 심실 수축 미숙은 운동 검사에서 절대 금기증은 아니다.
- 낮은 당뇨 조절 또는 다른 대사성 질환
- 간질
- 급성 대뇌혈관 질환
- 조절이 낮은 호흡 부전
- 지난 운동으로 인한 과도한 피로나 경축

Adapted from Olivier FL, Suggested guidelines for use of exercise with adults in acute care setting. *Physiother Can.* 1998;152:127-136 with permission from BC Decker.

표 9-3. ACSM 범주를 사용한 운동 시진 설문지

이름 나이 날짜

I. 위험 요소(중등도의 위험에서 2가지 이상)

_______ 1. 당신의 형제나 자매 중에 55세(남성), 또는 65세(여성) 이전에 심근 경색이 일어난 적이 있는가?
_______ 2. 지난 6개월 안에 흡연 한 적이 있는가?
_______ 3. 평소 BP가 얼마인가?(>140/90) BP 관련 약물을 처방 받은 적이 있는가?
_______ 4. LDL 콜레스테롤 수치가 얼마인가? LDL을 모른다면, 전체 콜레스테롤은 얼마인가?
_______ 5. 포도당량은 얼마나 되는가? (>110)
_______ 6. 키와 몸무게 얼마인가?(체중지수 BMI > 30) 허리둘레가 얼마 인가?
_______ 7. 일주일동안 중증도의 신체 활동을 적어도 30분 동안 한 적이 있는가?

II. 증상 (1개 이상이면 고 위험도)

_______ 1. 가슴 부근에 통증이나 불편함을 느낀 적이 있는가?
_______ 2. 어지러움을 느낀 적이 있는가?(빠르게 앉은 자세에서 일어 날 때 더 심해지는가?)
_______ 3. 누워 있거나 잘 때 호흡이 힘든 적이 있는가?
_______ 4. 발목에 부종이 일어 난 적이 있는가? (특히 오래 동안 서 있을 때 심해지는가?)
_______ 5. 가슴이 두근 거린 적이 있는가? 또는 비정상적인 기간 동안 빠른 심박수를 경험한적 있는가?
_______ 6. 다리에 통증을 경험한 적이 있는가? (간헐적 파행증)
_______ 7. 심장잡음이 있다고 치료사에게 들은 적이 있는가? (운동을 해도 좋다고 했는가?)
_______ 8. 비정상적인 피로나 일상 활동 중에 호흡이 힘들다고 느낀 적이 있는가?

III. 기타

_______ 1. 당신의 나이는 얼마인가? (남자는 45세 이상, 여자는 55세 이상이면 중등도의 위험)
_______ 2. 다음과 같은 질병을 경험한 적이 있는가?; 심장 질환, 말초 혈관 질환, 대뇌 혈관 질환, COPD(만성 기관지염, 폐기종), 천식, 간헐적 폐 질환, 섬유성 낭종, 당뇨병, 갑상선 질환, 신장 질환, 간질환? (예라고 대답한다면 고위험도에 있다)
_______ 3. 관절염이나 과거에 당한 손상등과 같은 뼈나 관절 문제가 생긴 적이 있는가?
_______ 4. 감기나 추위 또는 다른 감염을 가지고 있는가?(운동 검사를 지연시켜야 한다.)
_______ 5. 임신했는가? (운동 검사를 지연하거나 수정해야 한다.)
_______ 6. 힘든 운동을 제한하는 다른 문제를 가지고 있는가?

평가

저위험(젊고, 1 가지 미만): 최대 운동 검사를 하거나 과격한 운동에 참여할 수 있다.
중증도 위험(나이듬, 2가지 이상 위험 요소): 최대하 운동 검사를 하거나 중증도 운동 프로그램에 참여 가능) 고위험(한가지 이상 증상이나 질환): 신체적 검사 없인 운동 검사를 할수 없고, 신체 시진 결과 없이 프로그램에 참여할 수 없다.

Reprinted from Swain DP, Leutholz BC. Exercise Prescription. A Case Study Approach to the ACSM Guidelines. Champaign, IL: Human Kinetics; 2002;3-4 with permission.

Adapted with permission from Franklin BA. ACSM' s Guidelines for Exercise Testing and Prescription. 6th ed. Philadelphia: Lippincott Williams & Wilkins; 2000.

훈련 기간 동안 치료사들은 비효율적이고 과도한 훈련 프로토콜을 관찰하고 예방하는 추가적인 노력을 해야 한다.

운동 위험 시진과 금기증
SCREENING FOR EXERCISE RISK AND CONTRAINDICATIONS TO EXERCISE)

운동 검사와 평가를 하기 전에, 운동 수행 시 일어날 수 있는 위험 정도를 판단하는 시진을 해야 한다. 표 9-1과 9-2는 금기증과 주의사항에 대해 언급했다. 치료사와 환자들은 금기증이나 주의사항에 포함되는지를 전체적으로 평가되어야 한다.[2] 종종 이러한 정보들이 일부 환자들에게 적용 하지 못할 수도 있다. 따라서 이러한 경우, ACSM 범주를 사용한 운동 시진 설문지("exercise screening Questionnaire Using ACSM Creteria")는 이러한 목적에 맞는 최신의 포괄적인 시진 틀을 제공해준다(표 9-3).[3] 이 설문지에 대한 환자의 답과 건강 상태에 따라 설문지에 추가적인 질문을 보충할 수도 있다. 치료사들은 이 설문지에 대한 결과로 환자의 상태에 대한 정보를 줄 수 있 다.

- 저 위험도 (젊은, 위험 요소가 1가지 미만): 힘든 운동 프로그램에 포함되거나 최대 운동 검사를 할 수 있다.
- 중 위험도(나이든, 위험 요소가 2가지 이상): 중등도 운동 프로그램에 참가하거나 최대하 운동 검사를 할 수 있다.
- 고위험도(한가지 이상의 증상, 질환): 치료사 없이 검사 할 수 없고, 치료 훈련에 참가 할 수 없다.

운동 검사 결정과 운동 측정 과정
(DETERMINATION OF EXERCISE TEST OR EXERCISE EVALUATION PROCEDURE)

환자가 의학적으로 안정하고 운동하기에 위험도가 적다고 확실히 판단 한 후에, 가장 효율적 운동 측정 과정을 설정해야 한다. 심근 경색을 경험한 환자의 경우, 가장 중요한 점은 전체적으로 관리하고, 치료사 감독 하 스트레스 검사를 하는 것이다. 다른 경우에, 위험 요소가 없는 21살 성인의 경우에는 단지 물리치료사가 최소의 모니터링을 하고 첫 번째 훈련 프로토콜을 진행한다. 운동 검사는 최대하 검사 또는 점차적으로 증가하는 검사를 할 수 있다(그림 9-2). 최대하, 점진적으로 증가하는 검사는 환자의 무산소 운동 반응에 대한 정보를 제공할 수 있다. 그러나 이러한 검사는 매우 스트레스를 주기 때문에 얻어진 정보가 운동 반응의 부정적으로 위험도를 증가시키면 안 된다. 즉, 최대하 검사는 스트레스 정도가 낮고 환자의 일상생활과 매우 밀접한 관계를 가지고 있다.[4,5] 검사의 다양한 형태들은 각기 다른 정보를 제공한다. 예를 들어, 최대하 검사는 최대 운동에서 개개인이 어떻게 반응하는 지를 알려주지 않고, 최대 또는 최대 근처 강도에서 일어나는 낮은 운동 반응의 암시적인 증상과 징후를 이끌어내지 못할 것이다.

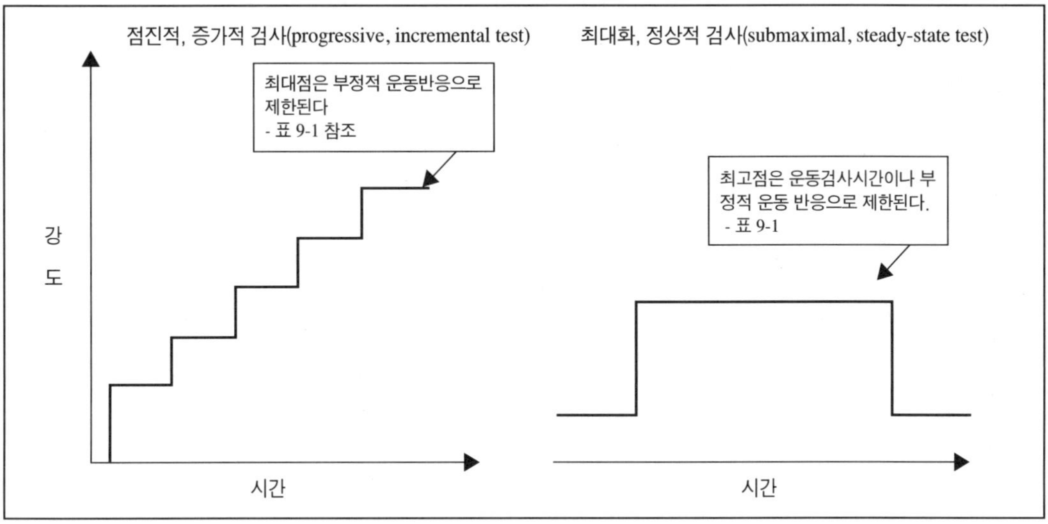

그림 9-2. 점진적, 증가적인것과 최대하, 정상적 운동검사의 구성.

점진적으로 증가하는 운동 검사(Progressive, Incremental Exercise Tests)

점진적 운동 검사를 수행할 때 사용될 수 있는 운동 프로토콜은 여러 종류가 있다(그림 9-3).[6] 임상에서 3가지가 주로 사용된다.

1. 심장 부하 검사(cardiac stress testing)은 CAD의 증상과 정도를 평가하는데 사용되는 빠르게 점진적으로 증가하는 테스트의 일종이다. 이것은 항상 트레드밀에서 수행 된다; 그러나 자전거 에르고메터(cycle ergometer)에서 수행될 수 있다. 환자는 EKG를 연결하고 리듬 파(rhythm strip)가 기록되어 진다. 전체 12-리드(lead) EKG는 주기적 간격을 가진다. 모드 2~3분, 트레드밀의 속력과 기울기는 환자과 다음과 같은 징후를 보일 때까지 증가시킨다.

   - 나이에 맞는 심박동수 또는 운동 검사 최대 단계에 도달
   - EKG에서 특별한 변화 또는 연이은 증상이 일어나는 경우
   - 기타 이유로 지속하지 못할 경우

심장 질환의 평가에 추가해서, 부하 검사는 환자의 질병의 확실한 결과를 판단하고 중재를 통해 얼마나 환자가 증가했는지 확인하는데 도움을 줄 수 있다.[7]

2. 심폐 운동 검사는 운동에 대한 심혈관계와 폐의 반응에 중점을 두고 있다. 환자는 3 또는 12-lead EKG로 관찰할 수 있고, 환기 변수들은 내쉴 때 공기 안의 가스 분석을 수행하기 위해서 유속 또는 날숨 부피를 측정하는 기구를 연결한 마우스피스로 숨을 내쉬는 것을 통해 측정할 수 있다. 환기 날숨 가스 분석은 사강 환기, 폐포 환기, 전체 환기, 호흡 빈도, 일회 호흡량에 대한 정보를 제공한다. 날숨 가스의 분석은 심장과 폐 질환에서 진단을 목적으로 유

기능적 구분	임상적 상태	산소 소비량	대사량	자전거 에르고미터 (1 WATT = 6 KPDS; FOR 70 KG BODY WEIGHT) KPDS	BRUCE (3분 단계) MPH	BRUCE %GR	KATTUS MPH	KATTUS %GR	BALKE WARE (% GRAD AT 3.3 MPH, 1-MIN STAGES)	ELLESTAD (3/2/3-MIN STAGES) MPH	ELLESTAD %GR	USAFSAM (2 OR 3 MIN STAGES) MPH	USAFSAM %GR	"SLOW" USAFSAM MPH	"SLOW" USAFSAM %GR	McHENRY MPH	McHENRY %GR	STANFORD % GRADE AT 3 MPH	STANFORD % GRADE AT 2 MPH	METS
	HEALTHY, DEPENDENT ON AGE, ACTIVITY / SEDENTARY HEALTHY / LIMITED / SYMPTOMATIC				5.5	20														
정상 그리고 I		56.0	16		5.0	18			26 25 24 23 22 21 20 19 18 17 16 15 14 13 12 11 10 9 8 7 6 5 4 3 2 1	6	15									16
		52.5	15									3.3	25							15
		49.0	14	1500			4	22		5	15					3.3	21			14
		45.5	13		4.2	16						3.3	20							13
		42.0	12	1350			4	18								3.3	18	22.5		12
		38.5	11	1200	|					5	10					3.3	15	20.0		11
		35.0	10	1050	3.4	14	4	14				3.3	15	2	25			17.5		10
		31.5	9	900			4	10		4	10			2	20	3.3	12	15.0		9
		28.0	8	750								3.3	10			3.3	9	12.5		8
		24.5	7		2.5	12	3	10		3	10			2	15			10.0	17.5	7
II		21.0	6	600			2	10				3.3	5	2	10	3.3	6	7.5	14	6
		17.5	5	450	1.7	10				1.7	10							5.0	10.5	5
III		14.0	4	300								3.3	0	2	5			2.5	7	4
		10.5	3		1.7	5										2.0	3	0.0	3.5	3
		7.0	2	150	1.7	0						2.0	0	2	0					2
IV		3.5	1																	1

(트레드밀 프로토콜: BRUCE, KATTUS, BALKE WARE, ELLESTAD, USAFSAM, "SLOW" USAFSAM, McHENRY, STANFORD)

그림 9-3. 점진적 증가하는 연동검사의 여러 프로토콜, 여러 프로토콜은 자전거에 에르고메타와 트레르밀 검사에 사용할 수 있다.
주의: 증가의 양, 처음과 마지막 단계는 기능적 단계, 산소 소비, MET 단계의 지표에 의해 비교된다.

용하게 사용되고 있다. 심폐 운동 검사는 다음과 같은 정보를 제공한다.

- COPD, 제한적 폐 질환과 같은 폐 질환과 관련한 운동 반응. 예를 들어, 환자가 운동동안 제한된 환기를 하는가? 산소포화도가 감소하는가? 대사성 산증을 보이는가?
- 산소-소비량 비율의 증가. 이것은 낮은 운동 기술이나 비만으로 일어난다.
- 심장 질환과 같은 운동을 제한하는 다른 병리의 증거.
- 운동 한계에 따른 무산소성, 폐, 심장 반응의 기여에 비례하여 측정.

3. 다양한 프로토콜에 대한 세부적인 사항은 Froelicher 등, Noonan and Dean을 참고하기 바란다.

최대하 운동 검사(Submaximal Exercise Test)

최대하 운동 검사는 미리 정한 끝지점까지 한 단계 또는 여러 단계로 할 수 있다 — 예, 나이에 맞는 최대 HR의 퍼센트. 가장 흔한 최대하 검사는 6분 걷기 테스트(6 minute walk test). 이 검사의 다른 변형은 2분과 12분 걷기 테스트이다. 이 검사는 환기와 EKG의 전체 모니터링을 걷기-검사 동안 수행될수 없기 때문에 심폐 운동 검사의 대체 보다는 보충하는 의미가 강하다. 그러므로 운동 한계의 특정 원인에 대한 진단은 판단할 수 없다. 그러나, 6분 걷기 검사의 결과는 심폐 검사의 끝지점과 매우 높은 상관관계를 가지고 있다. 그리고 최대 산소 섭취량 보다 삶의 질과 더 높은 상관관계를 가지고 있다. 이 실험은 수행하기가 쉽기 때문에 상태가 악화된 환자의 경우에도 적용가능하다. 치료사들은 미국 흉부 학회(American Thoracic Society)에 의해 주장되는 것처럼 6분 걷기 검사에 대한 가이드라인을 따르는 것을 권유한다. 6분 걷기 검사의 예는 그림 9-4에서 볼 수 있다.

운동 검사의 끝지점, 운동과 활동의 기타 종류
(ENDPOINTS FOR EXERCISE TESTING, OTHER KINDS OF EXERCISE, AND ACTIVITIES)

운동 형태와 환자가 하고 있는 활동에도 불구하고, 물리 치료사는 운동을 멈추어야 하는 상황을 잘 인지하고 있어야 한다(표 9-4). 이들 징후와 증상은 여러 신체 시스템 — 예, 정형외과적, 심혈관계 또는 호흡계 — 이 운동의 요구에 충족하지 못한다는 것을 의미하고, 손상이 일어날 수 있다. 운동을 멈추는데 또 다른 중요한 원인은 관찰하는 도구가 안전을 확보하는데 필수적이라면, 이들 도구가 고장 났을 때이다.

점진적으로 증가하는 운동 검사의 다양한 프로토콜, 일부 프로토콜은 자전거 에르고미터와 트레드밀 검사에 적용할 수 있다.

6분 걷기 보고서

랩 카운터 ______________________________

환자 이름 환자 아이디 ______________________________

걷기 __________ 검사자 아이디 __________ 날짜 __________

성별: M F 나이: ________ 종족: ________ 키: ________

몸무게: __________ 혈압: __________

실험전에 복용한 약물: ______________________________

검사 동안 추가된 산소: ______________________________

	시작시		실험끝	
시간	______ : ______		______ : ______	
심박동수	__________		__________	
호흡곤란	__________		__________	
다리 피로	__________		__________	
전체 피로	__________		__________	
SpO_2	__________	%	__________	%

6분 전에 멈추거나 중지 했는가? ______________________________

운동 끝에 다른 증상: 협심증, 현기증, 골반, 다리 종아리 통증

랩의 수: ________ (×60 미터)+마지막 일부분 랩: ________ 미터

6분 동안 걸은 전체 걸이: ______________ 미터

목표 거리: ______________ 미터 현재 거리: ______________ %

치료사 의견: ______________________

평가(6MWT 중재 전과 비교)

부터:

그림 9-4. 6분 걷기 검사 보고서, 6분 걷기 테스트에 대한 타당성과 신뢰도에 대한 세부사항에 대해서는 미국흉부학회(ATS)를 보라.[4]

표 9-4. 운동과 활동을 멈추는 절대와 상대 적응증

절대 적응증

전체 징후와 증상

- 협심증이로 인한 심한 가슴 통증
- 심각한 무호흡
- 현기증
- 정신 혼란
- 협응성 부족 또는 실조증
- 창백함과 발한의 갑작스런 시작
- 청색증의 발생
- 환자가 그만두길 원하는 경우

EKG 징후

- 심근 불안정성을 의미하는 큰 변화와 심한 부정맥, 높은 등급의 심실 부정맥 또는 동맥 부정맥을 포함하는 운동 부하에 따른 증상

혈압 징후

- 휴식 시보다 수축기 압력이 더 작을 때
- 정상 운동 후에 발생하는 수축기 압력에서 20 mmHg보다 더 높은 감소가 일어나거나 BP가 부하의 증가에도 불구하고 기준선 아래에 있을 때
- 수축기 압력이 300 mmHg 이상 과도하게 올라가거나 이완기 압력이 140 mmHg까지 증가할 때

산소 포화도

- 센터에 의해 변경된다(varies dependent on center) — 보통 85~89% 사이. 절대적으로 멈추어야 하는 시기는 85% 아래로 SaO_2가 떨어질 때이다. 치료사와 상담하라

기술적 어려움

- SpO_2 모니터링
- BP 모니터링
- EKG 모니터링

상대 적응증

- 피로, 호흡의 단축, 헐떡거림, 다리 경축, 파행성 보행
- 전체적 외모
- 관절, 근육 통증의 증가
- EKG 변화: 과도한 ST 이격과 같은 ST 또는 QRS 변화; 극단적인 연결 감소, 눈에 띄는 축의 이동, 심실위 빈맥을 포함하는 심한 부정맥; 심실 빈백과 구분할 수 없는 각차단(bundle branch block)의 발달

Adapted from Fletcher GF, Froelicher VF, Hartley LH, Haskell WL, Pollock ML, Exercise standards. A statement for health professionals from the American Heart Association. Circulation. 1995:91(2):580-615 and Jones NL, Campbell M. Clinical Exercise Testing. Philadelphia, Pa: WB Saunders; 1982.

참고문헌

1. Gappmaier E. "220-age?"—Prescribing exercise based on heart rate in the clinic. *Cardiopulmonary Physical Therapy*. 2002;13(2):11-12.
2. Olivier FL. Suggested guidelines for the use of exercise with adults in acute care settings. *Physiotherapy Canada*. 1998;152:127-136.
3. Swain DP, Leutholz BC. *Exercise Prescription*. *A Case Study Approach to the ACSM Guidelines*. Champaign, IL: Human Kinetics. 2002;3-4.
4. American Thoracic Society. ATS statement: guidelines for the six-minute walk test. *Am J Respir Crit Care Med*. 2002;166:111-117.
5. Noonan V, Dean E. Submaximal exercise testing: clinical application and interpretation. *Phys Ther*. 2000;80:782-807.
6. Froelicher VF, Myers J, Follansbee WP, Labovitz AJ. *Exercise and the Heart*. St. Louis: Mosby; 1993.
7. Fletcher GF, Froelicher VF, Hartley LH, Haskell WL, Pollock ML. Exercise standards. A statement for health professionals from the American Heart Association. *Circulation*. 1995:91(2):580-615.
8. Gallagher CG. Exercise limitation and clinical exercise testing in chronic obstructive pulmonary disease. *Clin Chest Med*. 1994;15(2):305-306.
9. Wasserman K, Zhang YY, Riley MS. Ventilation during exercise in chronic heart failure. *Basic Res Cardiol*. 1996;91(S1):1-11.
10. Chua TP, Ponikowski P, Harrington D, et al. Clinical correlates and prognostic significance of the ventilatory response to exercise in chronic heart failure. *J Am Coll Cardiol*. 1996;29:1585-1590.
11. Jones NL, Campbell M. *Clinical Exercise Testing*. Philadelphia, Pa: WB Saunders; 1982.

예상문제

※ 시진과 운동검사에서 운동의 절대 금기증에 해당되는 것으로 옳은 것은?

1) 비조절 체성 고혈압-정신적 질환

2) 급성 심근경색-류마토이드 질환

3) 급성 심근염-심한 신체적 장애

4) 급성 폐색전-지시를 이해할 수 없는 환자

5) 심한 좌심실 기능장애-비조절 천식

정답 : 5)

제 10 장 심전도
Electrocardiogram Interpretation

학습목표

이 장에서는 다음과 같은 것들을 알 수 있다.

1. 심장의 전기전도 시스템
2. 다양한 기록되는 유도(lead)를 설명
3. 3-유도(lead) EKG 해석

심전도(EKG)는 심장의 전기전도 시스템에 대한 정보를 제공하고 심근이 운동 부하에 따라 어떻게 반응하는지를 판단하는데 도움을 준다. EKG 근거가 되는 기본 규칙들은 이해하기 쉽다.; 그러나 다양한 리드로부터 기록된 EKG tracing 해석과 모든 부정맥의 변화들은 비교적 복잡하다. 이장에서는 케이스 연구를 통해 자료의 해석을 돕는 기본 구성요소들을 제공할 것이다. 치료사들은 EKG 해석에 대한 좀 더 세부적인 정보를 원한다면, 다른 문헌들을 참고하기 바란다.

심장의 전기전도와 EKG 구성요소들
(ELECTRICAL CONDUCTION OF THE HEART AND COMPONENTS OF THE EKG)

심장의 전기전도 시스템은 다음과 같은 것들로 구성되어 있다.

- 동방 결절(SA node)
- 방실 결절(AV node)
- 히스속(bundle of His)
- 왼쪽 가지(LBB) — 두개로 나누어짐
- 오른쪽 가지(RBB)
- 푸킨제 섬유 연결(purkinje of fibers)

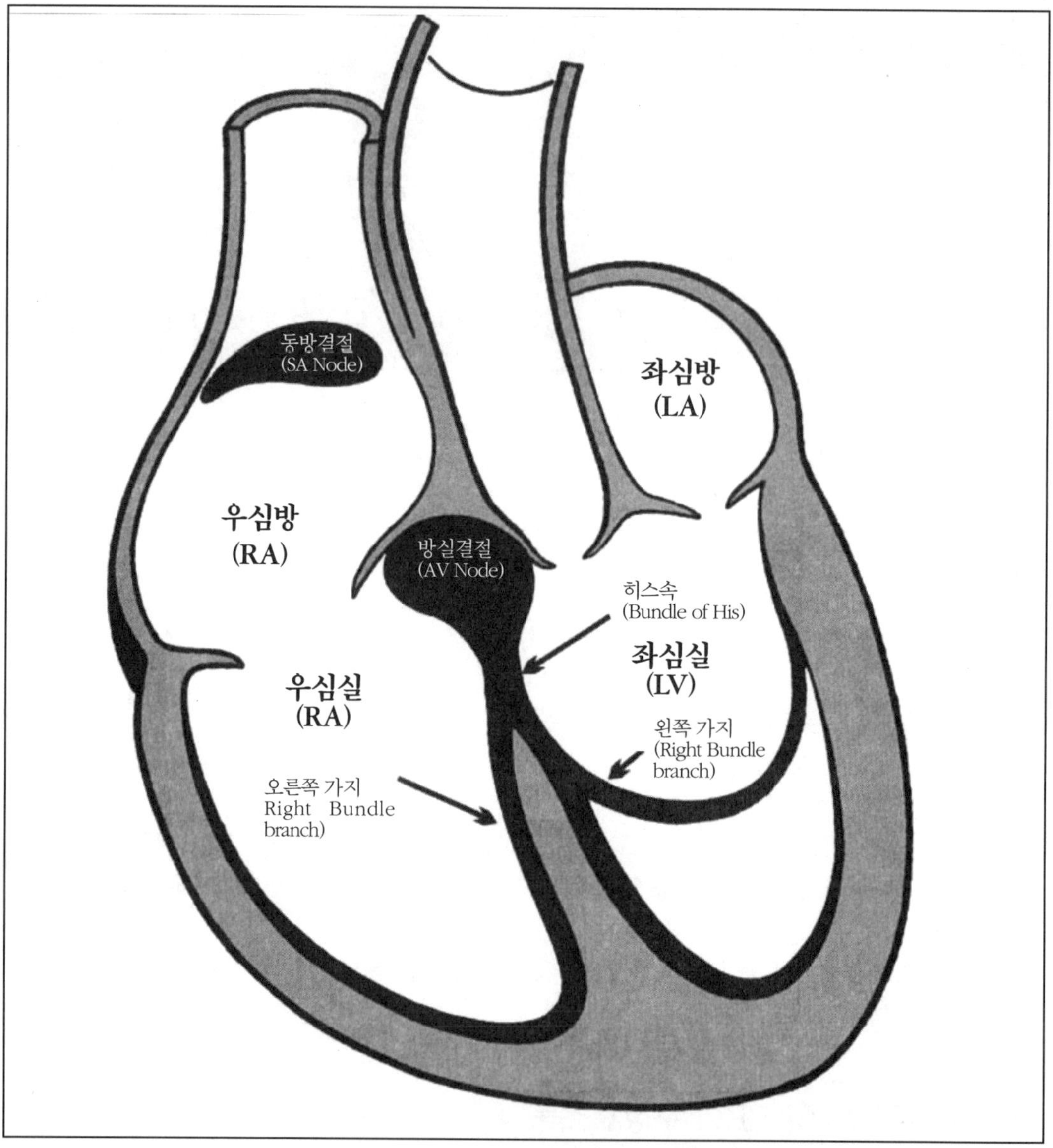

그림 10-1. 전기전도 시스템. 정상 전기 자극은 동방결절에서 발생시킨다. 이 리듬 자극은 심방근육 주위에 즉시 전도된다. 자극이 방실결절에 지연되어지고, 그 다음에 히스속, 심동에 왼쪽 가지와 오른쪽 가지는 빠른 전도를 통해 이동되어진다.

전도 시스템은 심장에서 이동하는 전기적 전도의 유기적으로 연결된 통로를 제공한다. 부정맥은 페이스메이커가 작동하지 않거나 너무 빨리 작동할 때, 이동 경로가 차단 될 때 발생하고, 통로가 차단되거나 외부 힘이 작용할 때, 비장성적인 자극이 전위 된 박동을 일으킨다.

EKG는 심근에서 일어나는 전류의 전기적 흐름을 기록한 것이다. 전류가 양극으로 흘러 갈 때,

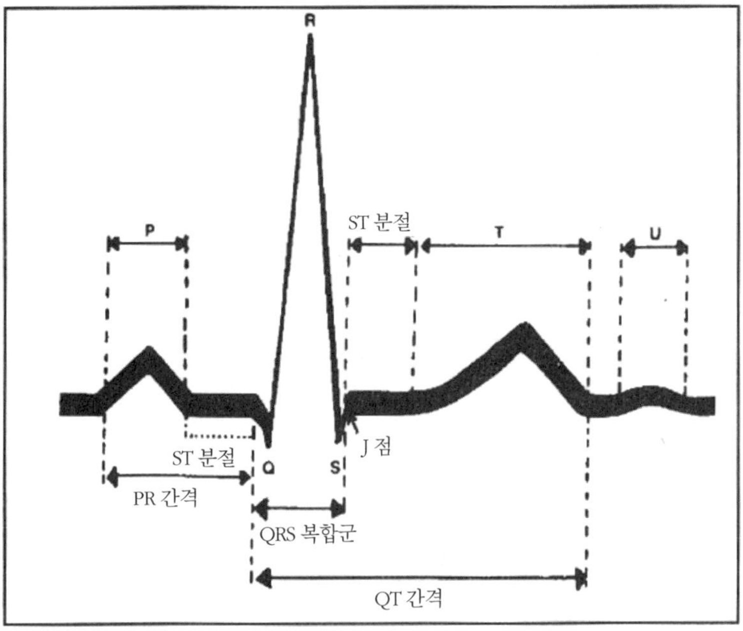

그림 10-2. 심전도 구성요소

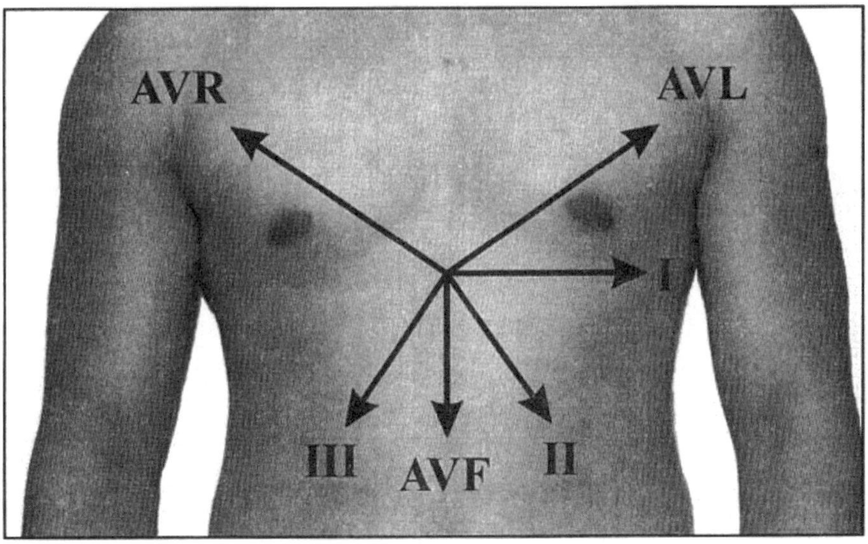

그림 10-2. 심전도 구성요소

위쪽 편향(deflection)이 기록될 것이고, 반면에 전류가 양극에서 멀어진다면, 아래쪽 편향이 기록될 것이다. 정상 EKG(그림10-2)는 다음 구성요소들로 구성되어 있다.

- P파 — 심방 탈분극
- P-R 간격 — SA node에서 심실로 전도되는 시간

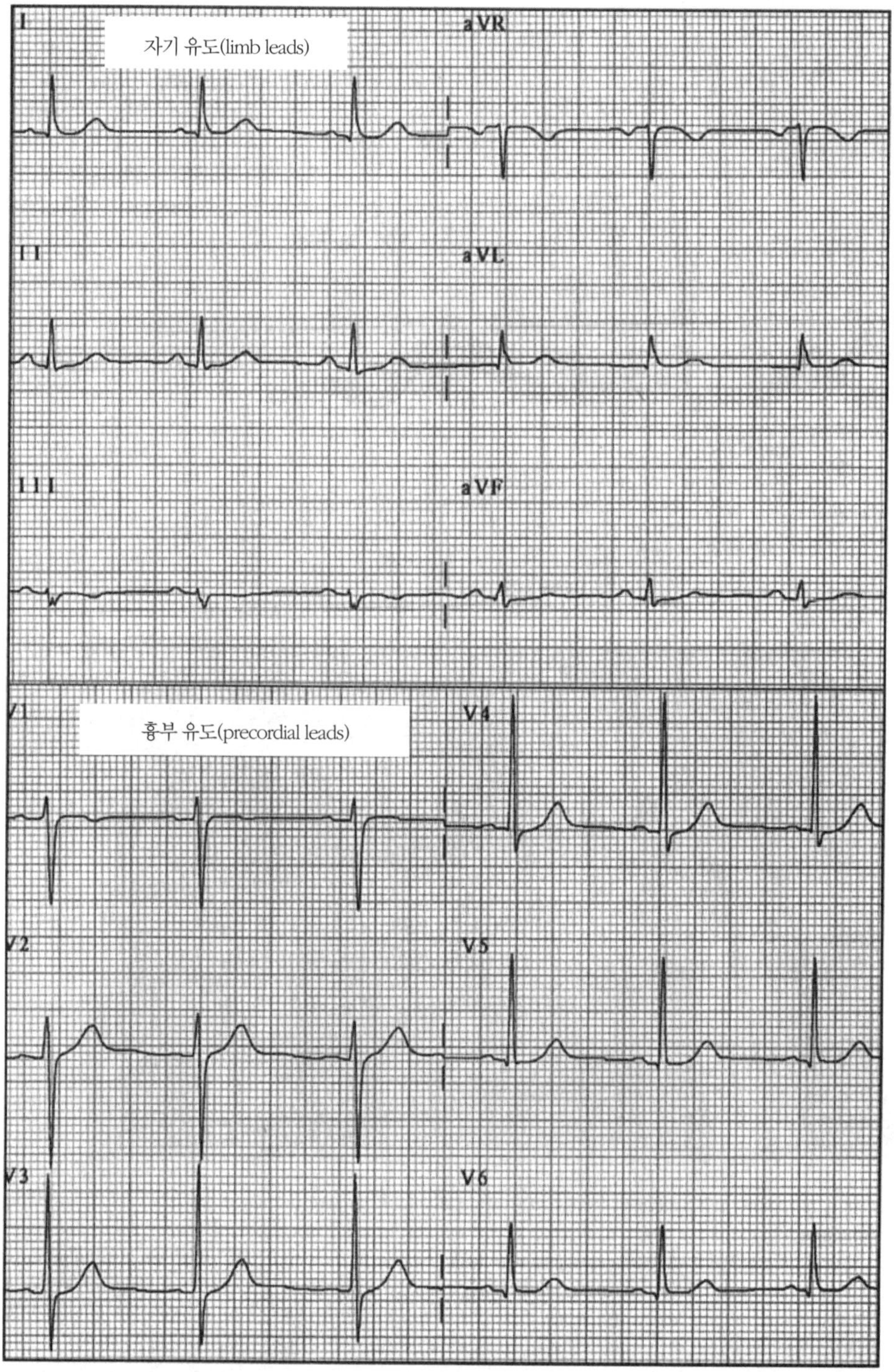

그림 10-4. 건강한 성인에서의 12 유도 심전도 기록. 6 사지 유도는 전체 윗부분에서 보여지고, 6 흉부유도는 아랫부분에서 보여준다.

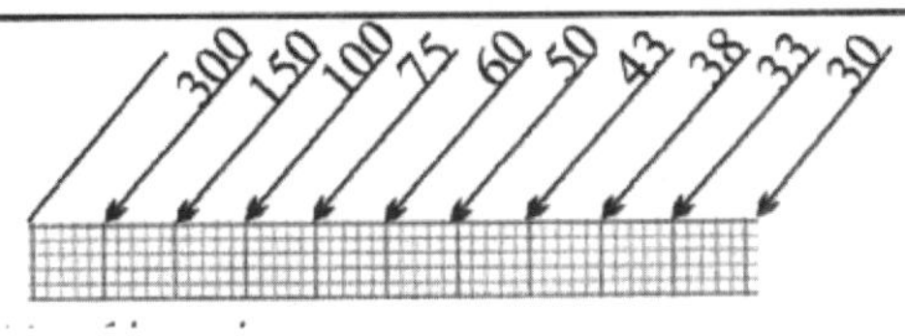

R-R 간격 사이의 큰 박스 수	*Rate*
1	300 (300 ÷ 1)
2	150 (300 ÷ 2)
3	100 (300 ÷ 3)
4	75 (300 ÷ 4)
5	60 (300 ÷ 5)
6	50 (300 ÷ 6)
7	43 (300 ÷ 7)
8	38 (300 ÷ 8)
9	33 (300 ÷ 9)
10	30 (300 ÷ 10)

그림 10-5. 심전도 박동수의 측정법. 심박동수는 처음 R파와 두번째 R파 사이의 간격을 통해 보여준다. 2번 심장 박동에서 R-R 간격 사이의 거리에 기록된 심전도율 계산을 표에서 보여준다.

- QRS — 심실의 탈분극
- S-T 분절 — 전체 심근이 재분극되는 시간
- T파 — 심실 재분극
- R-R 간격 — 박동 간 걸리는 시간

심전도를 기록하는 유도 (RECRODING LEADS OF ELECTROCARDIOGRAM)

EKG는 흉벽에 붙이는 리드(lead)에 있는 여러 전극을 통해 기록된다. 가장 흔한 리드 위치는 표준 사지 유도(I,II,III), 증폭 사지 유도(aVR, aVL, aVF), 흉부유도(V_1,V_2,V_3,V_4,V_5,V_6) 등이 있다. 12-유도 EKG는 다양한 각도에서 기록된 심장의 전기적 전도를 반영한다. 다양한 각도에서 전기전도를 보기 때문에, 특정 유도가 일부 심장 구조를 담당하기 때문에 비정상 위치를 쉽게 알아낼 수 있다. 12-유도 EKG와 단 유도의 이점에 대한 공통점은 충돌로 인해 차가 손상된 후에 점검한다고 생각해보라. 정면에서 손상된 차를 보는 것은 아주 불행한 일일 것이다. 당신이 뒤에서, 앞에서 옆에서 점검한다고 가정해보라. 무릎을 꿇고 아래로 보아라. 심지어 차를 들어서 하부 구조를 살펴보라. 유사하게 많은 각도에서 기록된다면, 심근이 전기적으로 정상적으로 전도 활동 여부를 판단하기 위해 포괄적인 면을 볼 수 있을 것이다.

표준과 증폭 사지유도는 전두면에서 심장을 볼 수 있지만(그림 10-3), 흉부 유도는 수평면이나 가로면에서 볼 수 있을 것이다. 12-유도 EKG에서 다음과 같은 것들을 볼 수 있다.

- 전기전도가 정상 전도로를 통해서 가고 있는지와 전도로의 어느 부분이 기능을 하지 않고 차단되었는지를 알 수 있다.

- EKG 축이 정상 방향 또는 편위 되었는지(오른쪽 또는 왼쪽 축 편위를 알려줌), 그리고 심장이 정상적으로 위치에 있지 않거나 비대가 있는지를 알 수 있다.
- 일부 유도에서 특징적인 비정상적 징후 발견 — 예, Q 파 심근 경색

정상 12-유도 EKG는 그림 10-4와 10-5에서 볼 수 있다. 유도 I과 II에서 R파는 전기적 전도가 주로 유도-I와 II 기록 전극으로 향하고 있기 때문에 양극으로 나타난다. 반대로, 유도 aVR에서 R파는 매우 작고 QRS는 대부분은 전기전도가 aVR 기록 전극에서 멀어지고 있기 때문에 음극으로 나타난다. 또한 흉부 유도는 우심실에서 더 두꺼운 좌심실로 이동 하기 때문에 R파는 정상적으로 유도 V_1~V_4/V_5에서 증폭되어 정상적으로 증가된다.

유도의 한 개의 set은 운동 검사 동안 사용되고, 특히 12-유도 EKG로 세부적인 전기전도 정보가 확실하지 않기 때문에 특히, 안정된 심장이나 비심장 질환 환자에게 적용한다. 이러한 상황에서, 사지 유도 II 또는 V_5는 좌심실의 전기적 활동을 반영하기 때문에 사용된다(혈액을 체순환으로 뿜어내고 운동동안 높은 부하를 받음). 비록, 유도 EKG는 심근의 전도를 삼차원으로 제공하지 못하지만 다음과 같은 것들을 알 수 있다.

- 심박동수와 박동의 균형
- 전도가 느린지 여부
- 심근에 가해지는 외부적 힘이 불규칙적인 박동을 일으키는지 여부
- 심근의 일부 부분에서 허혈이 있는지 여부

접근 (APPROACH)

EKG 해석은 다음과 같은 것들을 검사할 수 있다.

1. *박동수*(rate): 이것은 심실과 심방의 흥분률(firing rates)을 의미한다. 박동률의 내용에 대한 것은 그림 10-5를 참조하라. 심방과 심실 흥분률(firing rates)을 맞추어보고 박동수의 정상범위인 분당 60–100 안에 있는가? 느린 맥은 60보다 낮게 뛰는 것을 의미하고 빠른 맥은 100보다 빨리 뛰는 것을 의미한다. 만약 정상 전도로가 차단되거나 비정상적으로 느리다면 심방과 심실의 박동이 적절하게 일어나고 있지 않을 것이다.
2. *리듬*(rhythm): 규칙적, 불규칙적, 규칙적-불규칙, 불규칙-불규칙 하게 일어나는가? 불규칙 리듬이 심방이나 심실에서 불규칙한 박동에서 일어날 수 있고 전도의 차단이나 느림에서도 일어날 수 있다(다양한 상태는 표 10-1 참조).
3. *전도와 파의 배열*: 정상 전도 시간 안에서 EKG의 다양한 간격에 대한 시간이 있는가? 정점에 도달하거나 톱니 형태 또는 M자 모양의 구성요소들을 찾을 수 있는가? EKG에서 각 구성요소들이 적절한 방향 향하고 있고 ST 분절이 일정한 활동 전위를 가지고 있는가? 비정

표 10-1. EKG 비정상

비정상	모양	박동/리듬	설명
동(sinus)			
동 느린 맥	정상	성인 〈 60/분	전기전도는 정상이지만 박동이 정상보다 낮음
동 빠른 맥	정상	성인 100~160/분	전기전도는 정상이지만 박동이 정상보다 높음
동 부정맥	정상	다양	PP와 RR 간격을 제외한 동방 결절 리듬이 SA 결절이 불규칙적으로 뛰기 때문에 불규칙적이다.
규칙적-심방이나 접합부			
심방 빠른 맥	P파는 비정상적인 모양	140~250/min	자극은 SA 결절 옆의 심방 향도잡이에서 일어난다. AV 차단이 2:1로 일어난다.
심방 된 떨림	'톱니-이빨' 모양이 F의 형태로 일어고 된 떨림파(flutter wave)가 심방 전도를 반영한다.	240~340/min	자극은 SA 결절 옆의 동방 향도잡이에서 일어난다. AV 차단이 규칙적이거나 다양하게 일어날 수 있다.
방실 접합부 빠른 맥	P파는 LII 리드에서 음극이고 QRS 파에 비해 다양한 간격을 가진다.	140~220/min	자극은 방실 접합부에서 일어나고 심방 위쪽과 심실 아래로 이동한다.
심실위 빠른 맥	P파는 형태가 다양하고 QRS에 비해 다양한 간격을 가진다.	150~250/min	자극은 심실위(히스속 위)에서 일어나고 심방 위쪽과 심실 아래쪽으로 이동한다.
불규칙-동방 또는 방실접합부			
심방 조기 수축(PAC)	P파는 형태가 다양하지만 QRS는 정상적이다. P파의 모양은 자극성 초점(irritable focus)이 동방 결정에서 멀어질 때 좀 더 비정상적으로 나타난다.	동방 조기 박동과 사이전의 정상 박동 사이의 RR간격은 정상보다 더 짧다.	심방에 하나 또는 많은 가외의 자극성초점이 나타난다.
심방 잔떨림	P파는 일정하지만 불규칙적인 물결치는 기저선(baseline)이 심방 잔떨림파를 의미한다.	불규칙적으로 300~600번의 심방 박동수	다초점(multifocal) 심방 향도잡이이가 흥분을 전도하지만 일부만이 심실로 전도된다.
방실(AV) 1도 차단	0.12초보다 PR 간격이 더 지속	가끔씩 60번 보다 낮다	전도가 느려지는 방실접합부까지는 정상 전도가 이루어진다.

(계속)

표 10-1. EKG 비정상 (계속)

비정상	모양	박동/리듬	설명
AV 2도 차단-모비츠(Mobitz) I형(Wencke-bach 현상)	박동이 사라질 때까지 점진적으로 PR 간격이 지속된다.	p파는 정상 모양을 가진다. P:QRS 비율은 3:2, 4:3, 5:4 등으로 다양하다.	AV 결절 까지 정상 전도가 일어난다. 전도는 심실 수축이 사라질 때까지 차츰 느려진다.
AV 2도 차단-Mobitz II형	PR의 길이 변화 없이 돌발하는 QRS 감소 지속되지는 않지만 PR 간격이 정상적이거나 좀 더 길다.QRS는 길이가 길어지거나 이상한 모양이 된다.	P파는 정상 복동수를 가질 것이다. P:QRS 비율은 3:1, 4:1, 5:1 등으로 다양하다.	AV 결절 까지 정상 전도가 일어난다. 전도는 간헐적으로 차단된다.
AV 3도 차단	QRS는 넓어지고 불규칙한 모양이 된다.	P파는 좀더 높은 박동수에서 있다. QRS는 20-40의 박동수를 가진다.	심방과 심실 수축 사이의 관계는 없다. 자극은 자극 차단이 일어나는 동방 접합부까지는 정상 전도가 일어난다. 심실은 총 방실다발갈래(bundle brach) 아래의 길잡이 초점(pacemaker foci)에 의해 활성화 된다.
규칙-심실			
심실 빠른 맥	P파는 관찰되지 않거나 QRS와 겹쳐 보인다. QRS는 정상적이거나 약간 더 길다	100-250/min	딴곳심실초점(ectopic ventricular foci)의 빠른 방전 때문에
방실다발갈래(bundle branch) 차단	QRS는 M 모양, 골이 저 있고, slurred 형태이다.		자극은 전도로를 통해 정상으로 이동하고 RBB나 LBB에서 차단된다.
규칙-불규칙-심실			
단초점(Unifocal) 심실조기수축(PVC)	넓고 불규칙한 QRS 모양 사이에 정상 동방 리듬이 산재되어 있다.	PVC 후의 멈춤은 보통 보상적으로 일어난다. 예, 정상 박동 사이 거리, PVC와 다음 정상 박동은 2RR 간격을 가진다.	심실에 하나의 자극성초점으로 나타난다. 정상 동방 리듬이 넓은 ORS 모양 사이에 산재되어있다. 단지 하나의 심실 딴곳초점이 가외박동, 넓은 ORS파와 비슷하게 나타난다. 종종 이 심실조기수축은 규칙적 간격이 나타난다-예, 이단현상은 매번 두 번째 박동이 심실조기수축에서 있다. 삼단현상은 매번 세번째에 있다. 단초점 심실조기수축에서 만약 드물다면 임상적 의미는 가지지 않는다. 더 많이 자주 발생한다면 심장박출량이 감소된 증상의 결과이다.

(계속)

표 10-1. EKG 비정상 (계속)

비정상	모양	박동/리듬	설명
불규칙-심실			
다초점(Mutifocal) 심실 조기 수축	다양한 형태의 불규칙한 QRS 모양	심실 조기 수축 후의 멈춤은 보상적으로 일어나지 않는다.	심방에 둘 또는 그이상 가외의 자극성초점이 나타난다. 넓고 불규칙한 QRS 모양 사이에 정상 동방 리듬이 산재되어 있다. 만약 한번의 심실 딴곳초점이 많다면 이 가외 박동이 나타난다. 넓은 QRS모양과는 다르다. 이유는 다초점(Mutifocal) 심실 조기 수축은 심방의 불규칙적 리듬이 동반된다.
심실 된 떨림	P파는 관찰되지 않는다. QRS는 넓거나 불규칙한 모양이 자주 나타난다.	250-350/min	심실 된 떨림은 종종 심실빠른 맥과 심실잔떨림사이에서 관찰되어지는 일과성 리듬이 있다.
심실 잔떨림	심전도 축적은 다양하게 빠른 들날쭉변동. 심전도 요소로는 알 수없다.		심실의 빠른 불규칙, 조화롭지 않고 비효과적인 단일수축과 같은 수축에 의해 발생한다. 치명적 일 수 있지만 잔떨림제거와 심폐소생술에 의해 가역성이 있다.
허열-경색			
급성 심근 경색	T파 정점은 (좁고 높은), ST 분절 변화, Q파		심근경색 후, 조직의 일부분이 가역이나, 비가역 손상되어진다. 전기활동전도가 길지않다. 급성 심근경색은 ST분절, T파에서 변화를 보일 수 있다.Q파가 있을수도 없을수도 있다. 몇주나 몇 달후 ST분절의 변화는 사라지고, 만약 심근경색에서 초기Q파의 변화가 보여진다면 단지 Q파의 변화가 나타난다.
가슴조임증(협심증)	ST 분절이 오목해짐		ST 분절이 오목은 협심증 동안 일과성으로 일어나고 일반적으로 협심증 발작이 지난 후 기저선에 돌아온다. 만약, 기저선에 돌아오지 않으면 Q파 없는 심근경색이 일어난다.

상적인 박동을 의미하는 박동이 있는가? EKG의 다양한 구성요소들은 비정상적인 박동이 있거나 전도로의 완서가 있다면 시간 간격이 더 느리게 일어날 것이다(표 10-1 EKG 비정상에 대한 것을 참조).

4. 축 : EKG의 다양한 구성요소들이 여러 개의 12-유도 기록에서 적절한 방향으로 가고 있는가? 이러한 측면에 대한 평가는 이 장에서는 좀 더 세부적인 사항을 다루지는 않는 12-유도 EKG의 해석을 포함하고 있다.
5. *진단*

표 10-1은 다양한 비정적인 EKG에 대한 개관을 제공한다.

관련도서

Beasley BM. *Understanding 12-Lead EKGs: A Practical Approach*. Upper Saddle River, NJ: Prentice-Hall; 2001.

Dubin D. *Rapid Interpretation of EKGs—An Interactive Course*. 6th ed. Tampa, Fla: Cover Pub; 2000.

Stein E. *Rapid Analysis of Electrocardiograms: A Self-Study Program*. Philadelphia: Lippincott Williams & Wilkins; 2000.

Thaler MS. *The Only EKG Book You'll Ever Need*. 3rd ed. Philadelphia: Lippincott Williams & Wilkins; 1999.

Underhill SL, Wood SL, Sivarajan ES, Halpanny CJ. *Cardiac Nursing*. Philadelphia; JB Lippincott; 1983.

예상문제

※ 심전도의 파형에 대한 설명으로 옳은 것은?

1) P파는 심실의 탈분극파이다.

2) PR 간격은 SA node에서 심실로 전도되는 시간이다.

3) QRS는 심실의 재분극으로 이완 상태이다.

4) T파는 심방의 재분극이다.

5) ST분절은 박동간 걸리는 시간이다.

정답 : 2)

제 11 장

성인과 환자 교육

Adult and Patient Education

학습목표

이 장을 마칠 때, 독자들은 다음을 설명할 수 있어야 한다:

1. 다음에 속하는 환자교육을 적용함으로써 학습이론과 모델의 주된 양상을 설명할 수 있다.
    - 성인 학습의 말코름 노우럴의 모델(Malcolm Knowles' model)
    - 프로차스카의 변화 이론(Prochaska's theory of change)
    - PRECEDE 모델
    - 자가-효율 이론(Self-efficacy theory)
2. 학습에서의 4가지 다른 형식을 설명할 수 있다.
3. 효과적인 교육을 위한 주요 단계를 설명할 수 있다.
4. 환자교육을 하는 동안 생기게 될 장애물과 도전사항들을 정리할 수 있다.

간단한 설명 (BRIEF DESCRIPTION)

환자교육은 호흡계 그리고/또는 심혈관계 상태 — 급성기와 외래환자 치료설정 모두 — 와 연관된 다양한 주제들을 제공할 수 있다. 환자교육과정은 효과적 교육뿐만 아니라 환자교육을 최적화시키는 많은 요인들을 고려할 수 있다. 이 교육은 건강을 증진시키기 위한 전략으로 자기관리, 생활양식 또는 행동변화, 그리고 장수와 관련이 있다.

이론적 원리 (RATIONALE)

자신의 상태 인식과 자기관리를 위한 전략이 증가되는 것은 건강을 증진시킬 수 있고, 질병의 영향을 최소화 할 수 있으며, 삶의 질을 향상시킬 수 있고, 응급실 방문을 감소시킬 수 있으며, 병원 치료를 줄일 수 있다. 효과적인 환자교육을 제공하기 위한 능력은 환자의 요구와 준비의 신중한 평가, 주의 깊은 계획, 그리고 환자에 의한 이상적인 학습과 행동의 변화를 위한 효과적인 교육이 필요하다.

근거 (EVIDENCE)

B등급을 위한 심장과 폐의 재활 환자 교육

어떤 환자의 그룹에게 적용하는가? (WHICH GROUPS OF INDIVIDUAL?)

- 수술 전후의 환자들 특히 상복부, 흉부, 심장수술, 이식수술과 같은 중요 수술을 위해
- 심근경색증(myocardiac infaction), 심장 판막증(valvular disease), 말초혈관성 장애와 같은 심혈관계 환자
- 만성 폐쇄성 폐질환(COPD), 간질성 폐질환(interstitial lung disease), 기관지확장증(bronchiectasis), 천식과 같은 만성 폐질환 환자
- 낭포성 섬유증 환자를 위해서는 형식적인 것보다는 좀 더 개인의 요구에 맞춘다. 조기진단 때문에, 이러한 환자들은 자주 자신의 상태를 확실히 인식한다.

학습이론 (LEARNING THEORIES))

학습이론과 모델은 어떻게 환자가 학습하는지 설명할 수 있는 지침을 제공하고, 학습과 행동변화에 대한 방해물이나 도전을 설명할 수 있는 지침이나 형식을 제공한다. 학습이론과 모델은 환자교육을 어떻게 전달해야 할지에 대한 특정한 지침을 제시하는 것이 아니라 효과적인 교육도구를 개발하고 방해물이나 도전과제를 진단하기 위한 평가적 측정을 개발하기 위해 심도 깊은 환경을 제공해준다.

성인 학습의 말코름 노우럴의 모델(Malcolm Knowles' Model[1])

말코름 노우럴은 성인 학습자의 몇 가지 중요한 특징들을 정의 내렸다. 이 몇 가지 특징들은 다음과 같다.

1. 성인들은 직면해 있는 정보들을 왜 배워야 하는지에 대해 알 필요가 있다. 그 학습들은 문제나 주제 중심적 보다는 삶 중심적인 것이다.
2. 성인들은 자신의 삶을 관리하는 독립적인 개체로서 인식되어지고 다루어져야 할 필요가 있다.

3. 성인들은 학습 자원재료를 풍부히 하기 위해 경험을 공유할 수 있다.
4. 성인들은 확인된 개인적 도전과제에 직면하여 그 학습의 필요성이 나타날 때에 학습 할 준비가 된다. 성인들은 기분이 좋아지는 것과 같은 내적인 상황이나 자신의 일이나 생활 상황을 개선시킴으로써 외적인 상황을 증진시킬 수 있는 요소들에 의해서 동기부여를 받는다.

프로차스카의 변화이론—초이론적 모델[2] *(Prochaska's Theory of Change-Transtheoretical Model)*

이 이론의 첫 번째 특징은 대부분의 환자들이 그들의 행동 변화를 시작하거나 수행할 때에 겪는 일련의 단계적 개요이다. 그 단계들은 다음과 같다.

1. *심사숙고전*—인식이나 정보 또는 준비가 부족하여서 사람이 행동변화를 시작할 의도가 없을 때
2. *심사숙고*—사람이 변화를 시작하려는 가능성을 심사숙고 할 때
3. *준비*—사람이 가까운 미래에 행동변화를 시작하려는 의도가 확실 할 때
4. *실행*—사람이 자신의 행동이 변화하는 것을 능동적으로 만들어 갈 때
5. *유지*—행동이 지속되거나 퇴보되는 것을 예방할 때. 이 단계는 몇 달에서 몇 년까지 지속될 수 있다.
6. *종료*—사람이 예전의 행동 문제들로 되돌아가지 않을 때. 이 마지막 단계는 모든 행동변화에 적용할 수는 없다.

환자의 금연과 운동프로그램을 시작하는 것과 같이 주된 생활방식 변화가 학습에서 요구될 때 치료사들은 각 단계별로 환자가 자신의 학습 진도에 따라 맞출 수 있도록 평가할 필요가 있다.

PRECEDE 모델[3]

PRECEDE 모델〔선행적(preceding), 강화적(reingforcing), 교육적 진단에서 가능한 원인(enabling causes in educational diagnosis), 그리고 평가(evaluation)〕은 환자교육프로그램의 성공을 촉진, 방해, 강화할 수 있는 요인들을 검사하기 위해 또 다른 상황을 제공한다. 이 요인들은 환자, 사회, 문화 그리고 환경과 관련 될 수 있다. PRECEDE 모델은 환자교육프로그램을 수행할 동안 검사하는 주요한 3가지 요인의 카테고리가 전체적인 개요이다.

1. *성향요인*—환자 자신의 건강상태에 대한 믿음, 태도, 가치, 지식과 연관이 되어있다. 치료사들은 반드시 이 믿음들을 발견하고 평가하여 오해와 착각들을 바로 잡아주어야 한다. 예를 들어, 환자가 운동이 심장마비의 원인이라고 생각한다면 이는 치료사가 운동프로그램의 이득이나 수행단계에 대한 개요를 만들기 전에 논의해야 할 필요가 있다. 만약 문화적 규범에 집착한다면 치료사는 그 규범에 충분한 이해를 가지고 운동프로그램이 그 규범의 범주 안에서 시작되도록 해야한다.

2. *가능요인*—자신의 행동이 실행되어야만 한다는 믿음이 있지만 현재 시점에서는 불가능할 때에 이 요인은 활동을 성공적으로 수행할 수 있도록 해준다. 이것은 환자가 필요한 기술을 습득하고 과제를 수행하는데 필요한 재원(가정적 지지, 재정적, 공동체)을 확인하는 것을 포함한다. 이 요인들을 확인할 동안 치료사들이 제공하는 응답에 환자들이 "쉽게" 대답하는 단순한 것보다 환자가 문제해결을 결정할 수 있도록 치료사는 환자를 촉진하도록 노력해야 한다.
3. *강화요인*—이 요인들은 변화된 행동을 강화시킨다. 이 요인들은 가족, 친구들, 건강 관리사들에 의한 지지와 격려를 포함한다. 새로운 행동이 계속됨으로써 가장 중요한 강화 요인은 환자가 좋게 느끼게 하는 것이다. 하지만 환자는 행동변화와 좋게 느끼는 것 사이에 시간적으로 알 필요가 있다. 예를 들어, 약물치료는 잠시 잠깐 반응을 하지만 운동의 효과는 최소 10일에서 2주가 된다. 만약 환자가 효과가 일어나는 시간의 길이를 깨닫지 못하면 치료에 대한 잠재적 이득의 가치를 떨어뜨리고 새로운 행동을 중단할 것이다.

자가효율이론(Self-Efficacy Theory[3,4])

이 이론의 주요 전제는 환자의 믿음 혹은 불신이 과제 수행을 위한 자신의 동기와 능력의 중요한 결정요소가 된다는 것이다. 게다가 그들의 자가-효율은 환자가 비슷한 문제, 증상들의 이해력 향상, 설득 당함(만약 작은 단계일수록 주로 더 성공하는 것)을 극복하고 난 후 기술 습득과 행동모형을 통하여 강화할 수 있다. 이 4가지의 모든 방법들은 폐와 심장 재활프로그램들에 있어서 행동변화를 촉진하는데 사용되어 질 수 있다.

학습유형 (LEARNING STYLES[5,6])

모든 사람들은 다른 방법으로 학습을 한다. 학습유형에 대해 더 나은 이해를 가지고 있다면 환자 학습 도구와 접근에 있어서 더 효율적이게 된다. 그룹 설정에 있어서 개개인의 유형에 만족시키도록 학습을 개별화 할 수는 없지만 치료사는 수많은 접근법을 사용함으로써 많은 참가자들을 효과적으로 학습시킬 수 있다. 학습유형의 다른 형식들은 다음과 같다.

1. *분산(diverging)*—이 유형의 사람들은 다른 관점에서 관찰하는 것을 배운다. 그들은 브레인스토밍 학습법과 같은 수많은 아이디어가 만들어 질 때 그룹 학습방법을 즐긴다.
2. *융합(assimilating)*—이 유형의 사람들은 넓은 범위의 정보와 간결하고 논리적인 형식을 통합하여 평가할 수 있다. 그들은 주로 덜 인간 지향적이고 보다 추상적인 생각과 관념에 더 관심을 가진다.
3. *수렴(converging)*—이 유형의 사람들은 이론과 생각을 위한 실용적인 적용법들을 탐구한다.

표 11-1. 학습 유형

학습자 유형	교사 유형	학습 전략	교수 방법
분산자(diverger) 구체적/반사적 학습자. 상황의 "이유"를 발견하고 싶어함	정상동기유발자	정보를 위한 탐색 현재의 정보를 평가	정보는 자세하게, 전체적으로, 사리에 맞는 방법으로 나타남
융합자(assimilator) 추상적 개념화/반사적 관찰자 "아는 것이 무엇인가?"를 대답하고 싶어함	전문가 또는 지략가	원인을 추론하여 결과를 예측	정보는 높게 통합된 형식으로 나타남: 강의는 시범, 발표, 연구실에서 일어남
수렴자(converger) 추상적 개념화/능동적 실험자 사물 작업에 "왜"를 이해하고 싶어함	코치(coach)	이론을 테스트 실험을 설계	정보 :유용한 상호지도, 사례 연구, 학습지, 전산보조학습을 적용
적응자(accommodator) 구체적 경험/실험자 "이것은 무엇인가?" 그리고 "왜 안되는가?"를 질문하고 싶어함	과제 지정인과 감독관	다른 해결방법을 시도 독립적인 학습	정보는 조직화되지 않음: 실험, 능동적인 학습자의 참여

출처: Nault D, Dagenais J, Perreault V, Borycki E. Patient education. In: Bourbeau J, Nault D, Borycki E. des. *Comprehensive Management of Chronic Obstructive Pulmonary Disease*. Hamilton, ON: BC Dekker Inc; 2002; 301-318.

4. *적응(accommodating)* — 이 유형의 사람들은 주로 실질적인 실험에 의한 활동으로 학습한다.

이러한 학습 유형에 대한 다른 세부사항은 표 11-1에 제시하였다. 당신의 환자 교육학습을 계획할 때에는 이러한 다른 학습유형들을 고려하고, 당신의 표현법와 교육 접근 방법이 개개인에게 당신의 학습 내용과 관계없는 다른 것들보다 더 잘 전달이 되어서 이해되도록 해야 한다.

환자교육에서의 장애물 (OBSTACLES IN PATIENT EDUCATION)

- 근심과 우울
- 피로, 통증, 호흡곤란
- 문맹 — 40% 이상의 미국인과 캐나다인들이 읽고 쓰는 능력이 부족하거나 소책자나 설명서에서의 정보를 이용할 때 간단하고 간결한 형식(1 또는 2 단계)만 다룰 수 있다.
- 문화와 민족성
- 우선적이고 습관적인 것과의 부딪힘 — 예, 작업의 계획, 가정이 어린 아이들에게 요구
- 인지 감소 특히, 저산소혈증 환자에게 나타남.

- 시각이나 청각 상실
- 지지와 재원의 부족 — 예, 재정, 건강진료를 위한 교통수단, 공동체 재원, 가정 지지

효과적인 교육의 중요 문제 (KEY STEPS IN EFFECTIVE TEACHING)

치료사가 환자, 직장동료 혹은 학생에게 교육을 제공하는 것과 상관없이, 학습의 내용은 몇몇 주된 요소들을 가지고 있어야 한다.

1. *잘 확립된 환자교육 재원들을 사용하기* — 잘 확립된 재활 또는 외래환자프로그램, 병원부서들 그리고 지역적/국가적인 폐와 심장 협회와 같은 기관들(이 장의 마지막 웹 사이트를 보라)을 즉시 활용할 수 있는 환자교육을 위한 많은 재원들이 있다. 치료사는 환자교육내용을 위해 불필요한 일에 시간과 노력을 낭비하기 보다는, 자신의 교육적 접근법을 개발하는데 많은 시간에 초점을 맞추기 위해 이러한 재원에 다가가게 해야 한다.
2. *"갈고리"로 학습자에게 동기 부여하기* — 당신의 소개 후, 학습자에게 동기부여를 하기 위해 당신이 가르치는 것에 대한 관련성을 명확하게 설명하는 것이 필요하다. 이것을 갈고리로써 생각해 보라. 이것은 짧고 걸려들기 쉬워야한다; 치료사는 학습을 위하여 환자의 집중과 동기를 필요로 해야 한다. 그렇지 않다면 나머지 학습시간은 헛된 것이 된다.
3. *학습자의 요구를 평가하기* — 요구를 평가하는 것이 이어진다. 미리 설정된 문제를 가지기 보다는 환자가 학습하기 위해 필요로 하는 것을 확인하는 것은 정보교환으로부터 환자의 이익을 최대화하는 것이다. 가르치는 사람은 건강교육을 배우기 위한 개개인의 준비성, 의지, 그리고 능력을 확인해야 한다. 이것은 그들의 육체적, 정신적 상태에 대한 고려와 나아가 그들의 지식의 기초적 수준까지 포함할 것이다. 이 요구 평가는 학습에 대한 우선권과 장애물을 결정하는 데에 도움이 될 것이다.
4. *확실한 목적을 가지고 학습을 조직화하기* — 학습계획의 목적은 환자중심 체재에서 명료하게 설명되어야 한다. 이러한 목적들은 치료사와 학습자 모두에 의해 정의되고 정확해져야만 한다.
5. *환자를 참여적 학습에 포함시키기* — 학습의 대부분은 주로 참여적 학습으로 구성해야 한다. 이것은 환자가 학습 경험에 능동적으로 참여하고 학습 내용을 어떻게 받아들일지에 대한 피드백을 제공하는 것이 확실하다. 환자의 의견에 따라 치료사는 학습 방법을 약간 다른 방향으로 이동하거나, 특정 주제에 대한 내용을 간소화하거나 확대할 수 있다.
6. *평가 후 학습 종료하기* — 학습내용에 대해서 환자에게 요구할 때, 학습의 마지막 부분은 평가 후 이다. 이것은 학습의 주된 부분에 중요한 강화를 제공할 뿐만 아니라 학습의 이해에 따라 더 많은 피드백을 제공한다.

진단 시 장애물에 대한 전략 (STRATEGIES FOR DIAGNOSING OBSTACLES)

환자가 이해 했는지 그리고 환자 교육 요소를 수행했는지 결정하기 위해서 치료사들은 다음을 해야 한다.

- 질문하기
- 하루 일상을 재검토하기
- 치료 계획을 재검토하기와 예시를 요청하기

참고문헌

1. Knowles M. *The Adult Learner—A Neglected Species*. 4th ed. Houston: Gulf Publishing Company; 1990.
2. Prochaska JO, Redding CA, Evers KE. The transtheoretical model and stages of change. In: Glantz K, Lewis K, Rimer B, eds. *Health Behavior and Health Education: Theory, Research and Practice*. 2nd ed. San Francisco, Calif: Jossey-Bass; 1997;60-84.
3. Goeppinger J, Lorig K. What we know about what works: one rationale, two models, three theories. In: Lorig K, ed. *Patient Education: A Practical Approach*. 2nd ed. Thousand Oaks, Calif: Sage Publications; 1996;195-226.
4. Bandura A. *Social Learning Theory*. Englewoods Cliffs, NJ: Prentice Hall; 1977.
5. Kolb DA. *Learning Style Inventory*. Version 3. Boston, Mass: Experience Based learning Systems, Inc. Hay/McBer Training Resources Group; 1999.
6. Nault D, Dagenais J, Perreault V, Borycki E. Patient education. In: Bourbeau J, Nault D, Borycki E, eds. *Comprehensive Management of Chronic Obstructive Pulmonary Disease*. Hamilton, ON: BC Dekker Inc; 2002;301-318.
7. Doak CC. *Teaching Patients With Low Literacy Skills*. Philadelphia: Lippincott; 1996.
8. Statistics Canada. Literacy in the information age: final report of the international adult literacy survey. Cat. No. 89-571-XPE. Available at: www.statcan.ca. Accessed April 1, 2004.

환자교육 자원과 내용을 위한 웹 사이트

심장정보

- www.heartandstroke.ca — The Canadian Heart and Stroke Foundation
- www.americanheart.org — The American Heart Association
- www.aacvpr.org — The American Association of Cardiovascular and Pulmonary Rehabilitation

폐 정보

- www.lung.ca — The Canadian Lung Association
- www.lungusa.org — The American Lung Association

흡연

- www.medbroadcast.com/health_topics/smoking/index.shtml?costs_of_smoking.html
  The med broadcast smoking cessation page

예상문제

※ *성인과 환자 교육에서 대부분의 환자들이 그들의 행동변화를 시작하거나 수행할 때 겪는 프로차스카(Prochaska)의 변화이론의 단계로 옳은 것은?*

1) 심사숙고 전-심사숙고-준비-실행-유지-종료
2) 준비-심사숙고 전-심사숙고-준비-실행-유지
3) 실행-심사숙고 전-심사숙고-준비-실행-유지
4) 유지-심사숙고 전-심사숙고-준비-실행-종료
5) 종료-심사숙고 전-심사숙고-준비-실행-유지

정답 : 1)

제 12 장

호흡운동

Breathing Exercise

학습목표

이 장을 마칠 때 치료사는 다음을 할 수 있어야 한다:

1. 서로 다른 호흡운동 기술에 대해 치료적 원리를 설명할 수 있어야 한다.
2. 서로 다른 호흡운동 기술을 뒷받침하기 위한 근거의 단계를 설명할 수 있어야 한다.
3. 급성의 내과와 외과 환자 그리고 만성 호흡기 질환자를 위해 호흡운동을 효과적으로 처방하고 가르칠 수 있어야 한다.

간단한 설명 (BRIEF DESCRIPTION)

호흡운동은 가스교환을 최적화하고, 폐 확장을 증진시키고, 무기폐(atelectasis)를 최소화하고, 호흡곤란을 줄이며, 분비물 제거를 촉진하기 위해 사용 할 수 있다. 이 장에서는 2가지 중요한 종류의 호흡운동에 초점을 맞출 것이다:

1. 호흡운동은 폐 확장을 촉진하고 무기폐를 줄이는데 사용되는 것이다. 이 기법은 심호흡, 호흡정체(breath stacking)를 동반하는 심호흡, 들숨(inspiration)을 유지하는 심호흡과 유발성 폐활량계(incentive spirometry)를 포함한다.
2. 호흡운동은 심한 만성 호흡 질병을 가진 환자들에서 호흡곤란을 줄이고, 폐확장을 촉진하거나 무기폐를 최소화하는데 사용된다. 이것은 호흡조절과 입술 오므려 호흡하기(pulsed lip breathing)를 포함한다.

이론적 원리—환기에 영향을 주는 요소들
(RATIONALE - FACTORS THAT AFFECT VENTILATION)

시간상수(Time Constants)

시간상수는 폐포체의 순응도와 저항도의 산물이다. 건강한 사람들의 폐안은 3백만 폐포체의 시간상가 비교적 균일하게 분포하고 있다. 폐 질환자에서, 폐포는 순응도가 높아지거나 낮아지고(낮거나 높은 뻣뻣함) 작은 기도는 이 폐포가 저항을 증가시키도록 만든다. 저항이 증가된 폐포체는 공기가 가득 차기 위해 오래 걸릴 것이다. 뻣뻣해진 폐포들을 채우기 위해 더 많은 들숨 노력이 필요 할 것이다.

들숨 흐름 비율[8](Inspiratory Flow Rate)

천천히 깊게 쉬는 호흡은 더 많이 채우기 위한 긴 시간상수 부위를 허용한다. 이것은 호흡조절과 입술 오므려 호흡하기 기술이 가스 교환을 왜 향상 시키는 지에 대한 중요한 이유라고 생각된다; 그러나 이 가정을 지지하는 근거는 불확실하다. 건강한 사람의 폐에서는 기능적 잔기용량(FRC)으로부터의 느린 들숨(〈 0.2 L/s)는 폐의 아래 부위를 채울 것이고 빠른 들숨은 폐의 위쪽 부위를 채운다는 것이 제시되었다. 또한 빠른 들숨과 비교하였을 때, 들숨을 유지하고 천천히 깊게 들이 쉬는 호흡은 폐꼭대기(apices)와 바닥(bases) 사이의 작은 변화와 함께 보다 균등한 호흡의 분배를 일으키는 경향이 있다.

수의적으로 바뀌는 국소적 환기—환자에게 특정한 폐구역에 환기를 가르칠 수 있는가? (Voluntarily Altering Regional Ventilation Can We Instruct Patients to Ventilate a Specific Lung Region?)

1970년에, 국소적 폐확장을 촉진하기 위해 손이나 한 면이 넘는 타월로 압력을 가하는 단측성 호흡기술이 실용적인 치료 선택으로 생각되어져 왔다;[2,3] 그러나 마틴(Martin) 등[4]은 단측성 호흡을 향상시키거나 제한하기 위한 지침이 환기율, 환류 또는 산소섭취에 아무런 영향을 주지 않는다고 하였다. 그 다음 연구에서 건강한 사람들은 지침에 따라 폐의 상부나 하부로 들숨을 조절 할 수 있다고 보여주었다.[5-7] 이 기술이 환자에게 이득을 줄지는 아직 보여주지 않았다.

중력과 폐쇄용적(Gravity and Closing Volume)

중력과 폐쇄용적은 국소 환기에 큰 영향을 준다. 보다 자세한 것은 13장을 보라.

근거 (EVIDENCE)

B단계 —수술 후 폐확장을 증진시키기 위해 호흡운동과 유발성 폐활량계의 사용을 뒷받침하는 작고,[8,9] 무작위적인 시도가 있다.[10] 비슷한 수준의 근거는 만성 호흡기 질환자에서 호흡조절/입술

오므려 호흡하기 기술의 사용을 뒷받침하지만, 횡격막 호흡은 아니다.[11-13]

오직 급성 치료환자에서 호흡운동이나 가동법
(BREATHING EXERCISES OR MOBILIZATION ONLY IN ACUTE CARE PATIENTS)

그 질문에 대답은 두가지로 할 수 있다. 상복부 수술후 심호흡 운동을 하는 환자들은 1회 호흡량이 유의하게 크게 증가하였는데 반해 보행만 한 경우는 유의한 증가가 보이지 않았다.[14] 큰 치료 효과를 얻으려면 치료사는 환자에게 보행하는 동안 심호흡을 하도록 지시해야 한다.

만성 폐질환이 없는 환자에 대한 호흡운동 적응증 (INDICATIONS FOR BREATHING EXERCISES IN PATIENTS WITH NO CHRONIC LUNG DISEASE)

- 수술후 특히 고-위험 지닌 사람
  - 노인
  - 흡연자
  - 비만
  - 복합적인 의학적 상태- 면역 억제, 신경근 기능장애
- 수술후 특히 고-위험 수술후
  - 흉부이나 상복부 수술
  - 장기간의 일반적 마취나 수술
- 무기폐나 폐 감염의 임상적 증상
  - 온도 상승
  - 무기폐나 폐 감염과 일치하는 흉부 x-ray 증상
  - 무기폐나 폐 감염과 일치하는 비정상적인 신체적이고 청진상의 증상
  - 저산소혈증(hypoxemia)

유발성 폐활량계를 위한 적응증 (INDICATIONS FOR INCENTIVE SPIROMETRY)

이전에 보여주었던 적응증과 같으며, 그리고:

- 가동성이 제한된 환자를 포함하는 고-위험 환자
- 낫모양적혈구(sickle cell anemia) 빈혈 환자가 유발성 폐활량계를 사용하는 것은 폐합병증 비율이 감소하는 것을 보여주었다.[8]
- 호흡 물리치료와 함께 유발성 폐활량계의 일상적인 사용은 의문스럽다.[15]

- 호흡율이 증가하고 과팽창이 있는 심한 만성 폐쇄성 폐질환과 급성 천식 환자는 금기증이다. 이같은 환자들에서, 만약 유발성 폐활량계 기법이 날숨을 최대로 허락하지 않는다면 사용해서는 안된다.

유발성 폐활량계가 호흡 운동보다 우월한가?
(IS INCENTIVE SPIROMETRY SUPERIOR TO BREATHING EXERCISES?)

두 개의 체계적인 논평[16,17]에서 심호흡 운동과 지속성 기도양압(continuous positive airway pressure)과 같은 다른 치료를 넘어 유발성 폐활양계 사용은 이점이 없다고 보고하였다. 이러한 관점에서 선택된 연구들의 일반적인 문제점은 표본 수가 적어서 만약 차이가 나타난다면 통계학적 차이를 확인하기 위한 통계적 검정력이 부족하다는 것이다. 다른 말로, 이 연구들에 사용된 작은 표본 크기와 함께 매우 큰 효과를 가진 치료들만 확인될 수 있었다. 게다가 임상연구에서 유발성 폐활량계의 효율성에 영향을 주는 심호흡, 기침이나 보행 같은 다른 혼란 요소들은 조절하기가 어렵다.

유발성 폐활량계의 사용에 대해서 좋은 효과를 보고한 최근의 두 개의 무작위 실험은 두 개의 체계적인 논평에 포함되지 않았다. 블레트(Bellet) 등[8]은 낫모양적혈구 질환 환자에게서 유발성 폐활량계와 비 유발성 폐활량계를 비교하였다. 폐합병증의 발병률이 유발성 폐활량계 그룹에서 유의하게 낮았다 — 유발성 폐활량계에서 1/19 대 비 유발성 폐활량계에서 8/19. 이 연구는 유발성 폐활량계를 사용한 환자들에서 합병증 비율이 유의하게 줄어드는 것을 보여준다. 이러한 이점이 다른 환자 그룹에서도 나타날지에 대한 것은 실험되어져야 한다. 웨이너(Weiner) 등[9]은 폐 절단 후에 폐기능을 위해 유발성 폐활량계 사용과 흡기근 훈련을 비교 하였다. 그들은 치료군과 비 치료군사이에서 수술전 2주와 수술후 3개월에 폐기능 향상을 보고하였다. 그러나 유발성 폐활량계나 흡기근 훈련이 단독으로 보다 큰 이점이 있는지는 알아내지 못했다.

만성 호흡기 질환 환자에서 호흡운동의 적응증
(INDICATIONS FOR BREATHING EXERCISES IN PATIENTS WITH CHRONIC RESPIRATORY DISEASE)

입술 오므려 호흡하기 운동은 만성 폐쇄성 호흡기 질환 환자에게 효과적이라는 것을 첫째로 보여 주었지만 다른 만성 호흡 문제에도 이익이 될 수도 있다. 이 기법은 다음의 범주에 기초하여 만성 호흡 질병을 갖고 있는 외래와 입원환자를 위해 사용된다.

- 휴식 시나 활동과 운동시에 임상적으로 의미있는 호흡곤란
- 무기폐
- 폐렴

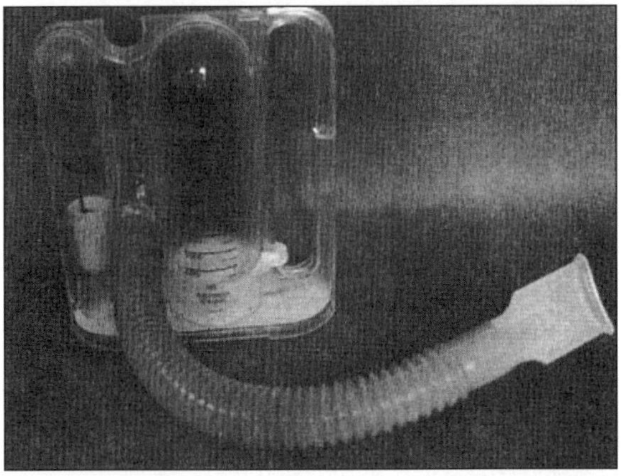

그림12-1. 용적계 타입(volumetric type) 유발성 폐활량계. Volyne, sherwood Medical, St. Louis, Mo.

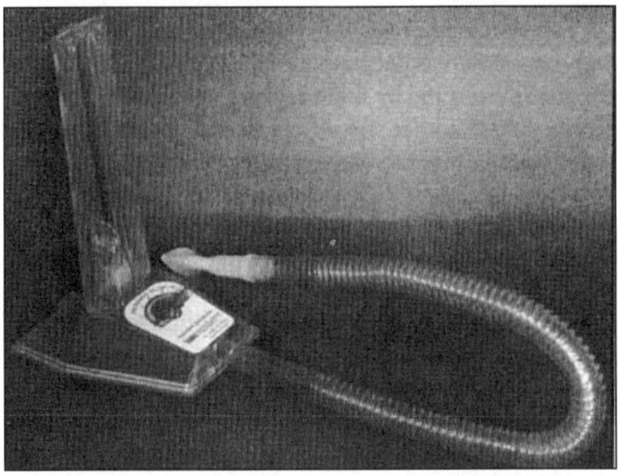

그림 12-2. 유속계 타입(flow rate type) 유발성 폐활량계. 포텍스(Portex) 유발성 폐활량계, Sims Portex Inc, Fort Myers, Fla.

- 이완기술을 위한 보조적 방법
- 분비물 제거 기술을 위한 보조적 방법

호흡운동(Breathing Exercises)

모든 호흡운동은 가능하다면 환자를 바로선 자세(uplight position)를 취하게 하라.

1. *폐의 바닥 확장을 촉진하고 무기폐를 최소화하기 위한 것 — 환자가 만성 폐쇄성 폐질환이 없을 때 사용하라.*
   - 환자의 들숨 시 노력을 평가하고 그에 따라 환자의 자세를 취하게 하라.
   - 빈번한 자세 변경과 다양한 자세에서 심호흡이 장려된다.
   - 느리고 지속적인 들숨을 하는 심호흡:
     - 횡격막과 늑골 외측 팽창을 강조하라. 흉벽의 아래쪽 외측부위에 손을 두어라.
     - 상부 흉부 움직임이 최소화 되도록 강조하라.

표 12-1. 유발성 폐활량계의 사용 지침

1. 환자를 곧바로 앉은 자세를 취하게 하라. 유발성 폐활량계는 정확한 용량과 흐름을 환자가 볼 수 있도록 바로 세운 위치로 두어야 한다.
2. 환자에게 다음을 가르쳐라
   - 기능적 잔기용량을 배출하기
   - 마우스피스를 입에 물고 천천히 숨을 들이마시기

유속계 타입을 사용

- 가능한한 오랫동안 공이 꼭대기에 머물도록 또는 모든 공들이 공기 위쪽에 머물도록 숨을 들이 마셔라
- 여러 유속을 제공하는 이러한 기기의 경우, 치료사는 환자가 시도하는 여러 단계를 제공해주기 위해 유속을 변경시킬 수 있다. 하지만, 보다 높은 유속의 설정은 자주 크게 숨을 들이쉬는 것으로 오용된다.

용적계 타입을 사용

- 가능한 깊게 숨을 들이마시는 동안 처방된 범위내에서 흐름 표시기를 유지하는 것에 의해 "이상적"인 유속 이내에서 숨을 들이마신다.

유발성 폐활량계를 위한 추가적인 고려사항

- 들숨 용적을 측정하고 들숨 유속에 되먹임을 제공하는 유발성 폐활량계을 선택하라
- 유발성 폐활량계의 사용과 순응도를 감시하라. 환자는 유발성 폐활량계를 깨어있는 시간 동안 적어도 매번 1시간에서 2시간 10회를 사용해야한다.
- 유발성 폐활량계를 사용할 때 환자의 노력을 감시하라.
- 가능하면 수술 전에 최대들숨용적을 획득하고 수술 후 이 최대들숨용적을 목표 용적으로 사용해라.
- 환자에게 수술 전에 가정에서 이 폐활량계를 연습하게 하여 유발성 폐활량계를 익숙하게 하라.

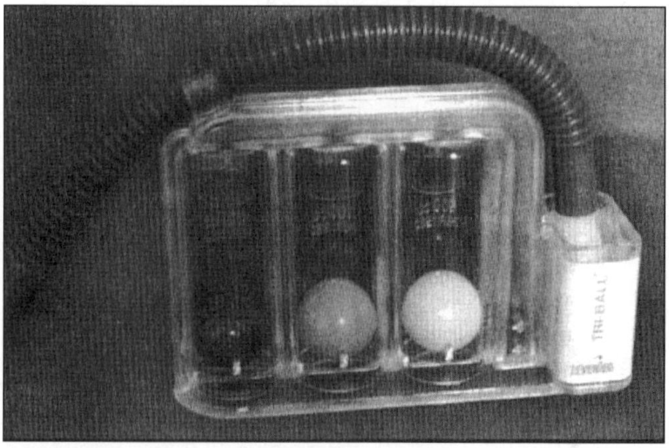

그림12-3. 유속계타입 유발성 폐활량계. Tri Ball, Leventon, Barcelona, Spain.

- 들숨 마지막에서 최대로 유지하는 심호흡
  - 위와 동일 — 느리고 지속적인 들숨을 하는 심호흡 — 폐포의 최대 확장을 위해 들숨 끝

지점에서 3~5초간 유지를 동반하는 충만한 생체 징후는 들숨에서 제외한다.

- 유발성 폐활량계를 이용하는 심호흡
  - ○ 상업적으로 사용 가능한 유발성 폐활량계는 2가지 주된 종류가 있다: 유속성과 용적성. 용적성 유발성 폐활량계(그림 12-1)은 이론적으로 더 좋다. 왜냐하면 그것들은 천천히 유지되는 들숨과 용적을 위해 적절한 피드백을 제공하기 때문이다. 반대로 유속성 유발성 폐활량계(그림 12-2, 그림 12-3)는 충분한 흐름이 성취되는 한 빠른 심호흡이나 유지되는 심호흡이 적절한 수준에 도달하도록 표식자를 갖고 있다. 느리게 유지되는 들숨은 빠른 들숨보다 폐확장을 증진 시키는데 보다 더 효과적이다.
  - ○ 다른 유발성 폐활량계의 사용을 위한 지침은 표 12-1에 제공된다.
  - ○ 명확하고 확실한 지침이 환자에게 제공되어야 한다. 때때로, 환자는 유발성 폐활량계가 작동되지 않는다고 불평한다. 왜냐하면 그들이 장치에 바람을 불어 넣었기 때문이다. 수술전에 환자에게 유발성 폐활량계를 연습하도록 하는 것은 환자가 배우는 것을 촉진할 수 있다.
- 호흡정체(breathing stacking)를 동반하는 심호흡
  - ○ 기능적 잔기용량 이하의 강제 날숨을 피하라. 왜냐하면 호흡은 폐쇄용적 이하이기 때문이다(보다 자세한 설명은 13장을 보라). 호흡정체는 환자가 참을 수 있는 최대 용적까지 날숨없이 한번의 호흡의 꼭대기에서 만들어지는 일련의 심호흡이다. 각각의 들숨은 수 초의 간략한 들숨 유지로 구성되어 있다. 이것은 한번의 큰 호흡이 너무 아플때 사용된다.

2. 호흡조절/입술 오므려 호흡하기- 중요한 만성 폐쇄성 폐질환(호흡곤란과 과팽창) 환자에서 이완을 촉진하고 호흡곤란을 최소화하는데 주되게 사용된다. 이 기술은 제한적 폐질환 같은 호흡곤란이 있는 환자에게도 역시 쓰인다. 환자에게 다음과 같은 것을 지시한다:
   - 코로 들어마시고 입으로 내 뱉는 호흡을 하라.
   - 강제적으로 날숨을 쉬지 말고 부드럽게 내쉬라. 종종 오므린 입술을 통한 날숨이 촉진되어진다.
   - 들숨보다 날숨을 2~3배 길게 하라.
   - 횡격막 사용에 초점을 두지마라. 만성 폐쇄성 폐질환을 가진 많은 환자는 부분적 또는 전체적으로 횡격막이 편평하다; 그러므로, 그들은 확장을 위해 횡격막을 사용 할 수 없다. 환자가 횡격막 호흡과 복식호흡을 할 수 없다는 것을 비난해서는 안 된다. 차라리 환자들이 가능한 많이 복부 부위에 공기를 채우도록 해야 한다.
   - 팔이음뼈(shoulder girdle)가 이완되도록 하여 보조를 적절하게 사용하도록 촉진하라. 치료사는 보조근육의 사용을 촉진시키기 위해 팔이 지지되는 자세를 취하도록 환자를 가르쳐라(자세를 위해 13장을 보라).

입술 오므려 호흡하기는 몇몇 만성 폐쇄성 폐질환 환자와 다른 호흡 장애 환자의 산소섭취를 증가시킬 수 있다. 호흡운동의 유해한 효과는 환자에게 처방하였을 때 고려해야 한다. 만성 폐쇄성 질환에서, 다른 자연적인 호흡패턴과 비교할 때, 횡격막 호흡은 역학적 효율성을 감소시키고, 호흡곤란을 증가시키고, 몇몇 환자에게서 호흡욕구를 감소시키는 것과 관련이 있다.

호흡운동으로 부터의 유해한 효과의 가능성 때문에, 환자가 입술 오므려 호흡하기를 수행하는 동안, 특히 현저한 과팽창과 동맥 혈액 가스의 부적합과 관련된 심한 만성 폐쇄성 질환 환자일 때, 치료사는 SpO_2, 호흡곤란 그리고 흉벽의 움직임을 확인해야 한다. 수정된 호흡패턴의 어떠한 지침도 SpO_2, 유해성, 호흡곤란 증가, 비동시적인 흉벽의 움직임과 관련되어서는 안 된다.

다른 치료와 호흡운동의 조화 (Coordination of Breathing Exercises With Other Treatments)

2가지 경우에서 약물의 투여와 물리치료가 조화되는 것은 필수적이다.

- 수술후 환자나 중대한 가슴외상 환자의 통증 약물치료
- 만성 폐쇄성 폐질환, 천식이나 기관지 수축으로 인한 다른 증상시 기관지확장제 약물 치료

다른 주의점(Other Considerations)

- 침상에서 자세. 만약 환자가 침상에서 쉰다면, 옆으로 눕는 것이 기능적 잔기용량(FRC)을 유지하는데 최선이다. 웅크려 앉거나 바로 누운자세는 기능적 잔기용량을 줄이는 경향이 있다. 그러나 바로 선 자세와 바로 앉은 자세는 기능적 잔기용량과 폐활량(VC)을 증가시키는 것이라고 연구에서 보고하였다. 침상 안정의 기간을 피하거나 줄여야 한다. 회전 침대(13장을 보라)나 빈번한 자세변경은 침상에서 장시간의 부동적인 자세를 필요로 하는 환자에게 이점을 줄 수 있다.
- 호흡운동과 함께 사용되는 가동성은 호흡운동을 단독으로 하는 것보다 더 많은 폐확장을 증진할 것이다. 가동성에 관해 더 자세한 것은 14장을 보라.
- 분비물 제거. 환자가 심호흡과 자세변경을 단독으로 하여 가래를 배출 할 수 없고, 가득 차게 될 때, 도수 기법은 심호흡과 동시에 사용되어야 하고 치료부위의 최대확장을 위해 심호흡과 함께 끝내야한다.

참고문헌

1. Bake B, Wood L, Murphy B, et al. Effect of inspiratory flow rate on regional distribution of inspired gas. *J Appl Physiol.* 1974;37:8-17.
2. Gaskell DV, Webber DA. *The Brompton Hospital Guide to Chest Physiotherapy.* 2nd ed. Oxford: Blackwell Scientific Publications; 1973.
3. Cash J. Introduction to the treatment of medical chest conditions. In: Downie P, ed. *Cash's Textbook of Chest, Heart, and Vascular Disorders for Physiotherapist.* 1st ed. London: Faber and Faber; 1979.
4. Martin CJ, Ripley H, Reynolds J, Best F. The distribution of ventilation. *Chest.* 1976;69:174-178.
5. Lloyd JJ, James JM, Shields RA, et al. The influence of inhalation technique on Technegas particle deposition and image appearance in normal volunteers. *Eur J Nucl Med.* 1994;21:394-8.
6. Roussos CS, Fixley M, Genest J, et al. Voluntary factors influencing the distribution of inspired gas. *Am Review Respir Dis.* 1977;116:457-467.
7. Tucker B, Jenkins S, Cheong D, et al. Effect of unilateral breathing exercises on regional lung ventilation. *Nucl Med Commun.* 1999;20:815-821.
8. Bellet PS, Kalinyak KA, Shukla R, et al. Incentive spirometry to prevent acute pulmonary complications in sickle cell diseases. *N Eng J Med.* 1995;333:699-703.
9. Weiner P, Man A, Weiner M, et al. The effect of incentive spirometry and inspiratory muscle training on pulmonary function after lung resection. *J Thorac Cardiovasc Surg.* 1997;113:552-557.
10. Brooks D, Crow J, Kelsey CJ, Lacy JB, Parsons J, Solway S. A clinical practice guideline on perioperative cardiorespiratory physiotherapy. *Physiotherapy Canada.* 2001;Winter:9-25.
11. Sackner MA, Gonzales HF, Jenouri G, Rodrigez M. Effects of abdominal and thoracic breathing on breathing pattern components in normal subjects and in patients with chronic obstructive pulmonary disease. *Am Rev Respir Dis.* 1984;130:584-587.
12. Cahalin LP, Braga M, Matsuo Y, Hernandez ED. Efficacy of diaphragmatic breathing in persons with chronic obstructive pulmonary disease: a review of the literature. *J Cardiopulm Rehab.* 2002;22:7-21.
13. Dechman G, Wilson CR. Evidence underlying cardiopulmonary physical therapy in stable COPD. *Cardiopulmonary Physical Therapy.* 2002;13(2):20-22.
14. Orfanos P, Ellis E, Johnston C. Effects of deep breathing exercise and ambulation on pattern of ventilation in post-operative patients. *Aust J Physiother.* 1999;45:173-182.
15. Crowe JM, Bradley CA. The effectiveness of incentive spirometry with physical therapy for high-risk patients after coronary artery bypass surgery. *Phys Ther.* 1997;77:260-268.
16. Overend TJ, Anderson CM, Lucy SD, et al. The effect of incentive spirometry on postoperative pulmonary complications. A systematic review. *Chest.* 2001;120:971-978.
17. Thomas JA, McIntosh JM. Are incentive spirometry, intermittent positive pressure breathing, and deep breathing exercises effective in the prevention of postoperative pulmonary complications after upper abdominal surgery? A systematic overview and meta-analysis. *Phys Ther.* 1994;74:3-16.
18. Baker WL, Virnita JL, Marini LL. Breath-stacking increases the depth and duration of chest expansion by incentive spirometry. *Am Rev Respir Dis.* 1990;141:343-346.
19. Gosselink RA, Wagenaar RC, Rijswijk H, et al. Diaphragmatic breathing reduces efficiency of breathing in patients with COPD. *Am J Respir Crit Care Med.* 1995;151:1136-1142.
20. Vitacca M, Clini E, Bianchi L, et al. Acute effects of deep diaphragmatic breathing in COPD patients with chronic respiratory insufficiency. *Eur Respir J.* 1998;11:408-415.
21. Tiep BL, Byrns M, Kao D, et al. Pursed lips breathing training using ear oximetry. *Chest.* 1986;90:218-221.
22. Dureuil B, Viires N, Caantineau JP, et al. Diaphragmatic contractility after upper abdominal surgery. *J Appl Physiol.* 1986;61:1775-1780.
23. Ford GT, Whitelaw WA, Rosenal TW, et al. Diaphragm function and upper abdominal surgery in humans. *Am Rev Respir Dis.* 1983;127:431-436.

24. Vassilakopoulos T, Mastora Z, Paraskevi P, et al. Contribution of pain to inspiratory muscle dysfunction after upper abdominal surgery. A randomized controlled trial. *Am J Respir Crit Care Med.* 2000;161:1372-1375.

예상문제

※ *호흡운동은 가스교환을 최적화하고 폐확장을 증진시키며 무기폐를 최소화하고, 호흡곤란을 줄이고 분비물 제거를 촉진하는데 호흡운동의 방법에 대한 설명으로 옳지 않은 것은?*

1) 코로 들이 마시고 입으로 내뱉는 호흡을 하라.

2) 강제적으로 날숨을 쉬지 마라.

3) 날숨보다 들숨을 2~3배 길게 하라.

4) 횡격막 호흡에 초점을 두지 마라.

5) 견갑대가 이완되도록 하여 보조를 촉진하라.

정답 : 3)

제 13 장 자세변경

Positioning

학습목표

이 장을 마칠 때 치료사는 다음을 할 수 있어야 한다:

1. 심혈관과 호흡계의 자세변경에 따른 효과를 설명할 수 있다.
2. 다양한 자세의 치료적 원리를 설명할 수 있다.
3. 다양한 자세의 치료적 사용을 지지할 수 있는 단계적 근거를 설명할 수 있다.
4. 급성기 내과 환자와 외과 환자, 그리고 만성 호흡계 질환 환자를 위해서 적절한 자세를 처방 할 수 있다.

간단한 설명 (BRIEF DESCRIPTION)

물리치료사는 심혈관계와 호흡계에 문제를 가진 다양한 환자군에 다른 신체의 자세를 치료적으로 사용하도록 처방해야 한다. 자세변경은 다음과 같이 사용될 수 있다.

- 이완을 최적화
- 통증 완화를 제공
- 환기-관류 일치, 가스 교환, 환기 향상
- 호흡곤란의 최소화
- 호흡작업의 최소화 — 예, 효율적인 횡격막과 보조근 기능 촉진
- 기도청결 촉진(15장에 설명됨)

일반적인 임상적 논쟁

평상호흡을 하는 동안 건강한 대상자에서, 폐꼭대기(대부분 위부분 또는 비의존 부위)는 폐의 바닥(대부분 아래부분 또는 의존 부위)보다 큰 폐포 용적을 가지고 있다. 심호흡을 하는 동안, 폐의 바닥(의존 부위)은 대부분 환기된다. 수술환자에서 무기폐의 가장 일반적인 위치는 어디인가? 왜? 환기와 가스교환을 증진시키기 위해 이러한 환자의 자세를 어떻게 할 것인가?
이 장의 중간에서 이러한 질문에 답을 할 수 있어야 한다.

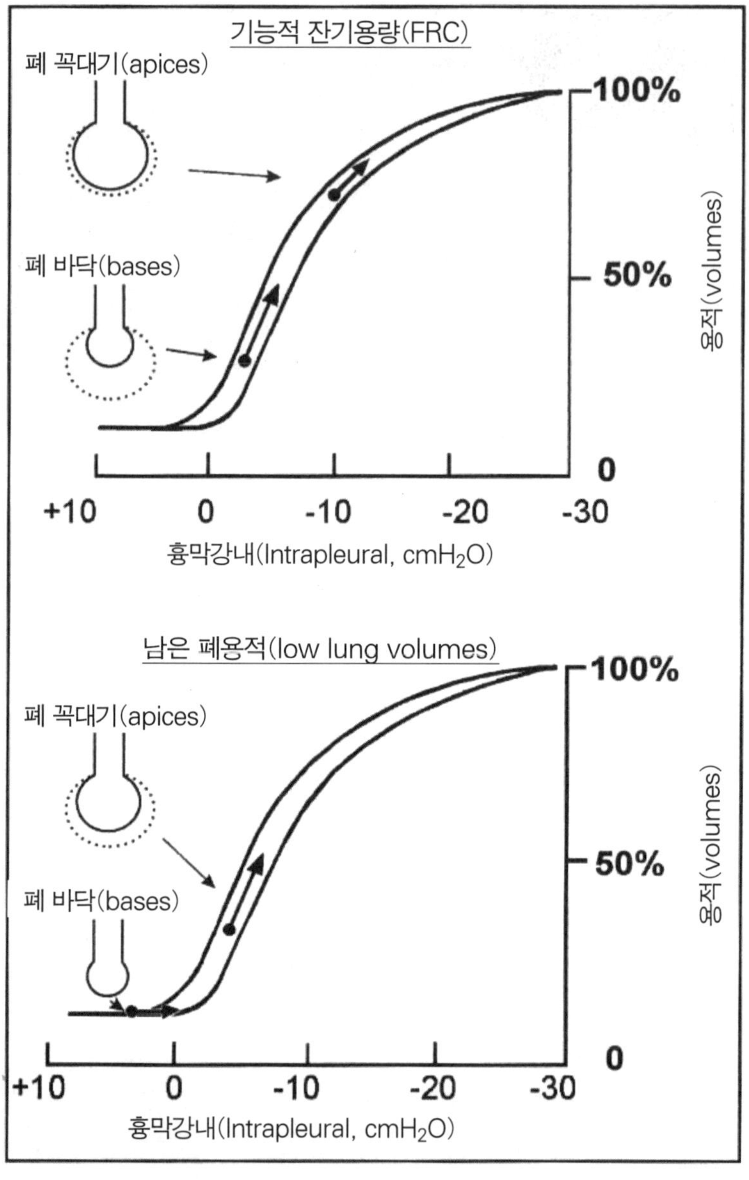

그림13-1. 기능적 잔기용량(FRC)과 낮은 폐 용적에서 환기의 분배. FRC(위 그림)에서, 폐의 꼭대기에 있는 폐포는 보다 빨리 딱딱해지고 공기가 덜 차며, 이에 반해 바닥에 있는 폐포는 순응도가 남아있으며, 정상적인 숨을 쉬는 동안 공기가 가득찬다. 이 개념의 핵심은 병리가 없는 건강한 사람에게 적용하는 것이다. 수술후 많은 환자들은 낮은 폐 용적(아래 그림)에서 숨을 쉬기 때문에 정상적인 호흡은 바닥에 있는 폐포에서 용적변화가 작거나 없다, 그에 반해 꼭대기 폐포의 용적변화는 보다 크다.

최적화된 가스 교환과 환기 증진을 위한 자세변경의 이론적 원리

(RATIONALE FOR POSITIONING TO PROMOTE OPTIMAL GAS EXCHANGE AND VENTILATION)

중력과 흉막 압력 차이

중력은 폐 상부의 폐포가 갖고 있는 큰 휴식시 용적과 폐 하부의 폐포가 갖고 있는 기능적 잔기용량(날숨의 끝부분)을 일으키는 수직 흉막 압력차이를 만든다. 게다가, 건강한 사람들에서, 정상 호흡을 하는 동안 폐상부에 있는 폐포는 점점 빳빳해지게 되고 공기가 적게 차게 되며 반면에 바닥의

> **임상적 노트**
> 가장 밑바닥의 폐의 부위는 수술 후 환자에서 잘 팽창되지 않는다. 가장 위쪽의 무기폐 부위의 자세변경이 취해지거나 빈번한 자세변경을 조장해야 한다.

폐포는 탄력 순응되어서, 보다 많은 용적으로 차게 된다(그림 13-1). 이 개념의 요점은 병이 없는 건강한 사람과 수술 후 폐에 변화가 없는 사람들에게 적용한다는 것이다. 수술 후 환자와 같은 많은 급성 호흡장애 환자들은 정상 호흡을 위해 적은 폐용적으로 호흡을 하며, 이는 폐바닥에 있는 폐포에 최소한의 용적 변화를 초래한다(그림 13-1을 보라). 폐의 바닥은 "압력-용적" 곡선의 낮은 점근성(asymtotic) 부위에 위치하고 있으며, 절개 통증 때문에 작은 들숨노력은 바닥의 폐포가 충분히 확장되지 않을 수 있다.

폐쇄용적(Closing Volume)

폐쇄 용적은 기도 폐쇄에 따른 폐용적이다. 젊고 건강한 성인에서, 폐쇄 용적은 기능적 잔기용량 이하이거나 잔기용적(RV) 이하에서 잘 발생한다(20대 초반이나 더 젊은 성인의 경우). 건강한 노인과 흡연자에서, 폐쇄용적은 기능적 잔기용량 이상이거나 가깝게 발생할 수 있다. 일반적 마취나 수술 후 나타나는 후유증은 기능적 잔기용량 감소를 초래하고, 폐쇄 용적은 젊은 성인에서 기능적 잔기용량 이상으로 발생할 수 있으며, 이것은 흡연자와 노인에게서 더욱 두드러진다. 다른 말로, 하부 폐 부위의 작은 기도는 정상 호흡을 하는 동안 닫힐 수 있으며 몇몇 폐포에서 환기가 되지 않는 결과를 초래한다 — 그리고 전체적인 환기의 효율성은 말할 것도 없다.

> 노인에게서 높은 폐쇄용적은 왜 이러한 사람들이 건강할 때 조차도 동맥혈 산소 분압이 낮은지 한 가지 이유를 고려해야 한다.

자세변경의 심혈관과 폐에 대한 효과

바로 선자세는 폐기능을 향상 시키지만 부정적인 혈류역학 효과를 가질수 있다. 그에 반해 바로 눕거나 머리를 아래로 향해 누운자세는 반대의 영향을 주는 경향이 있다(표 13-1). 몇몇의 환자들에게 고려되는 다른 견해는 횡격막, 들숨과 날숨 보조근의 사용에 따라 다양한 자세의 효과가 있다는 것이다. 표 13-1은 여러 가지 자세에 따른 건강한 사람들의 일반적인 반응을 보여준다. 환자들은 많은 병리적 소견을 가질 수 있고 비정형적인 방법에 반응하기 때문에, 이러한 요소들은 가장 적합한 자세를 선택할 때 주의 깊게 생각하고 비교해 보아야 한다. 자세변경 후, 치료사는 모든 환자에서 각각의 자세의 치료적 영향을 주의 깊게 주시해야 한다.

임상적 실험에 기초한 자세변경의 심폐 효과

최근 몇 년 동안 다양한 의학적 건강상태에서 많은 자세변경의 임상적 실험이 있어왔다. 대부분의 실험은 작은 표본 수를 갖고서 전-후 반복 측정 설계에 근거하였다. 이러한 몇몇 연구의 결과는 부록 A와 B에 요약되어 있다.

이완자세의 이점에 관해서는 연구가 적다. 만성 폐쇄성 폐질환 환자와 건강한 사람에서 팔에 보

표 13-1. 여러 가지 자세의 심혈관 그리고 폐의 효과

바로 선자세(upright)

- 기능적 잔용량의 증가
- 기능적 폐활량의 증가
- 폐쇄 용적의 감소
- 흉벽의 앞-뒤 직경 증가
- 정맥 환류와 심박출량 감소
- 폐의 바닥에서 분비물의 고임 증가
- 크게 들이 마셔 보다 나은 바닥팽장(폐의 저 용적으로 숨을 쉬거나 기계적 양압 환기 동안은 제외)
- 날숨의 끝에서 횡격막의 커브 감소-특히 복근의 약화를 가진 환자

바로 누운자세(supine)

- 흉벽의 앞-뒤 직경 감소
- 기능적 잔기용량의 감소
- 폐의 뒤부분(의존)에 분비물 고임
- 중심혈액용적 증가
- 기도 폐쇄 증가
- 날숨의 끝에서 횡격막의 커브 감소-특히 복근의 약화를 가진 환자

머리를 아래로 향해 누운자세(head down)

- 바로 누운자세보다 중심혈액용적이 더욱 증가
- 바닥 팽창을 조장
- 날숨의 끝에서 횡격막의 커브 증가, 그러나 숨을 들이쉬기 위한 부하의 증가를 암시
- 호흡곤란의 증가

옆으로 눕기(side-lying)

- 의존부위의 흉벽 앞-뒤 직경 증가
- 의존부위의 환기의 증가 , 그러나 1회호흡량과 기능적 잔기용량은 감소
- 이론적으로 말하면, 좋은 자세변경으로 폐의 맨밑바닥에 산소공급을 증가시켜야 한다

엎드려 눕기(prone)

- 급성호흡곤란증후군 환자나 급성 폐 손상 환자에서 산소공급을 증가

팔지지(arm-supported)

- 보조근육 수축을 촉진할 수 있다
- 호흡곤란을 감소

팔을 무릎위에 지지하고 앞으로 기대어 앉기(sitting with lean forward, arms supported on knees)

- 횡격막수축과 효용성 증가
- 보조 근육 수축 촉진
- 호흡곤란을 감소

조기를 하고 앞으로 기댄 자세는 들숨 근육의 기능 향상을 보여주었다.[1-3]

급성 내과적 환자와 외과적 환자를 위한 자세변경
(POSITIONING FOR ACUTE MEDICAL AND SUGICAL PATIENTS)

근거: B

근거의 자세한 내용은 요약 부분과 부록A를 보라.

어떤 그룹인가?

- 움직이도록 허락되거나 가동성의 상태가 "참을 수 있을 만큼의 활동"인 모든 환자. 그러나 몇몇 환자들은 특별한 자세변경과 더불어 다른 물리치료 중재를 요구할 수 있다.

주의:

- 움직이도록 허락된 환자들 중에서, 보다 불안정한 환자들의 일부분은 자세변경에 대해 민감하다.
- 이러한 환자들에서, 자세와 자세 사이의 산소섭취의 변화는 일반적으로 적다. 흔한 예외 한 가지는 급성 폐 기능부족 환자에서 엎드려 누운자세115의 사용이다.

옆으로(side to side), 바로 선자세와 바로 누운자세의 자세변경

자세변경을 위한 일반적 지침

- 편안함을 위해 베개 사용
- 침상 위에서 안전한 자세 보장
- 침대 난간의 적절한 사용
- 환자가 자세변경을 할 때 적절한 신체 정렬 보장
- 환자의 관절을 중립적이거나 이완 자세로 유지
- 욕창이 의심되는 환자를 위해 드레싱이나 매트리스와 같은 압박-감소 제재를 사용
- 환자의 인내까지 빈번한 자세변경

자세변경을 할 때

- "통나무 구르기(log rolling)"를 장려
- 자세변경을 할 때 환자가 가능한 한 많은 참여를 하도록 요청
- 다리 혈액순환 운동 하기 특히 환자가 수평 자세에서 바로 선자세로 할 때
- 환자를 수평 자세에서 바로 선자세로 바꿀 때 기립성 저혈압을 피하기 위해 서서히 바로 선자세로 머리를 들어올림
- 모든 주사액 선은 자세변경을 하는 동안과 후에 꼬이거나 늘어나지 않도록 주의

- 새로운 자세에 대한 심혈관과 폐의 반응을 평가

급성 내과적 환자를 위한 엎드려 누운자세
(PRONE POSITIONING FOR ACUTE MEDICAL PATIENTS)

근거: B

근거의 자세한 내용은 요약 부분과 부록 B를 보라.

엎드린 자세는 가스교환에 긍정적인 효과를 줄 수 있다.[4-13] 엎드려 누운자세에서 자세변경하는 환자를 해서 고려해야 할 사항은 아래에 요약되었다.

개개의 그룹은 어떠한가?

- 초기 급성 호흡 곤란 증상(ARDS)
- 폐부종
- PaO_2/F_iO_2비율 〈300으로 정의된 급성 폐 기능부족. 다른 말로 PaO_2는 F_iO_2와 관련성이 매우 적다.

엎드려 누운자세의 금기증

- 외상이 있거나 없든지 불안정한 척수 손상(예, 심한 척추 문제와 신경학적 증상, 류마티스 관절염, 강직성 척추염 또는 골절 환자)
- 잔떨림제거(defibrillation)나 흉부 압박이 필요할 수 있는 불안정한 심부정맥
- 혈류 역학 불안정성
- 치료에 반응이 없는 뇌 고혈압
- 능동적인 복부 내 처리
- 안면 외상, 화상, 개흉, 복부 상처

엎드려 누운자세의 주의점

- 기관지절개 튜브, 흉관, 중심정맥관

바로 누운자세에서 옆으로 눕고 그 다음 엎드려 눕기

1. 돌아 눕기 전에 준비
   - 바로 누운자세를 취한다. 자세를 바꾸기 전에 환자를 진정시키고, 의학적 상태는 최적이 되도록 한다.
   - 돌아 눕기 전에 적어도 30분 안에는 튜브영양법(tube feeding)을 멈춘다.
   - 불필요한 모니터 장치, 배액튜브, 정맥내삽입관을 일시적으로 분리한다. 침대의 발이나 머리를 향해 남아있는 튜브와 관련 장치를 적절하게 위치시킨다.
   - 팔다리 지지 쿠션을 제거한다

- 돌아 눕기 전에 모든 활력 징후를 기록한다.
- 돌아 눕기를 위해 환자의 환기장치를 분리해서는 안된다.
- 만약, 환자가 마비된 부위가 있으면 확실하게 지지를 하고 팔다리를 당기지 않는다. 그렇지 않으면 환자는 탈구가 일어난다.
- 돌아 눕히기 위해서는 환자의 체격에 맞게 최소 4명이 필요하다.

2. 자세를 변경하는 동안 일어나는 과정
   - 침대의 가장자리로 환자의 등을 미끄러지게 한다(환기장치로부터 멀어지게).
   - 팔을 (환자가 돌려고 하는 쪽으로 향하도록) 몸통과 매우 가깝게 두고 그 쪽 방향으로 돌린다.
   - 모든 정맥관, 전선, 카테터 그리고 환기장치 튜브는 움직이기 위해 여유가 있는 공간을 갖도록 한다.
   - 2개의 베개를 상 흉부 아래에 두고 환자를 엎드릴 수 있게 돌린다. 이것은 기관지내 튜브를 위해 적절한 청결을 제공해야 하고 환자의 머리가 중립적 위치에 유지할 수 있게 해야 한다(예, 이마 위에 베개를 놓고 엎드려 눕는다).
   - 폼이나 베개로 이마와 얼굴을 지지한다. 엎드린 자세에서 환기를 위해 마취과는 특별한 쿠션을 갖고 있어야 한다.
   - 매 2시간 마다 환기장치를 향해 머리를 돌린 채 머리자세를 변화 시키거나 "도넛 자른 모양"으로 얼굴을 아래로 편하게 둔다.
   - 골반 밑에 베개를 놓는다. 편안함을 위해 베개를 발목 앞부분의 아래에 놓는다.
   - 눈과 귀에는 아무런 압박이 없도록 확인한다. 압박은 이마나 양볼에 주어져야 한다.
   - 복부가 무압박이 되도록 확인한다.
   - 돌아 누운 후 모든 활력징후를 주시한다.
   - 정맥순환을 촉진하기 위해 오른 심방보다 머리를 높이도록 침대의 머리를 천천히 올린다. 그러나 너무 높아서 목과 등의 정렬이 흐트러져서는 안 된다.

환자가 엎드려 누웠을 때

- 장시간을 위해 눈과 귀의 압박; 허리의 과도한 굴곡; 젖꼭지, 턱, 이마의 과도한 압박; 머리 위로 팔을 두는 것을 피한다.
- 팔다리를 적절하게 정렬한다. 매 2시간마다 머리 자세를 바꾼다(얼굴을 바닥으로 하거나 환기장치를 향해둔다).
- 약간의 안면 부종을 예상하라. 얼굴의 부종을 방지하고, 이미 먹었던 음식물의 흡인 위험성을 줄이기 위해 침대의 머리를 올리게 할 수 있다(역 트렌델렌버그 자세).
- 몇몇 환자로부터 장영양관 섭취곤란(enteral feeding intolerance)과 흡인이 보고되었다.
- 코를 통한 십이지장관영양법과 식이요법 상담을 고려하라.

- 다리를 위해 항색전 스타킹을 추천된다.
- 일상적으로 활력 징후를 주시한다.

엎드려 누운자세에서 지속시간

- 문헌에는 일회에 2시간에서 20시간 동안 엎드려 누운자세를 취하라고 보고되어 있다.
- 2시간에서 10시간 사이를 추천한다. 지속시간은 사례별에 따라 결정된다.
- 엎드려 누운자세에서는 긍정적으로 반응하지만 똑바로 누운자세에서는 악화되는 환자는 엎드려 누운자세를 더 오래 더 자주 유지해야한다(예, 엎드려 누운자세 10시간, 바로 누운자세 2시간).
- 만약 초기 엎드려 누운자세가 어떤 향상도 보여주지 못한다면, 그들의 반응을 재평가하기 위해 주기적으로 시도를 해야 한다.

마지막 포인트

- 환자는 바로 누운자세나 회전시에 산소섭취(PaO_2/FiO_2 〉300)가 증가되었다.
- 엎드려 누운자세에서 반응이나 향상이 없다.
- 환자는 불안정한 혈류역학을 가진 부정맥, 피부파괴, 시력 손상 같은 부정적 반응을 가진다.

엎드려 누운자세가 산소섭취를 향상시키는 것에 의해 일어날 수 있는 기전

- 엎드려 누운자세는 뒤쪽 폐부위를 동원함으로써 일회호흡량의 보다 균등한 분배를 촉진하여 뒤쪽과 앞쪽 폐부위 사이에서 보다 균등한 폐압력을 만든다. 그러나 뒤쪽과 앞쪽 폐 부위의 관류는 바로 누운자세나 엎드려 누운자세 사이에서 차이가 없었다. 다른 말로, 중력은 누운자세나 엎드려 누운자세 사이에서 환기와 관류의 분배에 중요한 영향을 끼치지 않는다. 그 결과 뒤쪽 폐부위의 환기 — 관류 분배는 엎드려 누운자세에서 더욱 균등하다.
- 엎드려 누운자세는 작은 기도의 반복된 개방과 폐쇄를 방지하고 뒤쪽 폐부위의 산소공급과 무기폐 사이의 경계면에 과도한 스트레스를 막음으로써 호흡기와 관련된 폐손상을 막을수 있다.
- 흉벽의 탄력순응도는 엎드려 누운자세에서 감소하는 경향이 있다.
- 엎드린 자세에서, 앞쪽 흉벽은 침대 바닥과 신체의 몸무게 사이에서 눌릴 수 있다. 이것은 횡격막과 가까이 있는 뒤쪽 폐에 일회호흡량의 재분배를 조금 초래할 수 있다.

급성 외과적 환자를 위한 지속적인 회전

(CONTINUOUS ROTATION FOR ACUTE MEDICAL PATIENTS)

근거 : B

근거의 자세한 내용은 요약 부분과 부록 A를 보라.

특별히 회전하는 침대는 가스교환, 혈류역학적 기능, 기도 청결과 무기폐의 문제해결을 증진시키기 위해 사용된다.

어떤 그룹인가?

- 엎드려 누운자세를 위해 선택된 환자와 비슷하게 기계적 환기장치가 필요한 환자

지속적인 회전을 위한 단계

- 심폐기능과 다른 임상적 측정의 기초선 측정을 획득한다.
- 환자를 참을 수 있는 회전각도에 준비시킨다. 시간이 되면 침대가 허용하는 최대 회전각까지 증가시키는 것이 목표이다(침대상품에 달려 있다).
- 환자가 한 자세에 머무는 시간을 결정하라. 그 범위는 보통 2분에서 30분 사이이다. 목표는 한 자세에서 시간을 줄이는 것이고 지속적인 회전을 주는 것이다.

이완자세 (RELAXATION POSITIONS)

근거 : 만성 폐쇄성 폐질환 환자를 위한 B

다른 환자군에서 이 자세를 사용한다는 근거는 부족하다. 앉아서 앞으로 기댄 자세는 만성 폐쇄성 폐질환 환자[3]에게 호흡곤란을 감소시킨다고 보고되고 있고, 건강한 사람에서 팔에 보조기 적용은 지속적인 최대 환기를 증가시킨다.[2] 바퀴 달린 보행기를 이용해 걷는 동안 팔에 보조기 적용은 만성 폐쇄성 폐질환 환자의 호흡 곤란을 감소시켰다;[17] 그러나, 걷는 동안 팔에 보조기 적용은 휴식하는 동안 서 있는 자세와 다르다.

다양한 이완 자세들은 만성 호흡기 질환 환자의 호흡곤란을 줄이고 휴식을 촉진하기 위해 지시할 수 있다. 환자에게 적용될 수 있는 다섯 가지의 다양한 자세가 자주 지시된다(그림 13-2). 잠을 잘 때(그림 13-2A와 B), 의자를 이용해서 쉴 때(그림 13-2B와 C), 밖에서 걸을 때(그림 13-2D와 E).

어떤 그룹인가?

- 임상적으로 심한 호흡곤란을 지닌 환자
- 과도한 보조근을 사용하는 환자에서 이완을 촉진시키기 위해

이완 자세를 위한 단계

- 대부분 자세에서 신체의 상부는 지지되어야 한다. 모든 자세에서 몸통은 똑바르게 되어야 한다.
- 그림 13-2의 A와 B 자세를 위해서 베개로 적절하게 지지하라.
- 이완자세를 하는 동안 호흡조절과 입술 오므려 호흡하기를 수행하도록 한다(자세한 것은 12장을 보라).
- 그림 13-2의 B와 C에서 머리를 지지하거나 옆으로 돌리게 하라. 환자의 머리를 베개에 묻

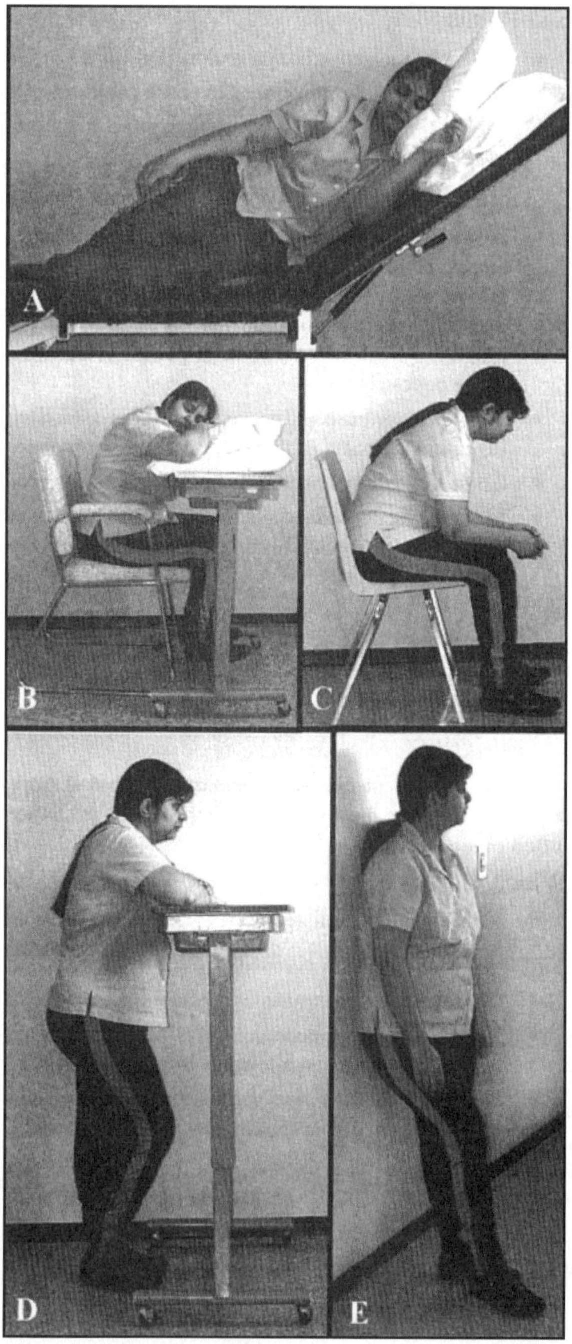

그림13-2. 이완 자세. 5개의 다른 이완자세가 자주 가르친다. (A) 잠잘 때, (B&C) 의자를 이용해서 쉴 때, (D& E) 환자가 집안이나 집밖에서 걷고 있으면서 의자를 이용할 수 없을 때.

히도록 하지마라. 이것은 더욱 호흡 곤란을 느끼게 한다.

- 모든 자세가 모든 환자를 위해 적용되는 것이 아니라는 것을 명심하라. 환자의 필요와 편안함을 기초로 자세를 선택하고 필요에 따라 수정하라.

임상적 실험에 기초한 자세변경이 심혈관과 폐에 미치는 효과의 요약
(SUMMARY OF THE CARDIOVASCULAR AND PULMONARY EFFECTS OF POSITIONING BASED ON CLINICAL TRIALS)

1. 한 쪽의 폐 질환을 지닌 경우에, "좋은 쪽 폐를 아래로" 항상 좋은 것은 아니다. 더욱이 "좋은 쪽 폐를 아래로"를 지지할 만한 이론이 아직까지는 없다. 환자를 위한 가장 좋은 자세 변경의 선택을 위해 자세한 검토가 필요하다.
2. 바로 선자세는 환기장치를 하지 않은 심하지 않은 질환자, 수술 후 환자, 노인에서 효과적일 수 있다. 그러나 몇몇 다른 질병에서는 〔열린타원구멍(foramen avale) 환자에서, 문맥압항진(portal)을 동반한 간경화)〕 바로 누운자세가 보다 효과적 일 수 있다. 안정적인 만성 폐쇄성 폐질환 환자는 앉은 자세에서부터 수평으로 눕고, 머리를 25° 아래로 낮추는 자세에서 폐용적과 불포화 반응이 약간 변화를 보여 줄 수 있다. 그러므로 각 사례별로 기초해서 자세를 선택하는 것이 중요하고, 편안함을 최적화 할 수 있고 호흡곤란을 최소화 할 수 있는 각 자세의 모든 효과를 고려하는 것이 중요하다.
3. 환기장치를 하고 있는 환자에서, 바로 누운자세는 위 내용물의 흡인의 위험성과 병원 내 폐렴을 증가 시킨다. 그러나 바로 선자세는 급성 호흡장애증후군(ARDS)나 급성 폐 손상환자에게 산소섭취를 줄인다.
4. 회전 침대는 급성 호흡장애 증후군이나 무기폐 환자에게 효과적 일 수 있다(부록 A).
5. 급성 호흡장애 증후군 환자에서, 엎드려 누운자세는 산소섭취를 증가시키는 것을 보여준다(부록 B).
6. 가장 효과적인 자세 선택을 바로 하지 마라. 당신이 성취하기 원하는 것(편안함, 가스교환 향상, 정상적인 심박수와 혈압)의 시간을 결정하고, 그에 따라 자세변경을 하고, 그리고 항상 환자의 자세 변화의 영향을 관찰하라.

참고문헌

1. Prandi E, Couture J, Bellemare F. In normal subjects bracing impairs the function of the inspiratory muscles. *European Respiratory Journal*. 1999;13:1078-1085.
2. Banzett RF, Topulos GP, Leith DE, Nations CS. Bracing arms increases the capacity for sustained hyperpnea. *Am Rev Respir Dis*. 1988;138:106-109.
3. Druz WS, Sharp JT. Electrical and mechanical activity of the diaphragm accompanying body position in severe chronic obstructive pulmonary disease. *Am Rev Respir Dis*. 1982;125:275-280.
4. Brower RG, Ware LB, Berthiaume Y, et al. Treatment of ARDS. *Chest*. 2001;120:1347-1367.
5. Curley MAQ. Prone positioning of patients with adult respiratory distress syndrome: a systematic review. *Am J Crit Care*. 1999;8:397-405.
6. Dries DJ. Prone position in acute lung injury. *J Trauma*. 1998;45:849-852.
7. Force TR, Saul JD, Lewis M, et al. Adult respiratory distress syndrome. Patient position and motion strategies. *Resp Care Clin N Am*. 1998;4:665-677.

8. Jones AT, Hansell DM, Evans TW. Pulmonary perfusion in supine and prone positions: an electron-beam computed tomography study. *J Appl Physiol.* 2001;90:1342-1348.
9. Lamm WJ, Graham MM, Albert RK. Mechanism by which the prone position improves oxygenation in acute lung injury. *Am J Respir Crit Care* Med. 1994; 50:184-193.
10. Messerole E, Peine P, Wittkopp S, et al. The pragmatics of prone positioning. *Am J Respir Crit Care Med.* 2002;165:1359-1363.
11. Mure M, Domino KB, Lindahl SG, et al. Regional ventilation-perfusion distribution is more uniform in the prone position. *J Appl Physiol.* 2000;88:1076-1083.
12. Pelosi P, Tubiolo D, Mascheroni D, et al. Effects of the prone position on respiratory mechanics and gas exchange during acute lung injury. *Am J Respir Crit Care Med.* 1988;157;387-393.
13. Tobin A, Kelly. Prone ventilation—it's time. *Anesth Int Care.* 1999;27:194-201.
14. Willems MC, Voets AJ, Welten RJ. Two unusual complications of prone dependency in severe ARDS. *Intensive Care Med.* 1998;24:276-277.
15. Albert RK. The prone position in acute resipiratory distress syndrome: where we are, and where do we go from here. *Crit Care Med.* 1997;25:1453-1454.
16. Blanch L, Mancebo J, Perez M, et al. Short-term effects of prone position in critically ill patients with acute respiratory distress syndrome. *Intensive Care Med.* 199723:1033-1039.
17. Solway S, Brooks D, Lau L, Goldstein R. The short-term effect of a rollator on functional exercise capacity among individuals with severe COPD. *Chest.* 2002; 122(1):56-65.
18. Robin ED, Harmann PD, Horn BR, et al. Platypnea related to orthodeoxia caused by true vascular shunts. *N Eng J Med.* 1976;294:941.
19. Robin ED, Laman ML, Goris ML, et al. A shunt is (not) a shunt is (not) a shunt. *Am Rev Respir Dis.* 1977;115:553-557.
20. Smeenk FW, Postmus PE. Interatrial right-to-left shunting developing after pulmonary resection in the absence of elevated right-sided heart pressures: review of the literature. *Chest.* 1993;103:528-531.
21. Marini JJ, Tyler ML, Hudson LD, et al. Influence of head-dependent positions on lung volume and oxygen saturation in chronic air-flow obstruction. *Am Rev Respir Dis.* 1984;129:101-105.
22. Drakulovic MB, Torres A, Bauer TT, et al. Supine position as a risk factor for nosocomial pneumonia in mechanically ventilated patients: a randomised trial. *Lancet.* 1999;354:1851-1858.
23. Torres A, Serra-Batlles J, Ros E, et al. Pulmonary aspiration of gastric contents in patients receiving mechanical ventilation: the effect of body position. *Ann Intern Med.* 1992;116:540-543.

예상문제

※ 여러 가지 자세와 관련된 심혈관 및 폐의 효과에 대한 설명으로 옳지 않은 것은?

1) 바로 선 자세는 기능적 폐활량이 증가한다.

2) 바로 누운자세는 흉벽의 앞-뒤 직경이 증가한다.

3) 머리를 아래로 향해 누운자세는 호흡곤란이 증가한다.

4) 옆으로 누운자세는 의존 부위의 흉벽 앞-뒤 직경이 증가한다.

5) 엎드려 누운자세는 급성호흡곤란 증후군 환자에게 산소공급을 증가시킨다.

정답 : 2)

제 14 장 움직임과 운동훈련

Mobility and Exercise Training

학습목표

이 장을 마칠 무렵 독자는 다음의 내용을 설명 할 수 있어야 한다.

1. 움직임과 운동훈련에 대한 이론적 원리, 적응증과 금기증
2. 급성기 치료 설정에 있어 환자에게 가동성을 시행할 때 고려해야 할 핵심 단계
3. 다양한 환자에 대해 훈련 프로그램을 계획할 때 운동훈련 프로그램에서 고려되어야 할 주요요소들

간단한 설명 (BRIEF DESCRIPTION)

물리치료사가 처방할 수 있는 가장 효과적인 치료중 하나는 효율적인 운동프로그램이다. 이것을 급성기 치료 설정에서는 가동성이라고 하지만, 외래환자치료에서는 운동처방과 운동훈련이라고 한다. 운동에 대한 매우 낮은 인내심과 복잡한 건강상태를 갖고 있는 몇몇 환자들에게는 건강한 사람들이나 심혈관계 환자를 위해 고안된 운동훈련처방의 적용을 하기가 어렵다; 그러나 많은 기본적 훈련원칙은 적용된다.

이론적 원리 (RATIONALE)

부동(immobility)은 신체 시스템에 부정적인 영향을 끼친다(표 14-1). 움직임과 운동을 증가시키는 것은 신체에 긍정적인 영향을 끼친다(표 14-2). 많은 입원환자들은 건강이 더 나쁘고 복합적인 중복이환(comorbidities)을 가지고 있을 수 있기 때문에 치료사는 외래환자들보다 입원환자에 대한 운동처방을 할 때 더 신중해야 한다. 환자의 건강상태의 설정과 복잡성과는 상관없이, 지연된 침상안정의 결과와 비활동성은 조기 보행이나 단기간 침상안정보다 더 많이 해롭다.

표 14-1. 부동과 활동 감소의 생리학적 변화와 기능적 결과

심혈관계(cardiovascular system)
- 전체 혈액과 혈장 용적 감소
- 적혈구 부피와 헤모글로빈 농도의 감소
- 기초적인 심박동수 증가
- 심장의 횡단 두께 감소
- 최대산소섭취와 건강 수준의 감소
- 다리에서 혈관의 혈관반사와 반응의 감소, 이러한 결과로 기립성 저혈압, 실신, 어지러움
- 심부정맥혈전증과 폐색전의 위험이 증가

호흡계(respiratory system)
- 동맥의 산소 수준 감소
- 폐 용적 감소
- 폐에서 혈류와 환기 분배의 변화
- 폐의 의존부위에서 작은 기도의 폐색, 이러한 결과로 폐허탈
- 분비물의 고임으로 감염의 가능성이 증가
- 음식과 위내용물의 흡인 증가

신진대사계(metabolic system)
- 칼슘 배출 증가로 신장과 요로결석의 위험 증가
- 질소배출의 증가
- 감염의 저항성 감소
- 이뇨의 증가
- 심장병과 관련있는 혈액지질의 증가

골격근육(skeletal muscle)
- 이화작용의 증가와 합성의 감소 때문에 효소 활동과 근육 부피 감소, 이러한 결과로 근력과 지구력의 감소
- 만약, 짧아진 길이 상태로 움직이지 않는다면 근육길이는 짧아질수 있다

힘줄, 인대, 그리고 뼈(tendons, ligaments, and bones)
- 골밀도 감소, 이러한 결과로 근력 감소
- 인대와 힘줄의 단면적의 직경 감소, 이러한 결과로 근력 감소
- 관절 구축
- 작은 외상으로부터 손상의 빈도 증가

중추신경계()
- 느린 EEG 활동
- 반응시간과 정신기능의 감소
- 불안과 우울증의 증가와 같은 정서적이고 행동적인 변화
- 정신운동 수행의 감소
- 지남력장애
- 어린아이 행동과 같은 퇴행
- 수면양상의 변화

위창자계(gastrointestinal system)
- 먹고 삼킴의 어려움
- 빈약한 소화력

표 14-1. 부동과 활동 감소의 생리학적 변화와 기능적 결과

- 변비

피부(skin)
- 피부 파괴

근거 (EVIDENCE)

- A — 건강한 사람, 관상동맥질환을 가진 환자, 만성 폐쇄성 폐질환을 가진 환자를 위해.
- C — 부동과 침상안정의 결과가 잘 서술되었을지라도 급성기 치료에서 개개인에 대한 근거는 명확하지 않다.

적응증 — 어떤 환자에게 적용해야 하는가?

- 물리치료사들은 극도로 불안정한 의학적 상태를 가진 환자를 제외하고는 모든 환자를 위해 효과적인 운동프로그램을 제공하고 진행하기 위해 노력해야 한다.
- 침상안정은 급성요통환자, 자연적 조산, 불안정한 혈류역학 또는 심혈관 상태, 심한 호흡장애 그리고 급성 전염성 간염 또는 요추천자, 척추마취, 방사선 촬영, 심장 카테터와 같은 의학적 처치 후에 처방되어진다; 그러나 보행과 침상운동은 가능한 한 빨리 시행되어야 한다.

운동위험성에 대한 금기증, 주의점, 선별
(CONTRAINDICATIONS, PRECAUTIONS AND SCREENING FOR EXERCISE RESK)

- 9장의 표 9-1과 9-2는 급성기 치료에서 건강상태에 주안점을 둔 운동에 대한 금기증과 주의점을 명시해 두었다. 가동(mobilization)의 유형과 진행을 결정할 때 환자들은 표 9-1과 9-2에서 명시된 기준에 따라 신중하게 선별되어야 한다.
- 외래환자를 위한 상세한 진료 기록은 자주 활용할 수가 없다. 진료기록 또는 참고자료에서 필수 정보를 구할 수 없을 때 환자는 표 9-3에서 설명한 것과 같이 ACSM에 의해 결정된 선별문항에서 명시된 질병에 따라 명확히 해야 한다.

운동 전 평가

- 환자의 의학적 관리는 최상으로 해야 한다.
- 환자의 영양상태는 적절해야 한다. 만약 그렇지 않으면 운동은 저강도로 하고 천천히 진행해야 한다.

표 14-2. 심혈관계, 호흡계, 골격근 그리고 뼈 질량이 유산소 훈련에 적응

시스템/요인		휴식(rest)	최대하운동	최대운동
작업수행의 측정	산소 소비(VO_2)	—	—	↑
	업무부하/율 — 업무 능력			↑
심장	HR	↓	↓	—
	일회박출량	↑	↑	↑
	심박출량	—	—	↑
	심장질량	↑		
혈액	혈액과 혈장 용적	↑		
	적혈구 부피	—		
혈류의 배분	운동하는 근육에 혈류	↓	—	↑
	심장동맥 혈류	↓	↓	↑
	뇌 혈류	—	—	—
	내장 혈류	—	—	—
	피부 혈류	—	—	—
환기 — 폐로 공기가 들어가고 나가는 양	환기(VE)	—	—	↑
	호흡율	—	↓	↑
	일회호흡량(TV)	—	—	—
폐 용적	폐활량	—		
	혈액 젖산염	—	↓	↑
**또한 다른 산증에 의해 영향	혈액 pH	—	↓	↑
골격근	근육에서 무산소 효소—예, 포스포 프룩토키나아제(PFK)	—		
	마이오글로빈	↑		
	산화효소	↑		
	미토콘드리아의 양	↑		
	근육의 모세혈관화	↑		
	산소 추출	↑		
	지방 가동성과 산화작용	↑		
	근육 글리코겐	↑		
섬유 유형 크기	Type I	↑		
	Type II	—		
신경근 동원과 전달		↑		
근력		↑		
근지구력		↑		
뼈	뼈 미네랄 밀도	↑		
	요도칼슘 배출	↓		

약어: ↓ : 감소; ↑ : 증가; — : 바뀌지 않음.

참조: 몇몇 요인들의 경우, 휴식, 최대하운동 또는 최대운동을 하는 동안 측정한 것과 상관없이 변화는 훈련 후에 일어난다. 이러한 요인들의 경우, 휴식, 최대하운동 그리고 최대운동에 대한 3칸이 합쳐진다.

- 운동 전 평가는 의학적 상태를 기초로 하여 선별하기 위해 필수적이다. 또한 운동 전 평가는 보행보조, 체중지지상태, 기관지 확장약, 니트로글리세린, 산소와 같은 안전한 운동을 위해서 어떠한 보조물이나 약물이 필요한지 결정하기 위해서 필수적 이다.

급성기 치료에서 몸이 약하거나 최근에 수술한 환자의 침상에서 의자로의 이동방법 — 침상에서 의자로의 이동 수행단계

- 다리의 관절가동운동 — 특히, 수술 후 환자에게 혈액순환과 정맥혈의 환류를 촉진시키기 위한 가동을 하기 전에 시행되어야 한다.
- 환자의 자세를 점차적으로 수평면상에서 바로 선자세로 변화시켜라. 장기간의 침상안정, 고혈압약 복용, 심혈관계 문제, 강력한 진정제 또는 마취를 한 환자의 경우 기립성 저혈압을 일으키는 경향이 있다.
- 적절한 자세역학을 지켜라. 통나무 구르기와 침대에 앉아 있는 환자를 세우는 것은 매우 유익하다.
- 절개한 자리, 혈관 연결 관, 전선, 튜브가 늘어나지 않도록 하라. 만약 환자가 흉관(chest tube)을 하고 있다면 벽부착 석션기로부터 흉관의 연결을 차단하고 밀봉(water seal)을 이용하는 것은 공기누출의 지속기간을 감소시킨다.
- 가장 먼저 환자를 침대의 가장자리에 앉히고 만약 이것을 잘 해낸다면 의자로 옮긴다.
- 환자의 상태가 괜찮다면 언제나 이동은 조기에 수행되어야 한다.

급성기 치료에서 가동의 방법 — 준비하고 환자에게 운동을 적용하는 단계

1단계: 우리는 누구를 다루어야 하는가?

- 병원에 입원하기 전에 기능적 상태는 어떠하였는가?
- 관련된 과거병력
- 급성 손상이 환자 움직임에 무슨 영향을 주었는가?(침상안정으로 인한 약화, 절개한 자리, 외상, 그리고 통증)
- 약물 영향(운동 시 심박수에 대한 β-차단제 영향, 혈압에 대한 진통제의 영향, 균형)
- 다른 방해물(배액 튜브, 정맥내 튜브, 산소튜브)

2단계 : 운동할 것인가 안 할 것인가?

- 이 점을 비교 검토하라 : 환자에게 가동을 적용하는 것에 대한 위험률

3단계 : 얼마나 많이 환자가 할 수 있는가?

- 준비하라. 이동하는 길을 따라 의자를 놓는다. 적절한 보행 보조도구와 이동 벨트의 사용을 제공하고, 필요하다면 시작 전에 간호부에 연락하라. 이동하는 동안 적절한 신체역학을 이용하고 누운자세에서 바로 선자세로 점차적인 변화를 허용하라. 순환운동을 촉진하라 —

예,이동하기 전이나 하는 중에 발과 발목, 무릎의 굽힘과 폄)

- 활동을 하기 전에 기초적인 활력징후는 검사하도록 한다.

4단계 : 언제 멈춰야 하는가?

- 운동을 하기 전에 심박수, 혈압, 미리 정해놓은 노력의 단계, 그리고 산소포화도의 한계와 같은 목표치를 설정 하라. 운동을 중단하는 것에 대한 다른 지침들은 9장의 표 9-4에 설명되어 있다.
- 환자의 얼굴과 눈을 보라. 활동을 하는 동안 피로, 통증, 발한, 견딜 수 없다는 신호들을 주시하라. 자주 환자에게 기분이 어떤지 묻는다.

5단계 : 종료하는 시간

- 환자의 운동에 대한 반응을 관찰하라.

6단계 : 관찰과 진행

- 가동성을 제한하는 요인들을 결정하라.
- 진행을 관찰하기 위해 사용할 수 있는 객관적인 결과 척도를 생각하라 — 예, 이동의 용이, 앉아있을 수 있는 시간, 보행거리, 심박수, 호흡율, 산소포화도, 보그(Borge) 척도, 통증 척도
- 가동성 후에 활력징후가 활동 전 수준으로 돌아올 때 까지 환자를 관찰하라.

외래환자의 운동처방과 훈련

이 부분의 핵심은 외래환자 운동훈련에 있어 가장 중요한 원칙을 제공하는 것이다. 운동훈련의 이점은 심폐재활이 필요한 환자를 위해 잘 정의 되어있다는 것이다. 그러나 이 책의 본문에서는 그 내용에 대한 상세설명을 하지 않는다. 독자들은 심폐재활과 다양한 건강상태에서의 운동훈련에 대한 상세내용을 다른 책을 통해 참고 해야 할 것이다.

모든 프로그램은 기본적인 훈련원칙을 기초로 해야 한다: 과부하, 훈련의 특성, 개인차, 강도, 가역성. 과부하는 운동 후 반응에 따라 적용 되어야 한다. 빈도를 변화시키는 것, 지속시간, 강도 또는 이러한 요소들의 결합은 과부하를 변화시킨다. 훈련의 특수성 때문에, 훈련기술이 희망하는 기능적 결과와 유사했을 때 최대 이득이 발생 할 것이다. 그들이 개개인의 욕구와 능력을 충족시키기 위해 계획을 세울 때, 훈련 프로그램이 최적화가 된다는 것은 명백하다. 가역성의 원칙은 환자가 움직이지 않거나 활동수준을 감소시킬 때 훈련중지가 발생한다는 것이다.

감독(Supervision)

훈련 프로그램은 감독 하였을 때 더 나은 성과를 나타낸다. 이것은 환자의 욕구가 변화함에 따라 환자에게 피드백을 제공하고 프로그램을 수정할 기회를 준다. 물리치료사에 의한 감독은 처음에는 전체적으로 이루어지고 보통 환자가 운동 프로그램에 능숙해 짐에 따라 차츰 줄여 나간다. 성공적인 프로그램은 병원에서, 외래환자 부서에서, 또는 집에서 지도한다.

감시(Monitoring)

감독 하에 이루어지는 운동훈련기간 전, 중, 후에 심박수와 혈압을 감시해야 한다. 심전도를 감시하는 것은 새로운 환자에서 부정맥과 심혈관계 질환을 가진 환자를 제외시키는데 중요하다. 산소포화도를 감시하는 것은 보통 만성 호흡질환을 가진 환자에게 필수적이고 산소치료가 필요한지에 대한 평가를 용이하게 한다. 마찬가지로 호흡률 또한 운동강도에 대한 지침으로 타당하다.

훈련 프로그램의 구성요소

모든 프로그램은 준비운동, 특정한 훈련강도에 있어서 유산소 활동의 수행, 마무리운동 기간을 포함해야 한다. 충분한 준비운동과 마무리운동은 최적의 성과를 이룰 뿐만 아니라 더 안전하며 심혈관에 최소한의 부담을 준다. 게다가 30분 동안의 최대 산소소비량의 60%로 대략 15분의 준비운동을 하면 운동유발성 천식(EIA)을 감소시키고 충분한 마무리운동 또한 운동유발성 천식을 최소화 시킨다. 움직일 수 없는 환자에게 흉부, 팔, 다리의 가동성 운동은 걷거나 낮은 강도에서 모달리티를 하는 것보다 준비운동과 마무리운동 하는데 유용할 것이다.

모달리티(Modalities)

모달리티는 걷기, 달리기, 노젓기, 스텝퍼(stairmaster), 고정된 자전거, 계단 오르기 또는 이것들을 복합한 것을 포함한다. 훈련의 특성과 운동 편의 시설에 대한 접근의 용이는 가장 적절한 모달리티 또는 지구력 훈련 활동을 선택 할 때 고려되어야 한다. 기기의 사용과 기후 또한 고려해야할 요소이다. 대부분의 경우 보행과 지지되지 않은 팔이 결합된 운동은 만성 호흡질환을 가진 노인에게 가장 바람직한 훈련 방식이다. 낭포성 섬유증(cystic fibrass) 또는 심근경색 후의 젊은 사람들은 종종 건강한 사람들이 하는 것과 비슷한 운동을 선택한다. 포괄적인 운동프로그램은 팔다리의 근력과 지구력 훈련을 포함해야 한다. 왜냐하면 많은 활동들은 팔을 가지고 행해지기 때문이다. 호흡근 훈련은 호흡근이 약하고 호흡곤란이 있는 환자들에게 필요하다.

훈련강도

운동 테스트에 대한 상세내용은 9장에 소개 되어 있다. 재활 프로그램을 시작한 모든 환자들은 운동에 대한 생리학적, 주관적, 적당하지 않은 반응을 선별하기 위해서 운동 테스트를 해야 한다. 운동 테스트의 이점은 환자를 더 신중하게 관찰할 수 있고 빈틈없이 감시할 수 있다는 것이다: 치료기간 동안 치료사 비율. 훈련강도 기준은 다음의 내용을 기초로 한다:

- 환자의 상태
- 운동 테스트에 대한 환자의 반응을 포함하는 평가 조사 결과
- 9장에서 설명한 것과 같이 안전훈련 범위 안에 있는 운동 강도의 범위는 다음이다:
    - 효과적인 훈련 프로그램을 제공하는 최소한의 강도
    - 안전한 훈련 범위를 벗어나지 않는 최대강도

특별한 집단에 따라, 운동 처방에 대한 다른 변수들도 다음을 포함해서 고려 해야한다:

- 심박수 축적의 산출
- MET 정도의 산출
- 호흡곤란의 안정수준을 유도하는 운동강도. 종종 "노래하기-말하기-숨차기(sing-talk-gasp 테스트"는 몇몇 환자들에게 간단한 지침이 된다. 운동은 노래를 부를 만큼은 호흡할 수 없으나 말을 편안하게 할 수 있을 만큼 충분히 힘들어야 한다.

더 신중한 운동처방은 노인, 다양한 문제를 지닌 환자, 운동 프로그램에 대해 불안해 하고 걱정하는 환자에게 명확하게 처방되어야 한다. 폐질환 환자에 대한 운동처방의 상세내용은 코퍼(Cooper)[13]가 제시하였으며 심장질환 환자의 운동처방은 브라논(Brannon)이 제시하였다.[12]

만성 호흡기 질환을 가진 환자의 심박수는 건강한 사람들의 심박수-산소소비 관계와 비교하였을 때 산소소비에 관하여 상승하기 때문에 연령에 따라 예측되는 심박수는 여러 그룹의 환자에게 운동을 처방하는데 일반적으로 유용하지 않다. 게다가 95% 신뢰도 차이는 40에서 60 BPM 변화가 있다. 그러나 일단 운동평가를 하면, 심박수를 감시하는 것은 운동유발성 부정맥 환자를 찾아내거나 심근의 허혈 또는 바람직하지 못한 결과를 제외하는 상한선을 안전하게 결정할 때 유용하다.

*훈련강도의 증가*는 훈련-안전범위를 고려해야 한다. 훈련에 적응이 될 때 운동은 자극강도를 유지하기 위해 증가시켜야 한다. 잘 알려진 이 운동 훈련 원칙은 임상적으로 자주 무시된다. 지구력 운동은 지속기간, 강도, 빈도가 증가함에 따라 향상된다. 운동 강도의 증가는 대부분의 환자에게 있어 천천히 이루어져야 한다. 보통의 증가는 매우 허약한 환자에게는 현실적인 훈련부하이기 때문에 완만한 증가는 몇몇의 환자들에게는 필수적이다. 게다가 만성적인 상태의 몇몇 환자들은 그들의 건강상태, 영양 그리고 약물치료의 요소들 때문에 훈련적응에 대한 능력에 한계가 있다.

매주 세가지 변수 — 지속기간, 강도, 빈도 — 중 한 가지 이상 증가시키지 않는다. 그리고 단지 약간의 증가가 처방되어야 한다(매주 한가지 변수의 5%이상 하지 말 것). 운동 훈련은 평생의 의무이므로 손상을 피하기 위해 증가를 느리게 하는 것은 효과적이다. 왜냐하면 사람은 원하는 훈련강도에 도달하기 위해 삶의 휴식을 갖기 때문이다.

훈련강도의 범위. 만성 폐쇄성 폐질환과 심근질환을 가진 환자들에 대한 훈련강도의 범위는 낮게 적용해야 한다. 천식, 낭포성 섬유증 그리고 심근경색 후 환자에 대한 훈련강도는 더 높거나 같은 연령의 건강한 사람들의 정상훈련범위이다.

> 고강도 훈련 대 저강도 훈련의 장점과 단점을 평가할 때, 고강도는 보다 생리학적인 증가를 보여주지만, 보다 위험하고 어떤 환자는 싫어한다는 것을 기억하는 것은 중요하다.

훈련의 빈도

빈도는 매주 3회에서 5회 정도로 한다. 낮은 훈련 빈도는 훈련효과를 유도할 수 없는 반면 높은 빈도의 훈련은 회복에 대한 충분한 시간을 주지 않는다.

훈련기간의 지속시간

훈련기간은 처음에는 매우 짧게 해야 한다. 가장 중요한 법칙은 환자가 수행하는 것 이상의 지속

표 14-3. 만성 폐쇄성 폐질환과 간질성 폐질환 환자를 위한 훈련강도의 범위

모달리티	준비운동 작업부하	훈련 작업부하
싸이클 에르고메터	자유로운 회전 50 rev/min 0 kilo-pond (kp)에서 50 rev/min 0 kilo-pond meters (kpm)	0.5~1.0 kp 150~300 kpm 25~50watt(1 watt = 6.1 kpm)
팔 에르고메터	자유로운 회전 또는 지지하지 않고 팔 운동 일반적으로 30~40 rev/min	5~10 watt
트레드밀	아주 느린 속도(~1.0 mph) 그리고 동일한 등급	일반적으로 1-2 mph 그리고 동일 – 10% 등급

약어 : rev/min : 분당 회전(revolutions per min)

시간은 훈련반응을 끌어 낼 수 있다는 것이다 — 예, 2분에서 5분 동안 걷는 것이 침상안정을 취하는 것보다 절대적으로 좋다는 것이다. 매우 짧은 훈련지속기간이나 간헐적 프로그램(interval program)은 운동에 대해서 매우 낮은 인내력을 가진 환자에게 필요할 것이다. 간헐적-훈련프로그램은 낮은 강도의 운동 또는 침상기간에 변화를 주는 높은 강도의 운동으로 구성한다. 이론적으로 말하면, 목표 지속기간은 유산소 운동의 25~30분 동안 점차적으로 증가시켜야 한다. 간헐적 훈련은 몇몇 환자에게 운동유발성 천식(EIM)을 최소화 시킬 수 있다.

훈련프로그램의 기간

운동훈련은 평생의 의무이다. 운동의 효과는 일단 운동을 중단하면 전체적으로 가역적으로 된다. 생활방식의 변화로 장기간의 감시가 필요한 부분이 나타나게 되고 공동체-기반 프로그램(community-based program)으로 가는 환자를 보조해야 할 것이다.

가동과 훈련의 효과에 대한 요약 (SUMMARY OF THE EFFECTS OF MOBILIZATION AND TRAINING)

요약하자면, 가동과 운동훈련은 환자들에게 유용하지만 연관된 위험성을 가진다. 운동을 기피하고 활동하지 않는 것은 보다 더 해로운 효과들이다. 고위험 환자들은 주관적이고 객관적인 결과 측정을 통해 감시되어야 한다. 운동 강도의 시작은 낮은 강도로 해야 하며 강도의 증가는 천천히 해야 한다. 운동프로그램은 지구력, 근력, 유연성뿐만 아니라 환자의 일상생활에서 사용되는 모든 근육군의 훈련을 포함하여 다양해야 한다. 운동훈련은 이로움을 유지하기 위한 평생의 의무이다.

참고문헌

1. Allen C, Glasziou P, Del Mar C. Bed rest: a potentially harmful treatment needing more careful evaluation. *Lancet*. 1999;354:1229-1233.
2. Franklin BA, Roitman JL. Cardiorespiratory adaptations to exercise. *ACSM's Resource Manual for Guidelines for Exercise Testing and Prescription*. 3rd ed. Philadelphia: Lippincott, Williams & Wilkins: 1998;156-163.
3. Wenger NK, Froelicher ES, Smith LK, Ades PA, Berra K, Blumenthal JA. Cardiac rehabilitation as secondary prevention. Clinical practice guideline. *Quick Reference Guide for Clinicians*. No. 17. Rockville MC: Agency for Health Care Policy and Research and National Heart, Lung and Blood Institute AHCPR Pub. No. 96-0673. October 1995.
4. AACVPR. *Guidelines for Pulmonary Rehabilitation Programs*. 2nd ed. Champaign, IL, Human Kinetics 1998.
5. ACCP/AACVPR Pulmonary Rehabilitation Guidelines Panel. Pulmonary Rehabilitation. Joint ACCP/AACVPR evidence-based guidelines. *Chest*. 1997;112:1363-1396.
6. Celli B. Is pulmonary rehabilitation an effective treatment for chronic obstructive pulmonary disease? Yes *Am J Respir Crit Care Med*. 1997;155:781-783.
7. Chavannes N, Vollenbeerg JJ, van Schayck CP, Wouters EF. Effects of physical activity in mild to moderate COPD: a systematic review. *Br J General Practice*. 2002;52(480):574-578.
8. Lacasse Y, Guyatt GH, Goldstein RS. The components of a respiratory rehabilitation program. A systematic overview. *Chest*. 1997;1111:1077-1088.
9. Brooks GA, Fahey TD, White TP, Baldwin KM. *Exercise Physiology, Human Bioenergetics and its Applications*. Mountain View, Calif: Mayfield Publishing Company. 2000;319,332.
10. McArdle WD, Katch FI, Katch VL. *Exercise Physiology: Energy, Nutrition, and Human Performance*. 5th ed. Philadelphia: Lippincott, Williams & Wilkins; 2001.
11. *ACSM's Resources for Clinical Exercise Physiology: Musculoskeletal, Neuromuscular, Neoplastic Immunologic, and Hematologic Conditions*. Baltimore: Lippincott Williams and Wilkins; 2002.
12. Brannon FJ. *Cardiopulmonary Rehabilitation: Basic Theory and Application*. Philadelphia: FA Davis; 1993.
13. Cooper CB. Exercise in chronic pulmonary disease: aerobic exercise prescription. *Med Sci Spo Exerc*. 2001 33(7) Suppl:S671-S679.
14. Chapters 21-23. *ACSM's Resource Manual for Guidelines for Exercise Testing and Prescription*. 4th ed Baltimore: Lippincott Williams and Wilkins; 2001:191-208.
15. Gappmaier E. "220-age?"—Prescribing exercise based on heart rate in the clinic. *Cardiopulmonary Physical Therapy*. 2002;13(2):11-12.

예상문제

※ 움직임이 없거나 활동성 저하가 신체의 생리학적 변화와 기능적 결과에 미치는 영향으로 옳지 않은 것은?

1) 심부정맥혈전증과 폐색전의 위험이 증가한다.

2) 분비물의 고임으로 감염의 가능성이 증가한다.

3) 칼슘배출이 감소하고 신장과 요로결석의 위험이 감소한다.

4) 효소 활동과 근육부피의 감소로 근력과 지구력의 감소가 나타난다.

5) 최대산소섭취와 건강수준의 감소가 나타난다.

정답 : 3)

제 15 장 기도청결기법

Airway Clearance Techniques

학습목표

이 장을 마칠 때면 독자는 다음의 내용을 설명할 수 있어야 한다.

1. 점액섬모 청결에 영향을 주는 요소들을 설명할 수 있다.
2. 다양한 기도청결기법을 설명할 수 있다.
3. 여러 가지의 기도청결기법을 지지하는 근거의 단계를 설명할 수 있다.
4. 점액과잉인 환자에게 기도청결기법을 효과적으로 설명하고 가르칠 수 있다.

이 장은 기도청결에 영향을 끼치는 해부학적이고 생리학적인 요소들을 설명한다(기도청결기법, 기도청결에 대한 임상적 시도, 관련된 영향, 분비물 제거에 대한 이 기술의 증거단계). 기본적인 기도청결기법은 흉부확장운동, 허핑(huffing), 기침, 호흡조절운동을 포함한다. 타진, 진동, 체위배단법과 같은 도수기법들은 최근에 잘 사용되지 않는다. 플루터(flutter)장치, 자가 배담법(autogenic drainage) 그리고 호기 양압 마스크와 같은 새로운 기도청결기법이 인기를 얻고 있다.

점액섬모 청결에 영향을 주는 요인
(FACTORS THAT AFFECT MUCOCILIARY CLEARANCE)

호흡기 점막은 술잔세포(goblet cell)와 점액(mucus), 그리고 장액선(serous glands), 섬모(cilia)로 구성된다(표 15-1). 이들의 기능은 이물질을 막는 것이고 점액은 삼키거나 가래를 뱉을 때 비인두(nasopharynx)를 향해 움직인다. 담배연기, 대기오염물질과 같은 자극원을 흡입했을 경우에 점액섬모 청결은 중요한 폐의 방어기전이다. 질병은 이러한 기전을 손상시킬 수 있다. 점액섬모 청결은 나이가 들거나 수면 시에 감소하지만 운동에 의해 촉진된다. 이물질에 노출되었을 때 점

표 15-1. 섬모운동 청결 시스템

섬모시스템

- 섬모는 아래로 인두, 후두, 기관, 기관지, 세기관지로 확장된다.
- 작은 기관지 아래(대략 세지관지의 11세대(generation)), 상피는 부족한 섬모이다.
- 섬모와 점액 사이의 접촉은 섬모의 끝에서 보여지는 아주 작은 발톱모양이 부속물에 의해 촉진된다.
- 각각의 섬모상포세포는 대략 275개의 섬모를 포함한다.
- 섬모는 섬모가 딱딱하고 펴졌을 때 빠르게 앞으로 치고, 섬모가 유연할 때는 느리게 뒤로 치는 비대칭적인 패턴 상태로 두드린다.
- 각각의 섬모는 마지막 구간에서 옆의 섬모를 가볍게 두드려 파도모양과 같은 운동을 만들어낸다.
- 섬모 두드림 빈도는 초당 11에서 15회 사이이다

점액 시스템

- 점액은 종말세기관지가 열리는 코에서부터 기도로 나열해 있다.
- 꽈리큰포식세포, 림프구, 그리고 다형핵백혈구는 말단의 기도에서 외부의 이물질을 방어하는데 중요하다.
- 하층이나 섬모주위층은 섬모가 두드리는 기도 상피에 위치한 비점착성 장액을 갖고 있다.
- 상부층이나 점액층은 점판성 물질을 갖고 있으며, 섬모에 의해 추진된다.
- 상피주위층의 이상적인 깊이는 대략 쭉당겨진 섬모의 길이정도이다.
- 대조적으로, 점액층의 깊이는 섬모운동에 거의 영향을 주지 못한다.

표 15-2. 점액흐름에 영향을 주는 요소들

점액의 물리적 특성(유동학, rheology)

- 점성은 들러붙는 성질로 정의된다. 폐에서 점성은 점액 분자들끼리 들러붙음 또는 기도의 벽에 점액이 들러붙음으로 구성된다. 점액 점성도가 두배가 되면, 점액의 흐름은 최소 반으로 줄어든다.
- 탄성은 뒤틀린 힘의 중단으로 휴식시 모양으로 되돌아 가려는 물질의 능력이다. 높은 탄성을 가진 액체는 낮은 유속을 가지고 있다.
- 표면장력은 표면으로부터 멀어지고 액체의 중심으로 향해 움직이는 분자에 의해 가해지는 힘이다. 낮은 표면장력은 흐름의 증가와 관련있다. 예를 들어, 온도의 증가는 표면장력을 감소시키고 흐름을 증가시킨다.
- 수분함유는 점액을 녹이고 흐름을 증가시키는 것을 돕는다.

기도의 물리적 특성

- 유속은 직경이 증가하면 증가한다. 작은 기도에서, 점착성은 높다 왜냐하면 기도에 부착된 점액의 면적이 큰 기도보다 비례하여 높다. 점액침착의 층, 딱딱한 점액 덮개, 기관지경련, 그리고 부종은 기도의 크기를 감소시킬수 있다.
- 유속은 긴 기도에서는 감소한다. 기도가 단전되거나 차단되면, 점액은 유속이 느려짐으로 다른 경로를 통해 흘러야 한다.

중력

- 공기흐름과 중력은 점액 깊이가 20 μm보다 깊으면 중요하다. 이 깊이는 3.6 μm가 되는 구역기관지가지(subsegmental bronchi)의 섬모의 길이보다 깊다. 크기비교를 위해, 분무기(nebulizer)에서 나오는 연무질 미립자의 직경은 대략 3.5 μm이다.

그림15-1A. 체위 배출법 자세. (출처: *Principles and Practice of Cardiopulmonary Physical Therapy*. 3rd ed., Frownfelter D, Dean E, 340-341, Copyright (1996), with permission from Elsevier)

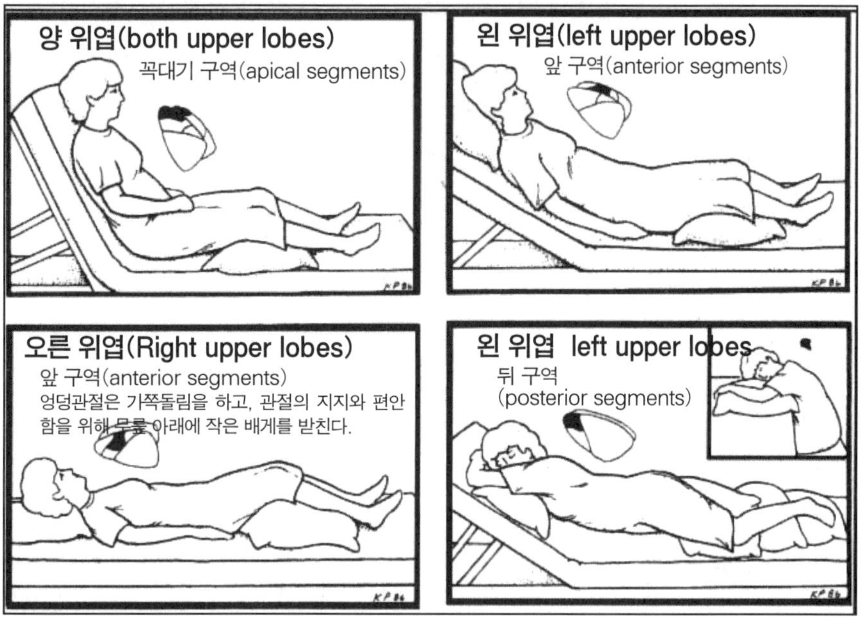

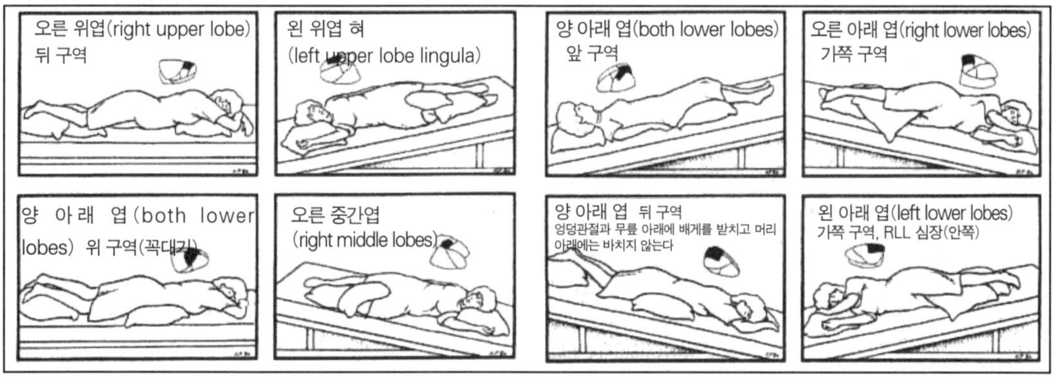

그림15-1B. 체위 배담법 자세. (출처: *Principles and Practice of Cardiopulmonary Physical Therapy*. 3rd ed., Frownfelter D, Dean E, 340-341, Copyright (1996), with permission from Elsevier.)

액분비는 기도를 보호하기 위해 증가한다.

점액은 점탄성의 물질이다(고형물의 동일한 혼합물 같은 — 예, 스프링과 액체와 같은 반응). 많은 요인들이 점액의 흐름에 영향을 준다(표 15-2). 강제적인 진동은 생체유동학적 구조를 파괴하고, 점성이 줄어들게 만들며, 가역적으로 전단력에 의해 점성이 감소하는 성질(reversible shear-thinning) 또는 유동시 점도가 낮아지는 성질(요변성,thixotropy)로 알려져 있다. 일반적으로 화농성의 가래 샘플(예, 만성 기관지염을 가진 환자로 부터)은 비화농성 가래보다 더 강한 점성과 탄성을 가지는 경향이 있다. 참고에서처럼 만성기관지염 환자에게 사용할 때 천식환자들은 강한 점성을 가진 반면 낭포성 섬유증 또는 기관지확장증을 가진 환자들은 낮은 점성을 가진다. 만성 폐쇄성 폐질환과 천식과 같은 몇몇의 바이러스성 감염과 질환들은 점액섬모 청결율을 감소시킨다.

점액에 영향을 주는 요소들의 임상적 영향
(CLINICAL IMPLICATIONS OF FACTORS THAT AFFECT MUCUS)

- 점액의 흐름은 기도의 시작부, 분지, 접합부 근처에서 더 느리다.
- 기도 표면의 증가된 마찰은 마찰저항을 증가시키고 흐름을 감소시킨다.
- 최적의 점성/탄성 비율이 있다. 점성, 탄성, 표면장력은 감소하였으나 수분함유가 증가된 점액은 덜 끈끈하고 뱉어내는 것은 더 쉽다. 그러므로 기관지 확장약과 같은 약물, 점액의 점성과 탄성을 변화 시키는 약, 호흡보조기는 점액흐름을 증가시키기 위해 사용된다.
- 감소된 섬모운동 빈도와 섬모주변 분비액 농도의 변화는 점액섬모 청결율을 감소시킨다.
- 중력(15~20° 머리를 아래로 향해 누운자세)은 특히 질병이 있는 환자에게 있어 점액섬모 청결을 증가시킨다.

어떻게 기도청결기법을 시행해야 하는가?
(HOW TO PERFORM AIRWAY CLEARANCE TECHNIQUES)

체위배담법(Postural Drainage)

체위배담법은 체집된 가래건조된 무게, 용적, 또는 방사선핵 분자 청결율을 측정함으로써 환자의 점액섬모 청결이 증가하였음을 보여준다. 전통적인 체위배담법은 폐 각각의 분절에서 서서히 배출하기 위해 만들어졌다(그림 15-1, 표 15-3). 그러나 머리를 아래로 향해 누운자세(head down position)는 최대 날숨유량(peak expiratory flow)과 압력의 최대량을 낮춘다. 따라서 치료하는 동안 날숨능력을 최대로 하기 위해서 체위배담법 시행 시 기침과 허핑을 할 때 환자들은 바로 선자세에 적응해야 한다. 기침 또는 움직일 수 없는 점액과잉 환자에게(예를 들면, 중환자실에 있는 마비되거나 심하게 진정된 환자) 체위배담법은 기도청결기법의 중요한 구성요소이다.

근거 : C

근거에 대한 상세내용을 위해서 부록 C와 D, 요약 , 그림 15-2를 보라

체위배담법의 단계

보통 30~40분의 전체 치료시간 동안 자세마다 2~10분을 권장한다. 점액섬모 청결율은 정상적인 피실험자의 비인두에서는 약 5~15 mm/min이고 두꺼운 점액으로 좁아진 기도에서는 훨씬 더 낮다.

전통적인 체위배담법은 보통 임상에서 변화되었다.

표 15-3. 기관기관지(tracheal bronchial tree)와 배출자세

폐 (엽과 구역)	가지의 방향 (몸쪽에서 먼쪽으로)	요구되는 자세 (수평에서의 경사)
오른 위엽(right upper lobs)		
꼭대기(apical)	수직으로 올라감	앉은 자세
뒤(posterior)	수평방향에서 뒤로 뻗음	요구사항 없음
앞(anterior)	앞으로 수평으로 뻗음	요구사항 없음
오른 중간엽(right middle lobe)	아래로 향하고 앞가쪽으로 내려감	15° 머리를 아래로 향해 누운자세
오른 아래엽(right lower lobe)		
꼭대기(apical)	수평으로 뒤로 뻗음	요구사항 없음
안쪽(medial)	아래로 향하고 안쪽으로	30° 머리를 아래로 향해 누운자세
앞	아래로 향하고 앞으로	30° 머리를 아래로 향해 누운자세
뒤	뒤로 내려감	30° 머리를 아래로 향해 누운자세
가쪽(lateral)	가쪽으로 내려감	30° 머리를 아래로 향해 누운자세
왼 위엽		
앞	45° 앞으로 올라감	앉아서 뒤로 기대기
꼭대기	수직으로 뒤로 올라감	앉아서 뒤로 기대기
혀(lingular)	오른 중간엽처럼 앞가쪽으로 내려감	15° 머리를 아래로 향해 누운자세
왼 아래엽		
꼭대기	수평방향에서 뒤로 뻗음	요구사항없음
앞안쪽(left lower lobe)	앞으로 내려감	30° 머리를 아래로 향해 누운자세
뒤	뒤로 내려감	30° 머리를 아래로 향해 누운자세
가쪽	가쪽으로 내려감	30° 머리를 아래로 향해 누운자세

- 환자의 욕구와 인내심을 충족시키기 위해서
- 비특이성 진단 또는 폐 분절에 확산된 손상 때문에
- 치료사의 작업 부하와 시간 관리 때문에

기침과 허핑(Caugh and Huff)

환자가 바로 선자세를 취하였을 때 기침을 더 강하게 할 수 있다. 최대 폐용적 만큼 깊은 들숨을 한 후 기침은 닫힌 성대문에 대해 날숨근의 갑작스런 능동수축에 의해 시작된다. 폐의 탄성반동이 감소한 환자에서 역동적 기도 압박을 일으킬 수 있는 가슴막 압력(pleural pressure)이 갑자기 날카롭게 일어난다. 기침하는 동안 폐로부터 폭발에 가까운 공기의 방출은 상부 기도에 있는 점액에 강한 전단력을 제공한다. 강한 전단 스트레스에 노출되면 점성이 낮아지기 때문에 점액은 쉽게 밖으로 흐른다. 전단력이 중단된 기침 후에는 점액의 점성이 다시 높아지기 때문에 점액은 다시 폐쪽

그림15-2. 분비물 제거법의 상대적인 효과. 약어: ACBT: 능 동 순 환 호 흡 기 법 ; HFCWO: 고빈도흉벽진동; PEP :날숨양압; PD+P+V+C : 체위배담법, 타진법, 진동법, 기침

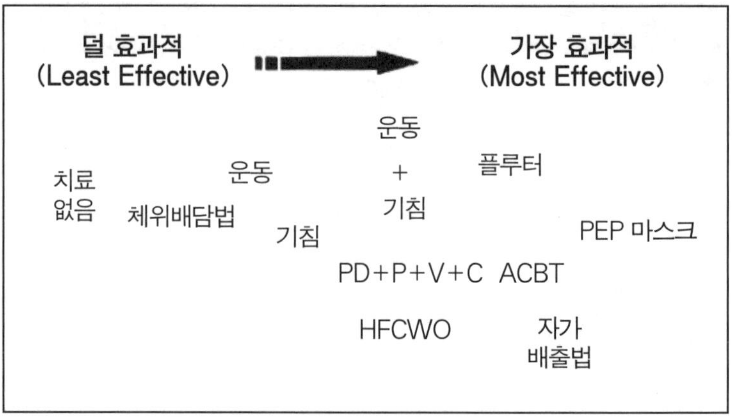

으로 흐르지 않는다.

기침만 단독으로 하는 것은 폐 중심부의 배출을 할 때 효과적이다(예, 기도의 6세대까지). 또한 기침은 말단의 기도 주변에 용출동작(milking action)을 일으켜 점액 청결을 촉진 시킨다. 기침을 할 수 없거나 인공적인 기도를 가진 환자에게 소생용 백(resuscitation bag)을 이용한 도수 과팽창이 때때로 사용 되어진다.

근거 : B

근거에 대한 상세 내용을 위해, 부록 C와 D, 요약, 그림 15-2를 보라

도수 과팽창의 단계

- 팽창의 여섯 주기 다음 흡입
- 팽창은 정지가 뒤따르는 소생용 백의 느린 압착을 수반한다.
- 백을 누르는 비율은 환자의 호흡률과 일치한다.
- 만약 산소섭취가 정상범위 보다 낮다면 부가적인 산소가 필요하다.

허핑(huffing)의 단계

허핑은 기침이 변형된 것이고 이것은 기관지의 7번째 세대와 그 이상에서부터 점액을 배출 시킨다고 보고된다. 날숨률은 공기흐름 차단의 정도와 질병에 따라 변하고 개인마다 다르다. 만약 분비물이 과하고 기침이 넓은 기도로부터 점액을 배출하기 위해 요구 된다면 마찰음(crackles)이 들릴 것이다. 환자는 다음의 내용을 따른다.

- 입을 벌려 "O"형을 만들고 목구멍(성대문)이 열린 상태를 유지하라.
- 말단부의 분비물을 움직이기 위해 중간에서 아래 폐의 강제적인 날숨을 수행하거나 원위부의 분비물을 움직이기 위해 위에서 중간 폐의 강제적 날숨을 수행하라
- 이 강제적인 날숨방법을 하는 동안 흉벽의 근육과 복근을 동시에 수축하라. 소리는 한숨과 같으나 강제적이다.

- 종종 환자에게 "입안에 탁구공을 물고 있는 것처럼 하고 그것을 강제적인 호흡으로 밖으로 불어라"라는 말을 이용하여 가르친다.

도수 타진법과 진동(Manual Percussion and Vibrations)

이 기법의 목표는 기도로부터 점액을 제거하는 것이다. 도수 타진법은 손을 컵 모양으로 만들어 가슴의 지정된 부위에 가하는 것이다(표 15-4). 이 기법은 강하지 않게 하는 것이 효과적이다. 이것은 한 손 또는 두 손 기법을 사용할 수 있다. 임상에서는 느린 한손 타진이 기관지 경련의 발생비율을 낮춰 준다고 널리 알려져 있다. 타진의 목적은 점액 플러그를 없애고 점액섬모 청결을 증가 시키는 것이다(아마도 외부로 전단력을 적용하거나 점액의 점성을 감소시킴으로써). 타진법은 논문에서 "케찹 병(ketchup bottle)" 방법이라고 나와 있다. 도수진동은 말단의 흉벽 또는 넓은 기도를 향해서 중심부로 타진을 적용한다. 때때로 중앙기도와 근접한 흉벽에만 적용된다.

전통적이거나 변형된 체위배담법은 일반적으로 이 도수기법을 사용한다. 도수 타진법과 진동법 두 가지 기법은 단독으로 쓰이거나 결합하여 사용되어 진다.

"흉부 물리치료"에 대한 이 기법의 필수 전제조건은 분비물의 부피가 타진과 진동에 의해 진동되어 점착성이 없어질 만큼 충분히 커야 하며 중력과 기침에 의해 인두로 운반되어야 한다. 다른 말로, 병이 비워지기 전에 케찹을 포함하고 있어야 한다는 것이다.

주의점

- 도수 진동법은 날숨시에 적용해야 하고 보통 날숨의 끝에서 더 강하게 적용해야 한다. 적정한 도수 진동법을 했다면 폐용적을 기능적 잔기용량 이하로 감소시킬 것이다.
- 인공호흡장치를 하고 있는 환자에게 옆으로 눕히고 타진법을 교대로 하도록 위치를 정하는 것은 산소 요구와 심혈관계 반응(심박수, 혈압 등)을 증가시킨다. 증가된 산소 요구는 근육의 활동과 관련되어 있다고 생각되고 베쿠로니움(vecuronium, 근육 이완제)에 의해 억제된다. 그러나 심혈관계 반응의 증가는 스트레스 반응과 같이 교감신경계의 흥분결과라고 여겨지고 베쿠로니움에 의해 억제되지 않는다.[10]

도수 타진법과 진동의 사용에 대한 근거 : B

근거에 대한 자세한 설명을 위해, 부록 C와 D, 요약 그리고 그림 15-2를 보라.

지난 10년간 4곳의 국제 전문가 단체 중 3곳에서 하루에 25 ml 이상의 가래를 생성하는 급성으로 악화된 만성 폐쇄성 폐질환 환자에게 도수 타진법과 진동법을 권장했다(표 15-5). 그러나 미국 흉부외과의사협회(ACCP)와 미국외과의사협회 — 미국내과학협회 — 는 흉부 물리치료를 권장하지 않았다.[3-6] 최종적인 권장에 대한 이론적 원리는 심하게 흠집이 났다. 자세한 내용을 위해 위의 지침을 비평하는 부록 C를 보라.

표 15-4. 도수 타진법과 진동법

도수 타진법

1. "울혈된" 부위를 가볍게 두드린다(clap).
2. "빠른" 두드리기는 240 회/분이며 떨리는 목소리가 만들어지는 충분한 크기로 한다.
3. "느린"(6-12 회/분) 한손 타진법은 최대 들숨후 이완된 날숨의 시작 지점에서 흉벽을 두드린다.
4. "빠른" 또는 "느린" 두드리기는 느린 깊은 호흡 운동과 일치해야 하며, 30-60 초 사이를 지속해야 한다.
5. 2-3회 허핑이나 기침이 뒤따른다.
6. 환자는 산소포화가 적절하고 호흡이 안정될 때까지 호흡조절운동을 수행해야 한다.

타진법, 진동법, 그리고 체위배담법의 적응증

- 과도한 분비물 보유-과도한 분비물의 과거력은 일반적으로 하루 25ml 또는 이상으로 정의된다-예, 기관지확장증을 가진 많은 환자들, 만성기관지염을 가진 환자들, 또는 폐농양.
- 폐로 액체의 흡인-예, 심장마비후, 삼킴기능장애, 등.
- 청진이나 촉진시 덜거덕덜거덕 소리, 울혈성 기침, 등과 같은 점액 보유의 임상적 증상
- 다른 임상적 기초(예, 혼수나 비협조적인 환자, 급성 만성 감염, 등.)에 의한 분비물 보유의 의심

금기증, 제한점, 그리고 부작용

- 산소 불포화. 타진법과 진동법 더구나 체위배담법은 중환자들에게 심한 저산소혈증을 일으킬 수 있다. 체위배담법은 그 자체로 타진법과 진동법보다 산소불포화의 낮은 발병율을 가진다. 적어도 분비물을 제거해야 하는 환자들은 최대로 불포화를 가지려는 경향이 있다.
- 기관지경련. 고빈도 고강도 타진법은 천식에서 기관지경련을 유도하는 것으로 알려졌다. 한손으로 느린 타진법이 일반적으로 주장된다. 치료에 앞서 기관지확장제 사용이 기관지경련을 최소화하는데 도움을 줄 수 있다.
- 갈비뼈골절. 만성 폐쇄성 폐질환이 진행하거나 다른 만성질환을 가진 취약한 환자들은 코르티코스테로이드를 복용할 수 있으며, 뼈엉성증(osteoporosis)이 될 수 있다. 또한 과팽창된 흉곽은 매우 딱딱해진다. 나이든 여자는 뼈의 칼슘상실(decalcification)이 되는 경향이 있다.
- 타박상. 항응고약을 먹거나 응고병증을 가진 환자.
- 환자 못견딤증(intolerance). 통증과 불편함은 과도한 치료와 관련이 있다. 보다 민감한 환자는 가슴절개술 후 환자이며, 개방성 상처나 가슴관을 갖고 있는 환자이다.
- 심혈관계 결과. 급성 뇌혈관질환 환자에서, 일부는 뇌 수술, 불안정한 심혈관계 환자, 그리고 조절되지 않는 경기(seizure)
- 최근의 열고 붉은 객혈(hemoptysis)
- 최근의 심박조율기 삽입
- 폐색전증
- 뇌내혈압 상승
- 영양관 식사는 흡인의 위험을 최소화하기 위해 치료에 앞서 최소한 1/2시간 멈추어야 한다.

기계적 진동(Mechanical Vibration)

기계적 진동기(vibrator)는 1980년대에 보급되었고 가장 흔하게 사용되는 기술 중 하나이다. 몇 가지 예를 들면, 기계적 진동은 타진법과 도수 진동법을 대신하다.[11]

표 15-5. 흉부물리치료에 대한 전문가 협회의 권장과 만성폐쇄성폐질환의 급성 악화의 관리에서 기도 분비물 청결

전문가 협회	권장
미국 흉부외과의사협회와 미국외과의사협회–미국내과학협회[3-6]	권장하지 않음
유럽 호흡 협회[7]	권장함: 가래 제거를 위한 기침: 가정에서 물리치료
미국 흉부 협회[8]	하루에 가래가 25ml 이상의 병원에 있는 환자를 위해 권장함
만성폐쇄성폐질환을 위한 세계적 발의[9]	도수 또는 기계적 흉부 타진법과 체위배담법이 무기폐 또는 하루 25ml 이상 가래가 있는 환자를 위해서 가능하다; 기침 자극을 통해 가래제거를 촉진

근거 - C

근거에 대한 자세한 내용을 위해 부록 C와 D, 요약, 그림 15-2를 보라

기계적 진동법의 단계

진동기는 병이 침범된 부위 위쪽의 흉벽에 적용된다. 진동기는 침범된 부위 전체에 적용하기 위해서 15~30초 간격으로 인접한 부위로 이동한다. 보통 5~10분의 치료시간 동안 각각의 침범된 부위에 적용한다. 특히 급성 환자에게 체위배담법과 도수타진과 진동기법을 적용할 수 없을 때는 점액섬모 청결과 환기를 개선시키는 것이 목적이다.

기계적 진동의 잠재적 치료 효과

- 불충분한 환기를 갖고 있는 폐의 환기를 증가
- 흉벽 근육들의 이완을 촉진시켜 흉벽의 기계적 구조를 변화
- 확산과 가스교환을 증가시키기 위하여 폐조직에 진동을 전달함으로 폐내 혼합을 증진
- 가래의 물리적인 특성을 변화시킴(아마도 점성을 감소시킴으로써)
- 점액전(mucos plugs) 제거
- 섬모운동의 빈도를 증가

능동순환호흡기법(Active Cyle of Breathing Techniques)

능동순환호흡기법은 호흡운동의 주기, 강제적 날숨 그리고 편안한 호흡을 이용한다. 능동순환호흡기법은 좁은 기도로부터 점액이 나가는 효과가 있고 점액을 상부 기도로 움직이게 하는 효과가 있다. 분비물이 상부 기도에 도달 하였을 때 기침 또는 허핑은 점액을 뱉기 위해 사용된다. 능동순환호흡기법은 체위배담법 자세를 사용할 필요 없이 행해지고 몇몇의 환자들에게는 견디기가 더 쉬울 것이다.

근거 - B

근거에 대한 상세내용을 위해, 부록 C와 D, 요약, 그림 15-2를 보라

능동순환호흡기법의 단계

- 환자를 바로 선자세 또는 체위배담법 자세를 취하게 한다.
- 환자에게 다음의 내용을 지시하라.
  - 약 1분 동안 호흡조절 운동을 수행
  - 약 30초 동안 흉곽 팽창운동 또는 깊은 호흡운동을 수행. 이것은 기능적 잔기용량에서 총 폐활량까지 느리고 지속적인 들숨을 포함한다.
  - 허핑 또는 기침을 2~3회 한다.
  - 주기를 반복하기 전에 1~2분 동안 호흡조절 운동을 한다. 효과적인 호흡조절은 하부 흉부의 정상적인 일회호흡량과 자발적인 날숨의 비율을 이용한 완만한 호흡을 의미한다.
- 주기는 환자의 허용범위까지 또는 과잉의 점액이 제거될 때까지 지속한다. 그러나 최소 3~4회 순환이 권장된다.

새로운 기도청결 기술 (NEW AIRWAY CLEARANCE TECHNIQUES)

플루터(Flutter)

플루터은 파이프 모양의 장치를 통해 날숨하는 동안 쇠공의 진동에 의한 것으로 사용하기 쉬운 물리치료 장치이다. 날숨동안 쇠공은 진동하는데 이것은 20 cmH_2O까지 변화할 수 있는 날숨양압을 생성하고 기관의 압력 파형빈도를 6~20 Hz로 진동시킨다.

근거 : B

근거에 대한 상세한 내용을 위해 부록 C와 C, 요약, 그림 15-2를 보라. 플루터장치 사용에 대한 간단한 지시(더 상세한 설명은 장치와 함께 들어있는 삽입물에 포함되어 있다). 환자는 다음의 내용을 따른다.

- 입에 무는 부위에 대고 입술을 꾹 다문다.
- 코를 통해 10~15회 깊게 들이 마시고 각각 2~3초 동안 숨을 참는다.
- 플루터 장치를 통해 깊게 내쉰다.
- 흉벽을 통해 최대 진동이 느껴질 때 까지 플루터를 위, 아래로 기울인다.
- 일단 분비물이 폐의 근위부에 이르면 분비물을 제거하기 위해 허핑을 사용하라.
- 치료시간은 하루에 1~2회로 최소 15분으로 한다.

날숨양압 마스크(Positive Expiratory Pressure Mask)

날숨양압(PEP)은 마스크와 날숨을 위한 하나의 저항 밸브로 구성되어 있다. 압력계는 중간정도

의 날숨을 하는 동안 10~20 cmH_2O의 지속적인 날숨양압을 제공하는 저항기를 선별하기 위해 사용된다.

근거 : B

근거에 대한 상세한 내용을 위해 부록 C와 D, 요약, 그림 15-2를 보라.

날숨양압 마스크의 사용에 대한 간단한 설명

더 자세한 설명은 장치와 함께 있는 설명서에 나타나 있다. 환자는 다음의 내용을 따른다.

- 정상적인 일회 호흡과 마스크를 통하여 가볍게 강제적인 날숨을 대략 15회 호흡하라
- 마스크를 벗고 점액을 제거하기 위해 2-3회 허핑을 하거나 기침을 한다.
- 이완하기 위해서 1-2분 동안 호흡조절단계를 수행한다.
- 하루에 1-2회, 최소 6회 연속 또는 20분 동안 수행한다.

자가 배출법(Autogenic Drainage)

자가 배출법는 분비물 제거를 도와주기 위해 다양한 폐용적과 일회호흡량에서 이루어지는 호흡 기술이다.

근거 : B

근거에 대한 상세한 내용을 위해 부록 C와 D, 요약, 그림 15-2를 보라

자가 배출법을 위한 단계의 간단한 복습

이 기술은 치료사가 환자에게 가르쳐 주는 것과 환자가 배우는 것이 매우 복잡하다. 환자에게 가르쳐주기 전에 자가 배출법에 대한 과정을 배우는 것이 좋다.

자가 배출법의 다양한 구성요소는 다음을 포함한다:

- Ⅰ단계 : 말단부의 점액을 풀어지게 함 — 깊게 숨을 들이마신 후 환자는 중간정도의 일회호흡량만큼 들이마시고 기능적 잔기용량아래까지 내쉰다. 말단부 기도가 압축 되어지고 분비물은 폐 말단부로부터 위쪽으로 움직이다.
- Ⅱ단계 : 넓은 기도의 점액 축적 — 호흡운동은 중간 폐용적에서 이루어진다(날숨동안 Ⅰ단계보다 깊게 들이마시고 빈 공간을 줄임).
- Ⅲ단계 : 넓은 기도에서 입으로의 점액 운송 — 점진적으로 깊게 들이 마신 후에 기능적 잔기용량까지 내쉰다. 매우 부드러운 기침의 작은 파열은 점액을 뱉는데 도움을 주기위해 사용된다.

고빈도 흉벽 진동(High Frequency Chest Wall Oscillation)

고빈도 흉벽 진동(HFCWO)는 6~19 Hz로 흉벽을 압박하고 압력을 감소시키는 피스톤 펌프에 연결된 조끼로 구성되어 있다. 치료는 4~5분 동안 흉벽을 압박한 후에 깊은 호흡운동과 허핑기술

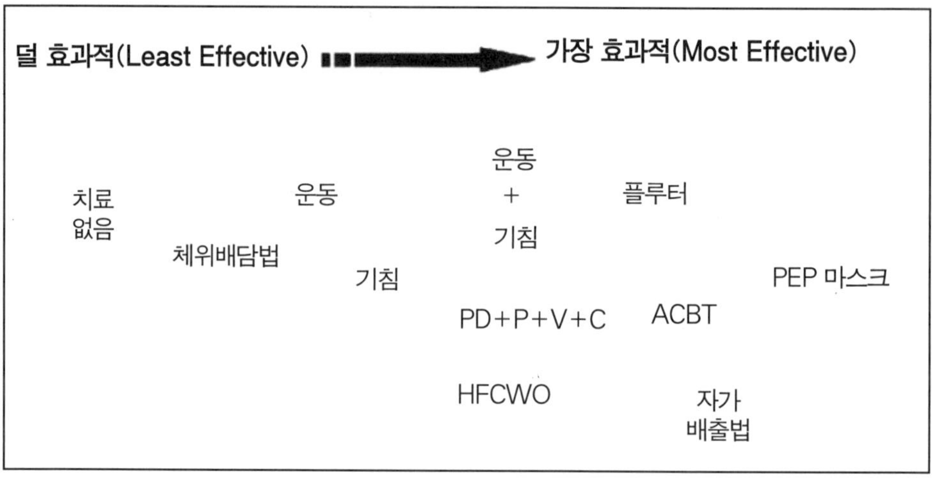

을 한다. 치료의 주기는 완성하기 위해 일반적으로 20~30분 정도 걸린다.

근거 : B

근거에 대한 상세한 내용을 위해 부록 C와 D, 요약, 그림 15-2를 보라.

분비물 제거 기술의 임상적 시도

기도청결기법의 근거는 부록 C, 분비물제거에 대한 임상적 시도, 부록 D, 낭포성 섬유증 환자에 대한 운동 프로그램과 분비물 제거의 임상적 시도에서 요약된 이 기법과 관련된 임상적 시도에 기초를 두고 있다.

요약 (SUMMARY)

분비물이 많은 환자들에게 적용할 때 분비물제거와 관련 있는 효과는 논쟁의 여지가 있다. 다양한 기법과 관련 있는 효과를 독자에게 제공하기 위해 위의 그림(또한 그림 15-2)은 저자들이 일반적인 치료기법들 중 일부분을 평가한 시도이다. 치료에 대한 반응과 개인적 선호에서의 큰 변동은 존재 한다; 임상가들은 환자의 반응을 통해서 그리고 또다른 관련있는 결과측정을 통해서 치료 선택을 기초해야 한다.

참고문헌

1. Wilson R, Cole PJ. The effect of bacterial products on ciliary function. *Am Rev Resp Dis*. 1998:138:S49-S53.
2. Badr C, Elkins MR, Ellis ER. The effect of body position on maximal expiratory pressure and flow. *Aust J Physiother*. 2002;48:95-102.

3. Bach PB, Brown C, Gelfand SE, McCrory DC. Management of exacerbations of chronic obstructive pulmonary disease: a summary and appraisal of published evidence. *Ann Intern Med.* 2001;134:600-620.
4. McCrory DC, Brown C, Gelfand SE, Bach PB. Management of exacerbations of COPD: a summary and appraisal of the published evidence. *Chest.* 2001;119:1190-1209.
5. Snow V, Lascher S, Mottur-Pilson C, et al. The evidence base for management of acute exacerbations of COPD: clinical practice guideline, part 1. *Chest.* 2001;119:1185-1189.
6. Snow V, Lascher S, Mottur-Pilson C, et al. Evidence base for management of acute exacerbations of chronic obstructive pulmonary disease. *Ann Intern Med.* 2001;134:595-599.
7. Siafakas NM, Vermeire P, Pride NB, et al. Optimal assessment and management of chronic obstructive pulmonary disease (COPD). *Eur Respir J.* 1995;8:1398-1420.
8. American Thoracic Society. Standards for the diagnosis and care of patients with chronic obstructive pulmonary disease. *Am J Respir Crit Care Med.* 1995;152:S77-S121.
9. Pauwels RA, Buist AS, Calverley PMA, Jenkins CR, Hurd SS. Global strategy for the diagnosis, management, and prevention of chronic obstructive pulmonary disease: NHLBI/WHO Global Initiative for Chronic Obstructive Lung Disease (GOLD) Workshop summary. *Am J Respir Crit Care Med.* 2001;163:1256-1276.
10. Horiuchi K, Jordan D, Cohen D, et al. Insights into the increased oxygen demand during chest physiotherapy. Crit Care Med. 1997;25:1347-1351.
11. Thomas J, Dehueck A, Kleiner M, et al. To vibrate or not to vibrate: usefulness of the mechanical vibrator for clearing bronchial secretions. *Physiotherapy Canada.* 1995;47:120-125.
12. Cecins NM, Jenkins SC, Pengelley J, et al. The active cycle of breathing techniques—to tip or not to tip? *Respir Med.* 1999;93:660-665.

관련도서

Bates D. *Respiratory Function in Disease.* 3rd ed. Philadelphia: WB Saunders Company; 1989.
Stoller JK. Acute exacerbations of chronic obstructive pulmonary disease. *N Eng J Med.* 2002;346:988-994.

예상문제

※ 호흡기계통의 기도청결 기법에 해당되는 내용으로 옳은 것은?

가. 허핑(huffing), 기침, 호흡조절	*나. 호기양압마스크*
다. 타진, 진동, 체위배출법	*라. 플루터(flutter) 장치*

1) 가,나,다　2) 가,다　3) 나,라　4) 라　5) 가,나,다,라

정답 : 5)

제 16 장 산소 치료

Oxygen Therapy

학습목표

이 장을 마칠 때, 치료사는 다음을 설명할 수 있어야 한다:

1. 가정산소치료에 대한 진단상의 필요조건
2. 운동이나 휴식하는 동안 산소투여의 영향
3. 산소투여와 관련된 위험성, 잠재적인 문제점, 그리고 금기증
4. 다양한 산소운반시스템

간단한 설명 (BRIEF DESCRIPTION)

산소는 액체 혹은 압축된 기체형태로 저장될 수 있고 치료적 사용을 위해 벽의 장치로부터 혹은 실린더 형태와 휴대용 작은 장비로부터 전달될 수 있다. 산소 치료법은 호흡 및 심장질환과 관련된 사람들에서 조직에 산소운반능력을 개선시킬 수 있다. 산소투여와 관련하여 많은 위험성이 있다 — 환자의 부정적인 효과와 산소전달시스템의 취급방법.

근거: A (EVIDENCE: A)

저산소혈증(hypoxemia)을 가지는 만성 폐쇄성 폐질환 환자에게 12~24시간 동안 장기간의 산소치료는 사망율이 감소하고, 적혈구용적률이 줄어들었으며, 그리고 폐혈관저항과 폐동맥압 증가로 개선되었음이 통제집단에서 발견하였다.

급성치료에서 산소치료에 대한 적응증
(INDICATIONS FOR OXYGEN IN ACUTE CARE SETTING)

- 저산소혈증, 80 mmHg보다 적은 산소분압(PaO_2) 혹은 90%보다 적은 산소포화도(SaO_2)로 정의할 수 있다; 절대적인 산소분압 혹은 산소포화도는 다루는 질병상태의 특징, 다른 조건들, 나이 등, 환자에 따라 다양하다.
- 호흡 작업량 감소를 위해
- 심근 작업량 감소를 위해. 이것은 허혈성 손상 및 통증을 예방하기 위해 특정한 기관을 목표로 할 수 있다.

가정산소치료에 대한 일차적인 기준 (PRIMARY CRITERIA FOR HOME OXYGEN)

- 실내공기가 55 mmHg보다 적은 안정시 산소분압
- 적혈구증가증(poly cythemia) 혹은 폐심장증(pulmonale) 동반시 56~60 mmHg보다 적은 안정시 산소분압:
  - ○ 부종, 폐심장증, 폐동맥고혈압, 적혈구증가증
- 만약 환자가 호흡곤란과 산소치료를 이용한 운동 수행에서 의미있는 개선을 보여준다면, 운동하는 동안 일시적인 불포화반응을 보이고 안정시 정상산소증(산소포화도 〉 88%)을 가진 만성 폐쇄성 폐질환 환자를 위해 처방 할 수 있다. 이 집단에 위한 가정산소치료의 폭넓은 사용은 추천하지 않는다. 왜냐하면 운동하는 동안 일시적인 불포화반응을 보이는 일부 환자들이 운동수행이 개선되지 않거나 추가적 산소치료를 통한 호흡곤란이 감소되지 않았기 때문이다.[3-5]
- 수면무호흡증(sleep apnea), 만성적 호흡곤란, 그리고 심한 일시적 야간수면 불포화반응(noctural sleep desaturation)을 가지는 일부 환자들에서 야간수면 불포화반응을 위해 처방할 수 있다 — 예, 88%보다 적은 산소포화도에서 시간당 30%보다 많을 때.
- 허혈성 심장질환은 산소치료법에 대해 드문 적응증이다. 저산소증혈은 장기간의 산소치료의 처방에 위해서 난치성 심장기능상실(refractory cardiac failure)을 증명해야 한다.
- 주의 : 제3자에 의해 이루어지는 가정산소치료에 대한 기준은 다양하게 할 수 있다 그래서 물리치료사들이 추가적인 도움을 요구하는 환자들에 대해 가정산소를 준비하여 투여할 수 있도록 촉진하는 것이 중요하다.

산소치료에 대한 위험성, 문제점, 그리고 금기증
(DANGERS, PROBLEMS AND CONTRAINDICATIONS FOR OXYGEN)

1. *저산소증 유발호흡(hypoxic drive) 감소* — 만성 폐쇄성 폐질환을 가진 만성적인 고탄산혈

표 16-1. 산소 운반 시스템

운반시스템	유속	FiO_2	설명
비강캐뉼라(nasal prongs)	1~6 L/min	0.24~0.44	가장 일반적인 운반 시스템
단순 마스크	6~10 L/min	0.25~0.50	두 번째 일반적인 운반 시스템
부분적 재호흡	10~15 L/min	0.40~0.60	산소흐름은 항상 마스크를 통해 공급된다. 들숨시 최소한 1/3에서 1/2까지 저장백을 유지하라.
재호흡 방지마스크		0.60~0.80	백으로부터 돌아오는 공기를 내쉬는 것을 막기위해 밸브 하나는 백과 마스크 사이에 둔다. 최소 10 L/min 의 유속이 있어야 한다. 이 시스템의 운반된 FiO_2는 60%에서 80%이다.
연무질(에어로졸) 또는 벤츄리얼굴마스크(star wars 포함 또는 비포함)	7~15 L/min	0.25~0.50	공기유입분무기는 FiO_2를 습기와 함께 혼합한다. "star wars"는 마스크에 부착된 큰 구멍의 튜브 저장고를 말한다.
얼굴 텐트			비강캐뉼라나 얼굴마스크을 견디지 못하는 환자를 위해 사용.
기관 마스크(trach mask)			습기와 산소를 전달하기 위해 사용.
T-피스(T-piece)		가변적	FiO_2의 정확한 조절이 필요할 때나 인공호흡기를 제거하기 위해 사용할 수 있다.

FiO_2는 흡입기산소분획농도(fractional concentration of inspired oxygen)의 약어이다. 이것은 흡입된 산소의 비율을 측정하는 것이다. 예로, 21%의 FiO_2 또는 0.21은 흡입된 공기의 21%가 산소라는 의미이다. 정교한 FiO_2는 호흡패턴과 환자에게 꼭 맞는 마스크에 의존하는 정밀한 운반시스템을 통해 전달된다.

증(상승된 동맥혈의 이산화탄소분압)이 있는 사람은 동맥혈의 pH가 일정 정도 평형이 된다. 이산화탄소 수준의 증가는 건강한 사람에게서 호흡을 자극하지만, 반면에 이 자극은 만성 고탄산혈증(hypercapnia) 혹은 만성 호흡 산독증(acidosis)이 있는 사람에게서는 둔하게 된다; 이러한 사람들은 호흡을 하기 위해 저산소증 유발호흡에 더 의존하게 된다. 만성호흡 산독증이 있는 사람의 적은 비율에서, 산소의 고농도투여는 호흡을 하기 위한 저산소증 유발호흡을 제거할 것이다; 그들은 호흡저하가 될 것이고 호흡부전으로 이르게 될 것이다. 그러므로, 만성호흡부전을 가지는 사람들에서, 목표는 가장 낮은 산소의 농도를 사용하는 것이고, 이것은 종종 2 L/min로 충분한 산소섭취를 제공할 것이다.

2. *무기폐(atelectasis)로 동화* — 폐포에서 가스의 약 80%는 질소이다. 고농도의 산소가 투여된다면, 질소는 대체된다. 산소가 혈류를 통해 폐포-모세혈관막을 가로질러 확산될 때, 질소는 폐허탈과 무기폐를 막아주는 폐포를 팽창시키기 위해 더 이상 존재하지 않는다.
3. *산소중독* — 24시간 동안 높은 수준의 산소투여는 산소라디칼 생산 때문에 일부 폐가 손상을 입는 결과를 일반적으로 초래한다. 산소라디칼 생산은 물의 산소가 불완전한 감소 때문

에 발생한다. 산소라디칼은 막, 단백질, 그리고 폐에서 많은 세포 구조물을 손상시킬 수 있는 매우 민감한 분자들이다.

4. *수정체뒤 섬유증식증(retolental fibroplasia)* — 높은 수준의 산소가 유지된다면 미숙아에서 발생한다. 왜냐하면 이것은 대안렌즈 뒤쪽의 섬유화와 시각상실을 일으키는 망막혈관수축을 야기 시키기 때문이다.
5. *폐 혈관확장* — 들이마신 고농도 산소는 폐혈관 저항의 상승이 요구될 때 일부 심장질병들에서 금기증일 수 있다.

산소운반시스템 (OXYGEN DELIVERY SYSTEMS)

산소운반시스템의 다양한 형태는 표 16-1에 요약되어 있다. 물리치료사들은 환자에게 이 시스템의 조절, 공급, 맞춤에 일반적으로 관여하지 않는다. 물리치료사들이 환자들을 위한 산소치료처방을 인식하고 환자들이 처방된 산소치료를 받는 것을 규칙적으로 확인하는 것은 필수적이다.

참고문헌

1. Medical Research Council Working Party. Long-term domiciliary oxygen therapy in chronic hypoxic cor pulmonale complicating chronic bronchitis and emphysema. *Lancet*. 1981;1:681-6.
2. Nocturnal Oxygen Therapy Trial (NOTT) Group. Continuous or nocturnal oxygen therapy in hypoxemia chronic obstruct lung disease; a clinical trial. *Ann Intern Med*. 1980;93:391-8.
3. Ishimine A, Saito H, Nishimura M, Nakano T, Miyamoto K, Kawakami Y. Effect of supplemental oxygen on exercise performance in patients with chronic obstructive pulmonary disease and an arterial oxygen tension over 60 Torr. *Nihon Kyobu Shikkan Gakkai Zasshi*. 1995;33:510-519.
4. Jolly EC, Di B, Aguirre VL, Luna CM, Berensztein S, Gene RJ. Effects of supplemental oxygen during activity in patients with advanced COPD without severe resting hypoxemia. *Chest*. 2001;120:437-443.
5. Matsuzawa Y, Kubo K, Fujimoto K, et al. Acute effects of oxygen on dyspnea and exercise tolerance in patients with pulmonary emphysema with only mild exercise-induced oxyhemoglobin desaturation. *Nihon Kokyuki Gakkai Zasshi*. 2000;38:831-835.

관련도서

Kallstrom TJ. AARC clinical practice guideline: oxygen therapy for adults in the acute care facility—2002 revision and update. *Respiratory Care*. 2002;47:717-720.

Stubbing D, Beaupre A, Vaughan R. Long-term oxygen treatment. In: Bourbeau J, Nault D, Borycki E, eds. *Comprehensive Management of Chronic Obstructive Pulmonary Disease*. Hamilton, BC Decker; 2002;109-130.

예상문제

※ 산소치료에 대한 금기증에 해당되는 내용으로 옳은 것은?

가. 폐혈관 확장	나. 산소 중독
다. 수정체 뒤 섬유증식증	라. 저산소핵증

1) 가,나,다　　2) 가,다　　3) 나,라　　4) 라　　5) 가,나,다,라

정답 : 1)

제 17 장 기계적 환기 Mechanical Ventilation

학습목표

이 장을 마칠 때, 학생들은 다음을 설명할 수 있어야 한다.

1. 기계적 환기 사용을 위한 적응증과 원리
2. 기계적 환기의 다양한 형태
3. 기계적 환기의 다양한 환기 장치의 변수

심한 고탄산혈증(hypercapnia) 환자들이나 고유속 산소치료(high flow oxygen therapy)에도 불구하고 심한 저산소혈증(hypoxemia) 환자들은 생명을 유지하기 위해 기계적 환기가 필요할 수 있다. 이 장은 임상현장에서 일반적으로 사용되어지는 기계적 환기의 다양한 모양과 형태를 정의하고 묘사한다.

침습적 기계적 환기 (INVASIVE MECHANICAL VENTILATION)

복습(Overview)

양압호흡기(그림 17-1)는 경폐압(transpulmonary pressure)을 증가시킴으로써 폐압을 상승시켜서 폐를 확장시킨다. 호흡기의 압력, 용적, 흐름, 그리고 시간은 환자에게 전달되는 환기를 결정하는 주된 변수이다. 기계적 환기의 두가지 흔한 형태는 압력—조절형 또는 용적—조절형 환기이다. 들숨(inspiration) 구간 동안, 호흡기는 미리 설정된 압력이나 용적 한계에 도달할 때 까지 폐안으로 공기를 주입한다. 일단 한계에 도달하면, 들숨 구간의 마지막이라는 신호를 표시하고, 수동적 날숨(espiration)을 시작한다. 호흡기는 구강이나 비강을 통한 기관내(ET) 튜브(그림 17-2) 또는 기관절개 튜브(그림 17-3)에 의해 환자에게 연결되어 있다. 분비물 제거에 사용되는 흡입 카테터 선이 일반적으로 사용되고, 기관내 튜브나 기관절개 튜브에 연결된다.

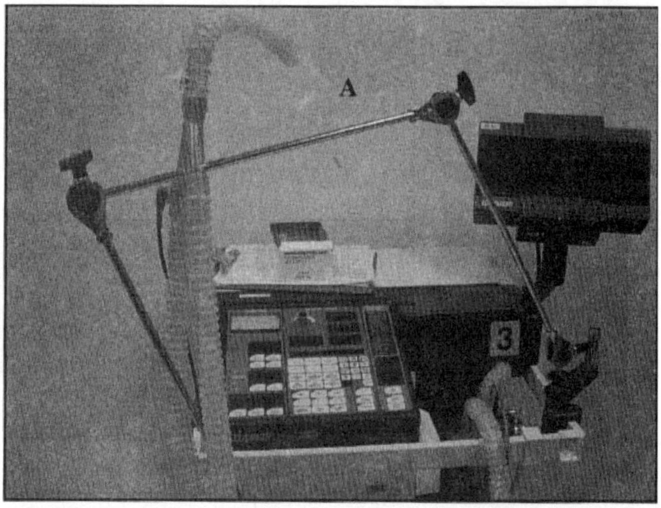

그림 17-1. 양압 기계적 환기. (A) 기관내 또는 기관지절개 튜브에 연결기

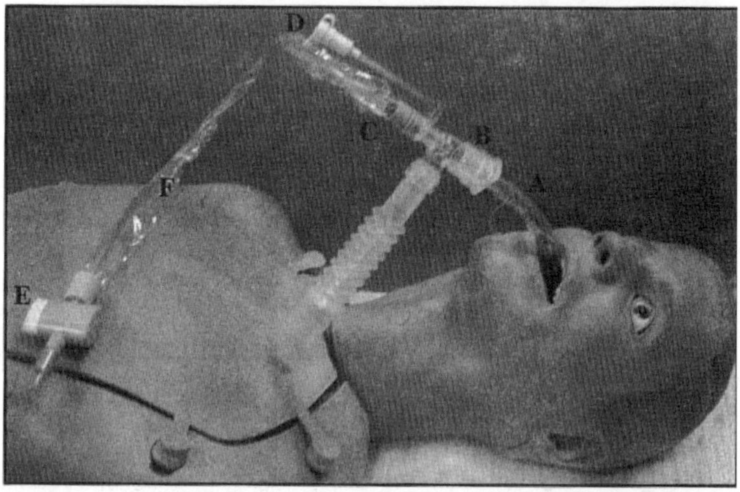

그림 17-2. 인라인(in-line) 흡입 카테터가 있는 기관내 튜브. (A) 구강 기관내 튜브. (B) 호흡기와 인라인 흡입 카테터에 연결기. (C) 인라인 흡입 카테터. (D) 주입구. (E) 흡입 on-off 스위치. (F) 무균 플라스틱커버에 쌓여있는 흡입 카테터

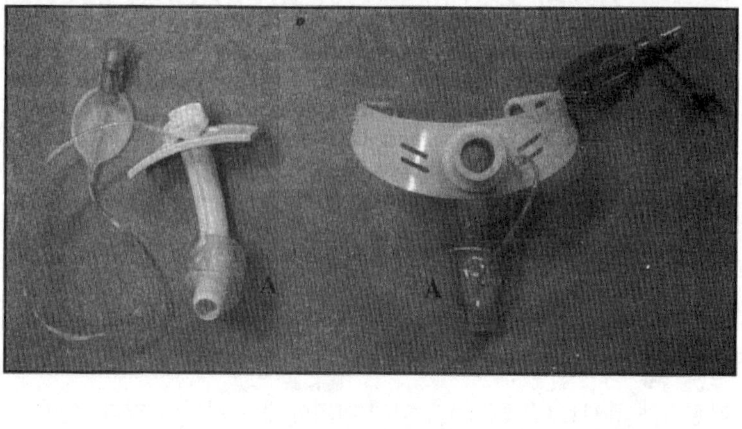

그림 17-3. 칼라가 있는(오른쪽) 기관지절개 튜브와 칼라가 없는(왼쪽) 튜브의 정면. 팽창성 커프(A)는 기관과 기관지절개 튜브사이에서 폐에서 나오는 공기의 누출과 폐로 들어가는 액체의 흡인을 막기위해 사용된다. 기관지절개 튜브가 상대적으로 길이가 짧다는 것을 기억하라.

표 17-1. 기계적 양압 환기의 가능한 부작용

혈류역학 효과

- 정맥환류 감소
- 심박출량 감소
- 신관류(renal perfusion) 감소
- 혈압 감소

폐 효과

- 환기/관류 비 그리고 사강/일회 호흡량 비 증가
- 공기걸림(air trapping)
- 압력손상이 일어날 수 있다
  - 염증을 일으킬 경향이 있는 세포질분열의 배출, 이것은 여러 시스템 기능부전을 초래할 수 있다.
  - 기흉, 피부밑공기증(subcutaneous emphysema)
- 호흡작업과 호흡곤란의 증가(예, 좁은 직경의 기관내튜브, 기계적 환기와 관련된 불편함, 호흡기와 부조화)
- 호흡근육 약화
- 감염-병원성 폐렴 또는 흡인성 폐렴

다른 효과

- 마약이나 진정약물 사용의 증가
- 다른 침습적 측정(예, 동맥삽입관, 영양관)의 사용
- 뇌내압 증가
- 운동성 감소

표 17-2 일반적 환기 형태의 특징

형태	강제 호흡	보조 호흡	자발적 호흡
강제조절환기(controlled mandatory venilation, CMV)	예		
보조조절환기(assisted control ventilation, ACV)	예	예	
간헐적 강제환기(intermittent mandatory ventilation, IMV)	예		예
동시간헐적 강제환기(synchronized intermittent mandatory ventilation, SIMV)	예	예	예

기계적 환기가 사용되는 일반적 조건들 (Common Conditions Where Mechanical Ventilation is Indicated[1])

- 급성 폐 손상 환자의 66%(성인 호흡곤란증후군, 심장부전, 폐렴, 폐혈증, 수술후 합병증, 외상)
- 의식수준이 감소된 환자의 15%
- 급성으로 악화된 만성 폐쇄성 폐질환 환자의 13%
- 신경근 장애를 가진 환자의 5%

기계적 환기를 사용하기 위한 원리(Rationale for Using Mechanical Ventilation)

- 호흡 작업을 감소시키기 위해
- 정상적인 산소섭취를 유지하기 위해
- 환기와 산-염기 균형의 정상 수준을 유지하기 위해

양압 환기동안 폐압의 증가는 환자에게 역효과를 일으킬 수 있다(표 17-1). 그러므로 기계적 환기 동안 환자가 받는 양압의 양을 최소화 하거나 제한시키기 위해 노력해야 한다.

양압 환기와 함께 빈번히 사용되는 환기 형태 (Ventilatory modes Frequebtly Used with Positive Pressure Ventilation)

- 압력-조절형 환기에서, 들숨 구간은 설정된 최대 압력 한계에 도달했을 때 끝난다. 그러므로 일회 호흡량은 숨쉬는 동안 변할 수 있다. 용적-조절형 환기에서, 들숨 구간은 설정된 용적이나 설정된 최대 압력 한계(안전장치가 특징)에 도달했을 때 끝난다. 그러므로 일회 호흡량은 조절된다. 압력-조절형 또는 용적-조절형 환기는 환기에 따른 형태와 함께 사용되어 질 수 있다. 기계적 환기의 흔한 형태는 아래와 표 17-2에서 개요를 설명하였다.
  - 강제조절환기(CMV) — 환기는 호흡기에 의해 완벽하게 조절되어 진다.
  - 보조조절환기(ACV) — 환자는 강제적 일회 호흡량에서 호흡기의 보조적 호흡과 함께 강제률을 넘어 숨을 쉴지 도 모른다.
- 간헐적 강제환기(IMV) — 환자는 자발적인 호흡과 함께 강제률을 넘어 숨을 쉴지도 모른다.
  - 동시간헐 적강제환기(SIMV) — 보조적 조절형 환기와 호흡기에 의한 보조적 호흡동안 자발적인 호흡을 허용한다.

기계적 환기와 빈번히 사용되는 유용한 형태 (Supportive modes Frequebtly Used with Mechanical Ventilation)

- 압력유지환기(pressure support ventilation, PSV)
  - 환자는 기관내 튜브를 통해 호흡을 해야 하기 때문에 정상적인 상기도 보다 직경이 매우 작아야 하며, 숨쉬는 일은 매우 힘들다. 압력유지환기는 기도의 저항을 감소시키거나 환자를 위해 보다 쉽게 숨을 쉬도록 만드는데 사용된다.
  - 압력유지환기는 자발적인 호흡을 도와주기 위해 미리 설정된 들숨 압력으로 전달된다. 이것은 환자에게 호흡기를 떼게 하거나 환기시키기 위해 사용된다. 그러나, 압력유지(PS)는 환기 유지를 제공하기 위해 자주 사용된다. 압력유지를 설정하기 위해서, 환자는 비율, 용적, 그리고 호흡에 의한 호흡 시 들숨 시간을 결정한다. 이것은 기관내 튜브와 호흡기에 의해 부과되는 호흡 작업을 줄이는 것을 돕도록 자주 사용된다. 압력유지는 또한 용적-조절형 환기 동안 추가 될 수 있다.

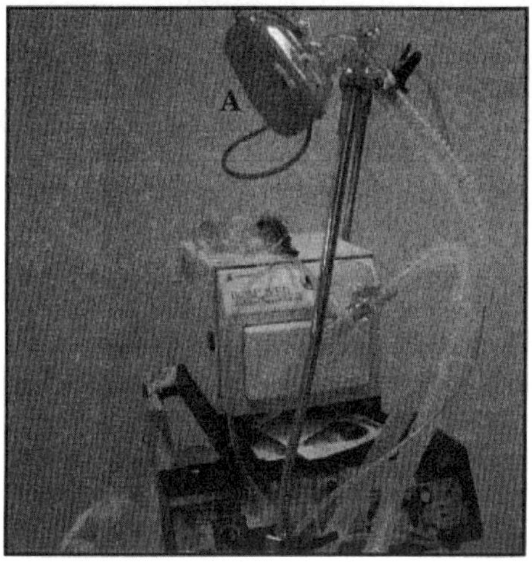

그림 17-4. 비강 마스크(A)는 2단 지속성양압기도호흡기에 연결되어있다.

- 지속성 기도양압환기(continuous positive airway pressure ventilation : CPAP)
  - 지속성 기도양압환기(CPAP)는 들숨과 날숨 구간 동안 지속적으로 기도의 양압을 제공한다. 지속성 기도양압환기동안, 환자는 자발적으로 호흡을 하고 있으며, 모든 들숨 시 노력을 조절해야 한다. 지속성 기도양압환기는 환자에게 호흡기를 떼게 하는데 자주 사용된다.

환기 변수들(Ventilatory Parameters)

- 호흡율(RR)
  - 정상 폐를 위한 분당 12에서 20회 호흡
  - 높은 호흡율은 특히 만성 폐쇄성 폐질환 환자의 공기 차단(air trapping)의 확률을 증가시키는 경향이 있다. 그러나, 높은 호흡율은 급성 폐 손상 환자를 위해 필요할 수 있다.
- 일회호흡량(V_T)
  - 정상 폐를 위한 체중의 10~15 ml/kg
  - 보다 높은 일회호흡량은 일회호흡량과 호흡사강의 비율을 최적화 시키는 경향이 있으나, 압력손상의 위험을 증가시키는 손실을 줄 수 있다.
  - 보다 낮은 일회호흡량은 제한성 폐질환이나 급성 폐 손상 환자에게 추천된다. 보다 낮은 일회호흡량을 사용하는 동안 허용치 고탄산혈증(permissive hypercapnia)을 허락하는 것은 폐 손상을 덜 일으키며, 성인 호흡곤란증후군 환자의 생존이 증가함을 보여준다.
  - 연속적인 동맥 혈관 가스 분석은 수용가능한 pH에 호흡율과 일회호흡량의 설정을 조절하기 위해 사용된다.
- 들숨 유속 패턴

- 들숨 시간 : 날숨 시간(T_i : T_E) 비율은 일반적으로 1:2보다 더 높게 유지된다.
- 일반적으로, 지연된 들숨 시간은 폐포 사이의 환기의 분배를 보다 많이 허락하지만, 짧아진 들숨 시간의 손실은 만성 폐쇄성 폐질환 환자의 호흡 차단을 증가시킬 수 있다.
- 들숨 시간과 환기 시간의 역 비율은 때때로 급성 호흡곤란증후군(ARDS)환자에게 사용된다.

- 들숨 파형(inspiratory waveforms)
  - 일반적으로 정사각 이나 감속 파형이 사용되는데, 이들 파형은 보다 빨리 초기 흐름을 전달하고, 가스교환을 증가시킨다.
- 유발 민감도(trigger sensitivity)
  - 환자는 보조적인 형태(mode)에서 환기 유지를 유발하기 위해 전력을 다해 노력해야 한다. 민감도는 일반적으로 H_2O의 1에서 2 cm의 압력으로 설정한다.
- 최대 들숨 유속율 (peak inspiratory flow rate)
  - 최대 들숨 유속율은 일반적으로 60~90 L/min 또는 자발적인 호흡을 하는 환자에서 0.8~1.2초의 들숨 시간으로 설정한다. 증가된 최대 들숨 유속율은 들숨 시간을 짧게 하고, 날숨 시간을 길게 한다. 그러나, 이것은 몇 몇 환자에서 호흡율의 증가를 일으킬 수 있다.
- 산소섭취(oxygenation)
  - 높은 들숨산소분획(FiO_2)과 날숨말양압(PEEP)은 적절한 산소섭취를 유지하기 위해서 사용된다. 그러나 이러한 두 변수 모두 역 효과를 가질 수 있다. 높은 들숨산소분획은 산소 독성을 포함 할 수 있고, 재흡수 무기폐를 일으킬 수 있다. 높은 날숨말양압은 정맥혈 교대를 방해할 수 있고, 심박출량을 감소시킬 수 있으며, 전체 혈압을 감소시킬 수 있고, 폐포의 과잉팽창 위험을 증가 시킬 수 있다.

비침습적 기계적 환기 (NONINVASIVE MECHANICAL VENTILATION)

비침습적 기계적 환기를 이용하기 위한 적응증과 일반적 조건

- 호흡부전의 증상으로써 다음과 같이 정의된다.
  - $PaCO_2$ 〉50 mmHg 그리고 PaO_2/FiO_2〈200
  - 호흡율 〉24/min을 가진 중증 호흡곤란 또는 역행호흡
- 호흡부전시 사용되는 비침습적 양압환기(NPPV)의 일반적 조건은 다음이다: 제한적 흉벽 질병, 수면 무호흡, 근골격계 장애, 만성 폐쇄성 폐질환(COPD), 그리고 급성 폐부종.
  - 환자는 비침습적 양압환기, 또 다른 삽관 그리고 침습적 기계적 환기 양압을 적절하게 하기위해 상기도 조절과 정상적인 기침이 필요하다.

음압 환기(Negative Pressure Ventilation)

음압 환기(NPV)는 흉벽을 끌어당김으로써 폐를 확장시킨다. 각각의 음압환기 장치는 흉곽주변에 밀폐된 공간을 제공한다. 들숨 근육들이 흉벽을 끌어당기는 동안 음압은 정상 환기와 흡사하게 흉벽에 적용된다. 음압 환기의 예는 철제 호흡보조기(iron lung), 신체 랩(wrap), 또는 동체 호흡기(cuirass ventilators)이다. 음압 환기는 부피가 크고 제한적이며, 환자들은 일반적으로 바로누운 자세를 유지해야 한다. 환자들은 자주 허리와 어깨의 통증과 욕창을 호소한다. 비 침습적 양압환기의 세련됨으로 인해, 음압 환기의 사용은 더욱 드물어진다.

복부 위치 호흡기(Abdominal Displacement Ventilator)

복부 위치 호흡기의 예는 인공호흡기용 흔들침대(rocking beds)와 호흡벨트이다. 이러한 장치는 상대적으로 효과가 없으며, 사용이 제한적이다.

비침습적 양압 환기(Noninvasive Positive Pressure Ventilation)

구-비강 마스크나 비강 마스크(그림 17-4)는 양압 호흡기를 이용하는 환자에게 사용된다. 또한 입술을 봉인하기 위한 마우스피스는 신경근 환자를 위해 특별히 활용할 수 있다. 구-비강 마스크는 코와 입을 덮어서 입을 통한 공기의 누출을 막는다. 이것은 자주 급성 환자에게 사용된다. 몇몇 환자들은 밀폐공포증(claustrophobia)를 호소한다. 또다른 문제는 몇몇 환자들에게서 질식과 흡인의 위험이 증가하는 것이다. 비강 마스크의 사용은 말하는 것과 음식 먹는 것을 허용한다. 이것은 만성적이고 경험이 많은 환자들에게 대중적이다.

비침습적 양압 환기를 빈번히 사용하는 호흡기 형태 (Ventilator Modes Frequently Used with Noninvasive Positive Pressure Ventilation)

호흡기는 들숨(IPAP)와 날숨(EPAP) 동안 기도 양압을 제공하는 2단 지속성 기도양압(BiPAP)을 자주 사용한다. 작은 환기 지원만 필요로 하는 자발적 호흡을 하는 환자들은 2단 지속성 기도양압(BiPAP) 환기의 사용을 위한 주된 대상자이다(그림 17-4를 보라). 수면무호흡 사람들은 야간 환기를 위해 지속성 기도 양압 환기(CPAP)나 2단 지속성 기도양압(BiPAP)의 사용에게 유익하다. 더 심한 장애를 가진 환자들을 위해, 용적-조절형 또는 압력-조절형 환기에서 보조적인 조절이나 완전한 환기가 활용이 된다.

참고문헌

1. Tobins MJ. Advances in mechanical ventilation. *N Eng J Med.* 2001;344:1986-1996.
2. Brower RG, Ware LB, Berthiaume Y, et al. Treatment of ARDS. *Chest.* 2001;120:1347-1367.
3. Dries DJ. Permissive hypercapnia. *J Trauma.* 1995;39:984-989.

4. Hickling KG, Joyce C. Permissive hypercapnia in ARDS and its effect on tissue oxygenation. *Acta Anaesthesiol Scand Suppl*. 1995;107:201-208.
5. Mutlu GM, Factor P, Schwartz DE, Sznajder JI. Severe status asthmaticus: management with permissive hypercapnia and inhalation anesthesia. *Crit Care Med*. 2002;30:477-480.
6. Pfeiffer B, Hachenberg T, Wendt M, Marshall B. Mechanical ventilation with permissive hypercapnia increases intrapulmonary shunt in septic and nonseptic patients with acute respiratory distress syndrome. *Crit Care Med*. 2002;30:285-289.
7. Kohnlein T, Welte T, Tan LB, et al. Central sleep apnoea syndrome in patients with chronic heart disease: a critical review of the current literature. *Thorax*. 2002;57:547-554.
8. Claman DM, Piper A, Sanders MH, et al. Nocturnal noninvasive positive pressure ventilatory assistance. *Chest*. 1996;110:1581-1588.
9. International Consensus Conferences in Intensive Care Medicine: noninvasive positive pressure ventilation in acute respiratory failure. *Am J Respir Crit Care Med*. 2001;163:283-291.
10. Mehta S, Hill NS. Non-invasive ventilation. *Am J Resp Crit Care Med*. 2001;163:540-577.

예상문제

※ 기계적 환기를 사용하는 원리에 대한 설명으로 옳은 것은?

가. 호흡작업을 감소시키기 위해	*나. 정상적인 산소섭취를 유지하기 위해*
다. 산-염기 균형과 유지를 위해	*라. 고산소혈증의 유지를 위해*

1) 가,나,다　　2) 가,다　　3) 나,라　　4) 라　　5) 가,나,다,라

정답 : 1)

제 18 장

호흡기 질환
Respiratory Conditions

학습목표

이 장을 마칠 때, 독자들은 다음을 설명할 수 있어야 한다:

1. 폐렴, 무기폐, 흉부 외상, 성인 호흡곤란 증후군, 호흡 기능부전, 폐경색, 폐종양, 흉막 삼출, 폐부종을 포함하는 급성 호흡기 질환의 정의, 병인학, 병태생리학, 발현 그리고 의학적, 물리치료적 관리와 치료기술에 대해서 설명할 수 있다.
2. 제한적 폐 질환, 제한적 흉곽 질환, 만성 폐쇄성 폐질환, 천식, 기관지 확장증, 낭성 섬유증, 폐암을 포함하는 만성 호흡기 질환의 정의, 병인학, 병태생리학, 임상적 발현 그리고 의학적, 물리치료적 관리와 치료기술에 대해서 설명할 수 있다.
3. 고령, 흡연, 비만으로 인한 변화로 인체에 해로운 영향을 끼치는 호흡기 질환을 조합할 수 있는 호흡기 시스템이나 병리학에 대한 변화를 설명할 수 있다.
4. 여러 가지 호흡계 질환에 있어서 물리치료와 다른 보건 전문가에 의해 바뀌어질 수 있는 병태생리학을 설명할 수 있다.
5. 서로 다른 호흡계 질환에 대처 할 수 있는 의학적 치료기술과 물리치료적 중재의 개요를 말 할 수 있다.

참조: 이 장에서, 문제점과 실시할 수 있는 물리치료 중재의 개요는 이 전의 내용과 다양한 호흡 상태 사이의 연관성을 만들도록 독자들을 촉진한다. 이러한 치료를 지지하는 증거는 이전의 장에서 제공하였다. 더욱이, 이 장의 치료계획은 오직 지침을 제안한다; 각 환자를 위한 최상의 치료계획은 각 개인의 특별한 요구에 따라 개별화하는 것이 필요하다.

폐렴 (PNEUMONIA)

정의(Definition)

폐렴은 폐의 실질(subatance)에 염증이 생긴 것이다.

역학(Epidemiology)

독감과 폐렴은 감염으로 인한 사망원인 중의 하나이며, 캐나다에서 가장 흔한 6대 사망원인이다. 그리고 요로 감염 다음으로 흔히 일어나는 병원성 이차 감염이다.

병인론(Etiology)

70%의 환자에게서 병인학적 병원체가 발견될 수 있다. 가능한 이유는 다음을 포함한다.

1. 오염된 구강-인두 내용물의 흡인(aspiration). 정상인의 70%는 숙면을 취하는 동안 구강-인두의 내용물을 내뱉는다. 이것은 연하 곤란이 있거나 기계적 환기를 사용하는 환자에게서 더 잘 일어난다.[1-3]
    - 바로 누운자세는 기계적 환기를 사용하는 환자에 있어서 흡인 폐렴의 위험을 증가시킨다.[1]
    - 기계적 환기를 사용하는 환자는 흉부 물리치료(변형된 체위 배담법, 진동 그리고 석션)를 치료했을 때 겉보기(sham) 물리치료(좌우로 자세변경과 흡입 석션)를 한 환자보다 호흡기와 연관된 폐렴의 발생비율이 더 낮았다(각각 8% 대 39%).[5]
    - 지속적 성대문밑 석션(continuous subglottic suctioning)은 기계적 환기를 사용하는 환자에 있어서 흡인 폐렴을 방지할 수 있다.[2,3]
    - 무증상 흡인과 같은 연하 곤란은 48시간 이상 관을 삽입한 환자의 50%가 넘는 발생률을 보인다. 목 근육 강화는 연하 곤란이 있는 환자의 감키기 능력을 증가시켜 줄 수 있다.[6,7]
2. 박테리아, 바이러스, 미세원형질 그리고 균류와 같은 공중에 떠다니는 감염 병원체의 흡입(inhalation)
3. 혈행성(hematogenous)은 면역이 억제된 사람들에게서 더 잘 일어난다.
4. 직접적인 확장(extension) — 예, 외상, 흉관 삽입

영아, 노인, 만성적인 심폐 질환이 있는 사람 그리고 면역력이 억제된 사람들에게서 심각한 하기도 경로 감염이 일어나기 쉽다.

병리생리학(Pathophysiology)

폐렴은 해부학적으로, 병인학에 기초해서 분류할 수 있다.

표 18-1. 폐렴환자에서 사망률 증가와 재발을 만드는 위험요인

병원 퇴원의 날에 나타나는 위험요인들

- 37.8° C 또는 100° F가 넘는 체온
- 100 BPM 넘는 심박동수
- 24/분 이상인 호흡수
- 90 mmHg 아래의 수축기 혈압
- 90% 미만의 산소포화도
- 경구 섭취 불가능
- 비정상적 정신상태

폐렴환자의 총 32.8%가 병원에서 퇴원한 30일 사이에 이전의 활동단계로 돌아 갈 수 없다.

1. 해부학
   - 엽 폐렴 — 폐렴이 발생된 폐 엽에 생긴다.
   - 기관지 폐렴 — 폐렴이 주로 기관지나 세기관지를 따라 퍼지고, 포함한다.
2. 병인학
   - 예를 들어, 연쇄구균성 폐렴(streptococcal)은 원인이 되는 유기체에 따라 명명된다.

임상적 발현과 진행(Clinical Presentation and Course)

폐렴의 발현은 병인학적 병원체, 환자의 상태, 진단 시기에 따라 다양하다. 예후를 악화시키는 요인은 표 18-1에 요약되어 있다. 많은 폐렴은 일반적인 불안감, 독감, 감기와 같은 증상 이상으로 치료되지 않는다. 다른 예를 보면, 폐렴은 호흡 기능 부전과 소실의 결과 일 수 있다. 폐렴과 관련된 징후와 증상은 다양하지만 다음을 포함 할 수 있다; 발열, 오한, 늑막 통증, 두통, 피로감, 체중감소, 전신적 통증, 객담이나 피를 포함한 기침, 혹은 일반적인 기침, 흉부 X-ray상 불투명도.

중증급성호흡증후군(SARS)는 급성호흡곤란증후군(ARDS)의 마지막 단계로 진행 할 수 있는 바이러스로 인한 불규칙한 폐렴이다. www.who.int/csr/sars/en/에 SARS에 대한 정보가 최신화 되어 있다.

의학적 중재(Medical Interventions)

의학적 중재는 병인학적 병원체를 찾아내고, 필요하다면 적절한 항균성 약품을 처방하는 것을 목표로 하고 있다. 산소 치료, 정맥 주사, 영양 공급, 그리고 기계적 환기와 같은 보조적 수단이 중증 환자에게 필요할 수 있다.

SARS는 매우 감염이 잘 되고, 특히 병원의 환경이나 접촉에 의해 잘 일어난다. 교차 감염과 감염성 질병의 퍼짐을 막는 것이 중요하다. 자주 손 씻기는 필수적인다. SARS와 같은 높은 전염성이 있는 질병은 엄격한 격리 조치와 N-95방독면, 얼굴 보호물, 보호안경, 2중 장갑 그리고, 보호의와 같은 보호장비가 필요하다.

물리치료 중재(Physical Therapy Intervention)

이 질환에 대한 문제와 가능한 치료는 다음을 포함한다;

1. *손상된 부위의 빈약한 가스 교환*
   가능한 치료 : 심호흡, 자세 변경, 처방이 내려졌다면 환자가 산소를 사용하게 한다.
2. *기침이나 늑막염으로 인한 통증*
   가능한 치료 : 이완, 기침을 도와줌
3. *분비물 지속이 나타날 수 있다. 조심스럽게 평가할 필요가 있다.*
   가능한 치료 : 기침, 거칠게 숨쉬기, 그리고 능동적 순환 호흡 기법과 같은 기도청결기법, 참을 수 있는 한 가능하면 빨리 움직임을 증가시킨다.
4. *감소된 움직임*
   가능한 치료 : 침상 운동, 점차적으로 환자의 상태에 맞춰 환자가 견딜 수 있는 범위 내에서 움직임을 증가시킨다; 가능한 한 빨리 바로 선 자세 유지.
5. *연하곤란이 있는 환자의 삼키기 증진을 위한 운동*
   설골위 근육 강화 운동 프로그램은 복부 상부의 식도 괄약근의 개방으로 인한 삼키기의 어려움을 가진 몇몇 환자에 있어서 구강으로 음식 먹기 기능을 회복하는데 효과적이다. 환자는 바로 누운 자세에서 다음 사항을 해야 한다.
   - 1분 동안 머리 들고 있기 후 1분 쉬기 3회 수행
   - 머리 들기 연속적으로 30회 수행

   머리는 어깨가 바닥에서 떨어지지 않게 하면서 발끝을 볼 수 있을 정도로 충분히 높게 들어야 한다.

물리치료로 폐렴의 어떤 부분이 바뀔 수 있는가?

무기폐(폐확장부전증) (ATELECTASIS)

정의(Definition)

무기폐는 폐 조직의 허탈이다. 이것은 조각, 체절, 혹은 엽 분포를 가질 수 있다.

병인론과 병태생리학(Etiology and Pathophysiology)

무기폐는 원인은 다음이 될 수 있다:

1. 기관지나 세기관지의 막힘(먼 쪽 폐가 허탈될 것이다)
2. 기흉(pneumothorax), 늑막 삼출(pleural effusion), 혹은 공간을 차지하는 다른 병변에 의한 압박
3. 마취후유증 — 저환기(hypoventilation), 줄어든 한숨쉬기, 그리고 수술의 다른 병태생리학적 영향으로 인한 오랜 침상생활과 마취의 영향. 물리치료사들은 가끔 마취와 마취 후 영향으로 인한 무기폐를 가진 환자를 볼 수 있다.

임상적 발현과 진행(Clinical Presentation and Course)

임상적 발현은 무기폐의 범위와 분포, 무기폐의 원인, 그리고 환자의 다른 특성에 따라 다양할 수 있다. 어떤 무기폐는 환자에게 있어서 임상적으로 무의미하다. 관리가 필요한 무기폐의 1차 발현은 낮은 PaO_2와 SpO_2 수준을 포함하는 부족한 기체 교환율이다. 다른 징후는 발열과 부피 감소가 있는 흉부 X-ray상의 불투명도의 증가이다(6장에 흉부 X-ray에 대한 더 자세한 설명이 있다).

의학적 중재(Medical Interventions)

의학적 중재는 근본적인 원인을 찾아내고 치료하는데 맞춰진다. 기관지내시경(bronchoscopy)은 막혀진 기도를 깨끗하게 할 수 있다. 산소 치료, 정맥 주사, 영양 공급, 그리고 기계적 환기와 같은 보조적 수단이 보다 심한 중증 환자에게 필요할 수 있다.

물리치료 중재(Physical Therapy Interventions)

이 질환에 대한 문제와 가능한 치료는 다음을 포함한다.

1. *무기폐가 있는 부분의 부족한 기체 교환*
   가능한 치료 : 숨을 마신 다음 멈추기, 자세변경, 처방이 내려졌다면 환자가 산소를 사용하게 한다.
2. *통증. 수술이나 외상으로 인한 무기폐인 경우*
   가능한 치료 : 적응증인 경우 통증 약물치료와 함께 치료를 조율한다; 통증 약물치료에 대한 환자를 교육한다; 통증이 있는 부위에 배게를 받친다; 심호흡이나 기침을 하는동안 자세를 변경시킨다.
3. *감소된 움직임*
   가능한 치료 : 침상 운동, 점차적으로 환자의 상태에 맞춰 환자가 견딜 수 있는 범위 내에서 움직임을 증가시킨다; 가능한 한 빨리 바로 선 자세 유지
4. *분비물 지속이 나타날 수 있다. 조심스럽게 평가할 필요가 있다.*
   가능한 치료 : 기침, 거칠게 숨쉬기, 그리고 능동순환호흡기법과 같은 기도청결기법, 참을 수 있는 한 가능하면 빨리 움직임을 증가시킨다.

물리치료로 무기폐의 어떤 부분이 바뀔 수 있는가?

흉부 외상 (CHEST TRAUMA)

정의(Definition)

가슴 둔상(blunt)이거나 가슴을 관통하는 외상은 골격에 손상을 줄 수 있다; 횡격막, 폐, 기도 파열; 심장 열상, 타박상; 주요 혈관 파열

병인론과 병태생리학(Etiology and Pathophysiology)

둔상의 원인은 교통사고 후에 집에서 낙상에 의해 일어난다. 관통상은 대게 총이나 날카로운 것에 의해 일어난다. 관통상이 좀 더 특정한 조직에 영향을 주는데 반해 둔상은 여러 구조에 영향을 준다. 많은 구조들이 손상 받을 수 있다.

- 늑골 골절 — 골절된 늑골이 조직에 손상을 주지 않거나 커다란 통증을 일으키지 않는다면 치료하지 않을 수도 있다. 합병증은 복합 골절과 함께 일어나며, 폐나 혈관이 손상받았을 때 일어난다. 합병증은 무기폐, 기흉, 혈흉을 포함한다. 대부분 늑골 골절은 기흉으로 인해 폐의 용적이 10~20% 정도 감소된다. 그러나 기흉은 더 커질 수 있다.
- 골절된 흉골은 최소의 문제만 일으킬 수 있고, 조각이 생겼다면 내부적인 고정이 필요하다.
- 골절된 조각의 흉골과 늑골의 연결이 흉곽의 안정으로부터 떨어졌을 때, *동요가슴(flail chest)*은 늑골이나 흉골의 복합골절인 경우에 일어난다. 동요되는 분절은 불충분한 환기와 가스 교환의 충돌을 일으킬 수 있는 들숨와 날숨시에 반대 방향의 늑골로 움직인다.
- *폐의 외상과 타박상*은 객혈을 만들어 낼 수 있는 폐의 실직 속에 출혈을 일으킨다.
- 기관과 주 기관지를 포함하는 *주요 기도의 손상*이 일어날 수 있다. 이 기도는 둔상에 의해 분리될 수 있고, 관통상에 의해 찢어질 수 있다.
- *심장의 좌상과 주요 혈관의 파열이나 열상* — 치료는 손상의 넓이에 달려있다; 환자가 살아 있다면 즉각적인 치료가 필수적이다.

임상적 발현과 진행(Clinical Presentation and Course)

징후와 증상의 발현은 구조의 상처 넓이와 적절한 산소공급과 관류(perfusion)가 유지되고 있는지에 따라 달라진다. 일반적으로 머리 팔다리 골절, 배와 같은 신체의 다른 부분이 손상된다.

의학적 중재(Medical Interventions)

의학적 치료는 통증 조절과 출혈 차단, 그리고 심혈관계 안정성의 유지, 적절한 가스 교환의 유지에 방향이 맞춰진다.

- 무기폐의 양은 통증과 관련되어 있고, 따라서 *통증관리*는 적절한 환기과 분비물 제거를 유지하기 위해서 매우 중요하다.

- *수술적 치료*는 찢어진 혈관과 주요 기도, 손상받은 심장 구조물, 혹은 동요 흉골을 고치는데 필요할 수 있다.
- 흉막 공간에 피와 공기가 섞여 있다면 하나 혹은 크다면 두 개의 *흉관*을 삽입하여 배출할 수 있다.
- 큰 동요분절, 동요 흉골 혹은 잠재적인 폐 손상이 있다면, *기계적 환기*가 필요할 수 있다.
- 심장의 불안정성은 *약물과 체액 균형*을 통해 관리될 것이다.
- 최초의 손상이나 결과로서 생기는 쇼크와 연관된 신경계와 근골격계 문제는 그에 맞게 관리되어야 할 것이다.

물리치료 중재(Physical Therapy Interventions)

심호흡계에 대한 문제점과 실시 할 수 있는 치료는 다음을 포함한다:

1. *손상된 부위의 빈약한 가스 교환*
   가능한 치료 : 숨을 들이마시고 참은 후 심호흡, 자세변경, 처방을 받았다면 산소를 사용한다.
2. *통증*
   가능한 치료 : 통증 약물치료와 함께 치료를 조율한다; 적절한 통증 약물치료의 중요성에 대하여 환자를 교육한다; 움직일 때나 기침할 때 손상받은 부위에 배게를 받친다; 이완 요법; 부드러운 관절가동범위 운동; 통증이완을 위한 늑간 신경 차단에 대해 물을 수 있다.
3. *분비물 지속이 나타날 수 있다. 조심스럽게 평가할 필요가 있다.*
   가능한 치료 : 기도청결기법, 자세변경, 기침을 도와준다, 움직임을 늘인다.
4. *줄어든 움직임*
   가능한 치료 : 침상운동; 점차적으로 환자의 상태에 맞춰 환자가 견딜 수 있는 범위 내에서 움직임을 증가시킨다, 가능한 한 빨리 바로 선 자세 유지. 흉관과 같은 배액 장비를 갖고 있는 환자를 움직이게 할 때는 주의를 기울여야 한다. 흉부체액수집공간은 흉관이 삽입된 곳보다 더 낮게 위치하여야 한다.

흉부 외상의 어떤 부분이 물리치료에 의해 바뀌어질 수 있는가?

늑막염과 흉막 삼 (PLEURITIS AND PLEURAL EFFUSION)

정의(Definition)

늑막염은 늑막에 염증이 생긴 것이고, 늑막삼출은 폐와 흉벽 사이에 체액이 고이는 것이다.

병인론과 병태생리학(Etiology and Pathophysiology)

건성 늑막염(dry pleuritis) 또는 흉막염(pleurisy)의 원인

- 폐렴(박테리아성 혹은 바이러스성), 결핵, 폐 경색증, 결합조직 질환, 흉벽 종양, 암종(carcinoma), 중피종(mesothelioma).

흉막 삼출물(pleural exudate)의 원인

- 박테리아성 폐렴, 폐 경색증, 악성종양, 결핵과 같은 폐의 질환

흉막 누출물(pleural transudates)의 원인

- 울혈성 심부전, 심막염(pericarditis), 경화증(cirrhosis), 복막투석(peritoneal dialysis)

임상적 발현과 진행(Clinical Presentation and Course)

징후와 증상은 다양하지만 다음을 포함 할 수 있다:

- 심호흡과 기침을 동반한 통증. 건성 늑막염에서 더 심하다.
- 발열은 있을 수도 있고 없을 수도 있다.
- 특히, 큰 흉막 삼출을 동반한 호흡곤란
- 체액수집은 침범 받지 않은 쪽의 종격을 변환시킬 수 있고, 침범된 쪽으로 흉곽의 움직임이 줄어 들 수 있으며, 폐활량이 감소될 수 있다.
- 시간이 지나면 삼출물의 기질화가 유착 형성을 발생시킬 수 있다.
- 흉막 삼출물이 감염되면, 농흉(empyema)이 일어날 수 있다.
  - 단단하고 조밀한 섬유성 유착의 형성을 동반한 삼출물의 기질화가 쉽게 일어난다.
  - 때때로, 불규칙한 체온, 호흡곤란, 흉통이 증상과 징후로 나타나다.

의학적 중재(Medical Interventions)

의학적 치료는 다양하다. 몇몇 경우에, 흉막 삼출이 치료 없이 해결되기를 기다리는 것을 볼 수 있다. 치료를 한다면, 의학적 치료는 근본적인 원인을 치료할 것이다. 삼출된 체액은 흉관이나 침흡인(needle suction)으로 제거할 수 있다[흉막천자술(thoracocentesis)].

물리치료 중재(Physical Therapy Interventions)

만약, 닫히거나 흉관이 삽입되어 있다면 *혈흉(hemothorax)*, *기흉(pneumothorax)*과 같은 공간을 차지하는 병변과 *흉막 삼출*로 생길 수 있는 문제점과 가능한 치료는 다음과 같다:

1. *손상된 부위의 빈약한 가스교환*
   가능한 치료 : 심호흡(흉관이 기흉에 삽입되어 있을 때만), 자세변경, 특히 석션을 촉진하기 위한 바로 선자세, 처방이 있을 경우에 산소를 사용할 수 있다.
2. *감소된 움직임*
   가능한 치료 : 침상운동, 환자의 상태에 따라 점차적으로 움직임을 증가시킨다. 가능하면 바로 선자세를 유지; 흉관과 수집 장비로 보조

3. *흉관이 삽입된 곳의 감소된 어깨 관절 가동 범위*
   가능한 치료 : 흉관이 삽입된 쪽의 어깨를 사용하도록 유도, 흉관이 제거되고 난 후 ROM 측정
   * 만약, 닫히거나 흉관이 삽입되어 있다면, 혈흉과 기흉이 있는 환자를 위해 유사한 치료법으로 고려될 수 있다.

흉막염과 흉막 삼출의 어떤 부분이 물리치료에 의해 바뀔 수 있는가?

폐농양(LUNG ABSCESS)

정의(Definition)

폐농양은 국소적 염증 반응이 생겨 박테리아나 곰팡이 같은 유발 병원체 주위에 고름이 모인 것이다. 고름이 형성된 국소 부위는 폐 조직의 괴사와 때로는 액화를 진행 시킬 수 있고, 그 결과로 흉부 x-ray 상에 나타나는 섬유증에 의해 둘러싸이는 공기-액체 단계(air-fluid level)을 초래한다.

병인론과 병태생리학(Etiology and Pathophysiology)

폐농양은 이물질, 동이 있는 결핵(cavitary tuberculosis), 원인을 알 수 없는 폐렴, 경색에 의한 감염, 종양에 의한 기관지 폐색, 혹은 패혈증이 원인이 될 수 있다.

임상적 발현과 진행(Clinical Presentation and Course)

농양의 발현은 주로 근원이 되는 폐 질환, 농양의 크기, 합병증의 여부 등에 의해 우세해 진다. 최초의 발현은 종종 흉부 x-ray 상에서 발견된다. 발열과 다른 불쾌한 증상이 일어날 수 있다. 농양은 기관지 속으로 파열되어 고름과 같은 타액으로 변해 가래로 배출될 수 있다. 다른 형태로 농흉이 될 수도 있다.

의학적 중재(Medical Interventions)

의학적 치료는 병의 원인이 되는 병원체를 확인하고 근본적인 원인을 치료하는 것에 초점이 맞춰져 있다. 더 상태가 심한 환자에게는 보조적 수단으로, 산소치료, 정맥주사, 영양공급 등이 필요할 수 있다. 광범위한 농양 형성이 있을 경우 폐 절제술이 적용될 수도 있다.

물리치료 중재(Physical Therapy Interventions)

이 질환으로 생길 수 있는 문제점과 실시할 수 있는 치료는 다음과 같다.

1. *손상된 부위의 빈약한 가스 교환*
   가능한 치료 : 심호흡 운동, 자세변경, 처방이 있는 경우에 산소치료.

2. *감소된 움직임*
   가능한 치료 : 침상운동, 환자의 상태에 따라 점차적으로 움직임을 증가시킨다. 가능하면 바로 선자세를 유지
3. *분비물 잔류, 폐 농양이 전염되었을 경우*(기도를 통해 배출시킴)
   가능한 치료 : 기침, 허핑, 능동순환호흡기법, 환자의 상태에 따라 점차적으로 움직임을 증가시킨다.

폐농양의 어떤 부분이 물리치료에 의해 바뀔 수 있는가?

폐부종 (PULMONARY EDEMA)

정의(Definition)

폐부종은 혈관 밖 공간에 체액이 비정상적으로 축적되는 것이며, 간질조직에서 최초로 일어날 수 있고, 폐포 공간으로 진행 할 수 있다.

병인론과 병태생리학(Etiology and Pathophysiology)

정상적인 경우에, 폐 안의 체액의 균형은 정확하게 조절된다. 정상 폐에서는 약 20 mL/hr의 속도로 혈관 밖 공간으로 체액이 흘러나오지만 림프계에 의해서 흡수된다. 폐부종은 고압이나 저압이 원인이 되어 일어날 수 있다. 근본적인 이유는 스탈링 방정식(Starling equation)을 이용하면 쉽게 설명된다.

총체액배출량 = $K[(P_c - P_i) - k(\pi_c - \pi_i)]$ K 는 상수(constant)
P_c는 모세혈관 내의 정수압(hydrostatic pressure)
P_i는 간질조직(inerstitium) 내의 정수압
k 는 폐 내피와 폐포 외피의 투과율을 기술한 상수
π_c는 모세혈관 내의 삼투압
π_i는 간질조직 내의 삼투압

폐부종은 정수압의 증가, 삼투압의 불균형, 혹은 폐 내피와 폐포 외피의 완전성의 상실(loss of integrity) 때문에 일어난다. 예를 들어, 왼쪽의 심부전에서 모세혈관의 정수압이 증가되면 *고압 폐부종*이 일어난다. 고압 폐부종의 다른 원인은 심근경색과 승모판막 질환이다. 폐 모세혈관의 압력이 증가하면 간질조직과 폐포사이 공간으로 체액을 밀어 넣는다. 고압 폐부종은 정수압 폐부종(hydrostatic pulmonary edema), 심장성 폐부종(cardiogenic pulmonary edema), 그리고 혈행역학 폐부종이라고도 한다. 급성호흡곤란증후군(ARDS)이라고도 불리는 *저압 폐부종*은 독소나 외상이 모세혈관 내피와 폐포 외피의 투과성을 증가시킬 때 일어나고, 이는 삼투압의 균형을 방해하는

원인이 된다. 이것은 단백질(정상적으로는 모세혈관 내에서만 존재해야 한다)이 간질조직과 폐포 사이 공간으로 흐르게 하는 원인이 된다. 증가된 삼투압과 투과성은 마찬가지로 체액이 유입할 수 있게 한다.

임상적 발현과 진행(Clinical Presentation and Course)

발현은 폐부종의 근본적인 원인과 심한 정도에 달려있다. 증가된 기도 저항, 문합(shunting) 그리고 환기-관류 부정합(ventilation-perfusion mismatch)이 일어난다. 증가된 호흡작업과 연합된 호흡곤란이 있다. 심장성 폐부종으로 인한 가래는 밝은 분홍빛에 거품이 있을 수 있다.

의학적 중재(Medical Interventions)

심장성 폐부종에서, 치료는 심장의 전부하(preload)와 정맥환류를 줄이는 것에 초점이 맞춰져 있다. 추가적인 산소와 기계적 환기는 가스교환을 유지하는데 반드시 필요할 수 있다. 급성 호흡곤란증후군(ARDS)이라고도 하는 비심장성 폐부종에 대한 의학적 치료는 아래에 설명될 것이다.

물리치료 중재(Physical Therapy Interventions)

물리치료는 일차적으로 비활동(inactivity)의 유해한 효과를 방지하는 것에 초점이 맞춰져 있다. 심장성 폐부종은 어떤 물리치료 기법에도 따르지 않으며 반드시 의학적으로 치료되어야 한다. 물리치료사에게 상당히 중요한 것으로, 심장성 폐부종의 제거를 촉진하기 위해 기도청결기법을 사용하여서는 안된다. 그러나, 관이 삽입된 환자에게 기도를 유지시키기 위한 석션은 적용될 수 있다.

폐부종의 어떤 부분이 물리치료에 의해 바뀔 수 있는가?

급성 호흡곤란증후군 (ACUTE RESPIRATORY DISTRESS SYNDROME)

정의(Definition)

급성 호흡곤란증후군은 증가된 폐포 모세혈관막의 투과성과 심한 저산소혈증이 특징인 급성 폐손상이다. 이것은 하나의 질병이 아니라 일반적 경로의 임상적 발현으로 주어지는 용어이다.

역학(Epidemiology)

급성 호흡곤란증후군의 발병률은 한해에 인구 10만명당 1.5에서 8.4명이다.

병인론과 병태생리학(Etiology and Pathophysiology)

급성호흡곤란증후군의 원인은 다음과 같다; 쇼크, 중증 바이러스성 폐렴, 패혈증(sepsis), 흡인, 약물, 다리나 골반의 복합골절, 넓은 화상, 그리고 고농도 산소 흡입으로 인한 *산소독성(oxygen toxicity)*. 큰 기도, 실질 조직, 간질조직 질환이 진행되고, 폐에 수분도 증가된다. 그리고 저압 혹은

"비심장성" 폐부종을 일으킨다. 이 질환이 진행되면, 다른 폐 섬유증의 원인과 비교해서 콜라겐 침착의 비율이 훨씬 더 빠르게 진행된다.

임상적 발현과 진행(Clinical Presentation and Course)

병태생리는 원인에 따라 다양할 수 있다. 그러나 나타나는 징후와 증상은 거의 항상 동일하다. 환자는 급격히 아프고, 심한 호흡곤란이 오고, 종종 잠을 이루지 못하고, 혼란스러워 할 수 있다. 특징적으로 FiO_2 증가에 반응하지 않는 중증 저산소혈증이 발생한다. 그리고 이것은 폐 단락(pulmonary shunting)을 나타낸다. 폐의 순응도는 줄어든다; 즉, 충분한 산소섭취를 얻기 위하여 높은 압력과 높은 FiO_2가 요구된다.

급성호흡곤란증후군을 가진 약 50%의 환자들은 여러 시스템의 기능부전으로 진행된다. 사망원인은 대게 저산소혈증이 아니라 여러 시스템의 기능부전과 혈류역학의 불안정성이다. 사망률은 약 30%에서 40%이지만, 연구소마다 다양하다.

의학적 중재(Medical Interventions)

의학적 치료는 다음에 초점이 맞춰져 있다:

- 급성 호흡곤란증후군의 근본적인 원인을 치료
- 기계적 환기를 통한 충분한 산소공급〔가끔 높은 날숨말양압(PEEP)〕
- 충분한 영양공급과 전해질 공급을 유지
- 합병증을 예방. 기계적 환기가 사용되기 시작하면 다음과 같은 합병증이 생길 수 있다: 압력 손상, 고산소혈증(hyperoxia) 손상, 감염

물리치료 중재(Physical Therapy Interventions)

이 질환으로 생길 수 있는 문제점과 실시할 수 있는 치료는 다음과 같다.

1. *손상된 부위의 빈약한 가스 교환*
   가능한 치료 : 자세변경 — 엎드려 누운자세가 적용될 수 있다. 13장에 좀 더 자세히 설명되어 있다.
2. *분비물 잔류*
   가능한 치료 : 적용 될 수 있다면, 기도청결기법— 도수 혹은 기계적 환기, 자세변경
3. *감소된 움직임*
   가능한 치료 : 침상운동, 환자의 상태에 따라 점차적으로 움직임을 증가시킨다. 가능하면 바로 선자세를 유지

호흡부전의 병태생리 (PATHPHYSIOLOGY OF RESPIRATORY FAILURE)

정의(Definition)

호흡부전은 충분한 가스 교환을 유지시키는 능력이 없는 것이다. 절대 PaO_2와 $PaCO_2$는 이 질환의 심각성을 정의하는 것이 중요한 것이 아니라 얼마나 빨리 이 값이 악화되는지가 중요하다.

병인론과 병태생리학(Etiology and Pathophysiology)

2가지 형태의 호흡부전이 있다. Ⅰ형 또는 폐 부전은 중증 폐렴이나 급성 호흡곤란증후군과 같은 폐 안의 문제로 발생한다. 임상적으로 PaO_2는 정상보다 더 낮지만, $PaCO_2$는 정상이거나 정상보다 조금 낮다. 중추신경계 우울증, 들숨근 피로, 흉곽동요(flail chest)를 일으키는 다중 늑골 골절같은 흉벽이나 호흡근의 문제는 Ⅱ형 호흡부전을 일으킨다. 임상적으로 PaO_2는 정상보다 더 낮고, $PaCO_2$는 정상범위보다 더 높게 올라간다. 병의 악화가 수 개월 혹은 수 년 진행될 수 있을 때, 만성 호흡 질환은 호흡부전의 발병을 보다 느리게, 보다 잠행성으로 만들 수 있다. 예로, 심한 척주뒤옆굽음증(kyphoscoliosis)과 만성 폐쇄성 폐질환은Ⅱ형 호흡부전을 일으킬 수 있다.

임상적 발현과 진행(Clinical Presentation and Course)

임상적 발현과 진행은 근본적인 원인에 의해 결정될 것이다. 급성의 원인에서, 환자는 낮은 동맥혈 기체 농도와 낮은 SpO_2뿐만 아니라 증가된 호흡곤란과 청색증이 나타날 것이다. 부정맥, 두통, 현기증(lightheadedness), 그리고 줄어든 의식 수준은 증상과 연관되어 있다. 만성 질환에서, 호흡곤란은 낮은 혈중 기체와 연관되지 않았을 것이다. 주된 임상적 특징은 낮은 동맥혈 기체, 낮은 SpO_2, 청색증, 그리고 피로이다. 동맥혈 기체의 진행성 악화, 중추 신경 징후의 두통, 현기증, 의식 수준의 저하도 나타날 수도 있다.

의학적 중재(Medical Interventions)

의학적 치료는 다음에 초점이 맞춰져 있다;

- 호흡부전의 근본적인 원인을 치료
- 필요하다면 기계적 환기를 통한 충분한 산소섭취, 만성 호흡부전 환자에게는 야간이나 혹은 필요시에 비침습적 기계적 환기가 사용된다.
- 합병증을 예방; 기계적 환기가 구강이나 비강을 통해 삽입되면, 다음과 같은 합병증이 일어날 수 있다: 압력손상, 고산소혈증 손상, 감염

물리치료 중재(Physical Therapy Interventions)

이 질환으로 생길 수 있는 문제점과 실시할 수 있는 치료는 다음과 같다.

1. *손상된 부위의 빈약한 가스 교환* — I 형 호흡부전인 경우
   가능한 치료 : 심호흡, 자세변경, 처방이 있는 경우에 산소치료.
2. *통증, 근본원인이 흉부외상인 경우*
   가능한 치료 : 이완, 적절한 통증 약물과 함께 치료
3. *분비물 잔류가 나타날 수도 있다. 주의깊게 평가할 필요가 있다.*
   가능한 치료 : 환기된 환자에게 자세변경과 함께 석션 그리고 도수 혹은 기계적 타진법과 같은 기도청결기법
4. *감소된 움직임* — 인공 호흡기를 사용하면, 능동 혹은 수동적인 침상운동. 가능하면 빠른 시일내에 환자가 견딜수 있는 범위 내에서 침상 외 활동을 시작한다.
5. *들숨근 피로* — 들숨근 훈련은 몇몇 환자에게서 유용할 것이다. 그러나, 피로가 더 생기거나 근육의 손상이 없게 조심하여 실시 하여야 한다.

폐색전과 폐경색의 병태생리
(PATHOPHYSIOLOGY OF PULMONARY EMBOLUS AND LUNG INFARCTION)

정의(Definition)

폐색전은 전신(systemic) 정맥에서 떨어진 혈전 조각이 폐 순환을 막아서 일어난다.

병인론과 병태생리학(Etiology and Pathophysiology)

혈전은 대부분 하지에서 형성된다. 위험요소는 침상 안정요양, 장기 여행, 특히 하지의 골절 후 고정에 의한 부동화(immobilization)를 포함한다. 다른 위험 요소로는 고령, 울혈성 심부전, 비만, 암, 만성 심정맥 부전, 외상, 피임, 그리고 임신이 있다. 혈전이 폐 순환에서 막히면, 폐색전을 일으킬 수 있다. 부종과 출혈이 폐의 실질에 일어나 무기폐가 올 수 있다. 10% 미만의 환자에게서, 폐조직의 혈류가 완전히 막혀 폐의 실질에 괴사가 일어날 것이다. 폐의 단면적의 감소는 우심실의 작업부하를 증가시키는 폐 동맥 저항을 증가시킬 수 있고 오른쪽 심부전을 일으킬 수 있다.

임상적 발현과 진행(Clinical Presentation and Course)

대부분의 환자들은 급성 호흡곤란 증세와 증가된 호흡률을 가지고 있다. 이것은 종종 빈맥(tachycardia)을 동반하며, 조금더 적은 비율로 흉막 가슴통증을 동반한다. 어떤 경우에는 피가 섞인 객담도 나올 수 있다. 폐색전이 발병할 확률이 높은 환자는 다음과 같다: 최근의 수술, 혈전 색전에 의한 병력, 고령, 혈중저산소증. 환기-관류 스캔(ventilation-perfusion scan), CT, 폐혈관조영술(pulmonary angiography)은 주로 폐색전증을 진단하는데 사용된다. 결과의 신뢰도는 높다. 우심실의 압력을 증가시키는 큰 색전은 90%의 사망률을 가지는데 반해 쇼크증상이 없고, 조기치

료가 가능한 색전은 8%의 사망률만 가진다.

의학적 중재(Medical Interventions)

가장 중요한 치료는 위험요소를 감소시키고 예방적 항혈액응고 치료로 혈전의 형성을 방지하는 것이다. 헤파린(heparin)은 예방적인 항혈액응고 치료와 혈전이나 폐색전이 일어난 후의 치료에 가장 흔히 사용된다. 혈전 용해 치료, 대정맥 필터(vena cava filter)의 삽입, 그리고 폐색전 제거술이 선택된 환자에게서 필요할 수도 있다.

물리치료 중재(Physical Therapy Interventions)

가장 중요한 치료는 침상운동과 조기 운동성(mobilization)를 진행시켜 혈전 형성을 예방하는 것이다. 항 색전 스타킹(anti-embolic stockings)과 지속적인 수동 동작 기구, 그리고 연속적인 압박 장비는 혈전 조각 형성을 방지하기 위해서 물리치료사가 사용할 수 있는 다른 도구들이다. 심부정맥 혈전증과 폐색전이 의심되면, 충분한 혈전용해가 있기 전까지 모든 운동을 중단해야 한다.

만성 호흡 질환 (CHRONIC RESPIRATORY CONDITIONS)

만성 호흡 질환은 2개의 큰 범주로 나눌 수 있다. (1) 제한성 흉벽(비-실질 조직)과 혹은 제한성 폐(실질 조직)의 원인이 되는 것, (2) 기도 차단의 원인이 되는 것.

제한성 흉벽 질환 (RESTRICTIVE CHEST WALL DISEASES)

정의(Definition)

신경근육 질환이나 결합조직 질환과 같이 다양한 많은 질환이 흉벽 탄력성(compliance)을 감소시킬 수 있고, 이로 인해 제한성 흉벽 질환이 발생한다. 이것은 대게 시간이 지남에 따라 폐의 탄력성 감소를 가져온다.

병인론과 병태생리학(Etiology and Pathophysiology)

질환의 원인(etiology)은 척수 병변, 소아마비, 길리안-바레, 근육위축가쪽경화증(ALS)과 같은 *신경근육* 질환일 수 있다. 질환의 원인이 되는 근육의 약화는 감소된 호흡근의 근력과 감소된 폐활량의 원인이 된다. 흉벽은 얕은 호흡으로 인해 진행성으로 더 뻣뻣해진다. 감소된 날숨 근육 근력과 효과가 없는 기침도 위와 같은 결과를 초래할 수 있다.

관절염의 원인이 되는 다른 *결합 조직 질환*은 흉곽 관절에 영향을 줄 수 있고, 흉벽의 탄력성을 감소시킨다. 예를 들어, 강직성 척추염과 류마토이드 관절염은 흉벽에 영향을 줄 수 있는 만성 염증

질환이다.

85%가 정확한 원인을 알려져 있지 않은 *척주뒤옆굽음증*은 흉추의 앞뒤 만곡과 좌우 만곡이 증가된 특징이 있다. 상당히 많이 굳은 흉벽은 호흡 일률과 호흡근육의 피로를 증가시키고 특히 폐의 탄력성를 감소시킨다.

*비만*은 흉벽의 두꺼운 비만 세포층으로 인해 흉벽의 제한을 일으키고, 종종 큰 복부로 인해 횡경막 제한의 원인이 된다.

임상적 발현과 진행(Clinical Presentation and Course)

임상적 발현은 근본이 되는 원인에 따라 다양하다. 들숨근이 마비나 근 피로를 유발하는 과사용에 의해 침범당하면, 호흡 기능 부전이 일어나고 환기가 요구될 것이다. 근육위축 가쪽경화증과 같은 진행성 질환에서, 사망은 대게 호흡 기능 부전으로 일어난다.

의학적 중재(Medical Interventions)

제한성 흉벽 질환이 가역성이 있으면, 치료의 초점은 근본적인 질환의 진행을 막는 것에 맞춰진다. 관을 삽입하거나 혹은 그렇지 않은 인공 호흡기는 급성 악화 때에 사용될 수 있다.

물리치료 중재(Physical Therapy Interventions)

물리치료는 질환의 원인에 따라 다양하다. 호흡 훈련은 폐활량을 최대화 시키는데 목적이 있고, 날숨 근지구력 훈련도 적용되어야 한다. 신경근육 약화의 다른 경우에는, 기침 촉진, 들숨 근육 근력 훈련이 적용되어야 한다. 다른 기도 유지 기법과 일반적인 근력운동 그리고 동작 훈련도 필요하다.

제한성 흉벽 질환의 어떤 특징들이 물리치료에 의해 개선될 수 있는가?

제한성 폐질환 (RESTRICTIVE LUNG DISEASE)

정의(Definition)

제한성 폐 질환은 폐의 섬유화에 의해 염증 진행이 생긴 질병군이다.

역학(Epidemiology)

간질성 폐섬유증(interstitial pulmonary fibrosis)에 대한 이환율을 추정하면 10만명 당 3에서 6명이고, 발병률은 10만명 당 9.1명으로 추정된다.[10]

병인론과 병태생리학(Etiology and Pathophysiology)

질병을 일으키는 병원체를 알 수 없을 경우, 제한성 폐의 가장 흔한 원인은 원인불명의 폐섬유증이다. 다른 제한성 폐 질환은 알려진 원인의 큰 다양성으로 증가될 수 있다. 그 중 몇몇은 작업 환경에서 여러 가지 병원체에 노출 때문이다. 규폐증(silicosis), 탄광부 진폐증(coal worker's pneumoconiosis), 석면증을 일으키는 무기물 분진의 흡입과 농부폐, 비둘기 사육가 폐를 일으키는 유기물 먼지의 흡입 등이 그 예이다.

초기에, 질병을 일으키는 병원체는 폐의 간질에 부종과 염증세포의 침윤을 일으킨다. 그 다음, 만성 염증이 생기고, 폐포를 내피하는(lining) Ⅱ형 상피세포가 손상된 상피를 치료하기 위해 증식한다. "폐 섬유증"의 원인이 되는 콜라겐의 정렬(laying down)은 이 다음에 일어난다. 유육종증(sarcoidosis)과 같은 질병에서는, 육아종이 형성되고, 대식세포로부터 진화되는 거대한 크기의 상피세포가 생긴다.

환기-관류 부정합(ventilation-perfusion mismatch)은 확산 한계가 뒤따르는 낮은 기체 교환의 주요 원인이다. 호흡작업의 증가와 코르티코스테로이드(corticosteroid) 치료는 호흡 근육의 기능부전을 일으킬 수 있다.

임상적 발현과 진행(Clinical Presentation and Course)

이런 환자들은 종종 청색증이나 호흡곤란이 생기고, 얕고 가쁜 호흡 패턴을 가지고 있다. 환자들은 의미없은 만성 기침을 할 수 있다. 이런 환자들은 빠르게 노력성 불포화반응을 할 수 있다. 평균 생존률은 2년에서 4년이고 30%에서 50%만이 5년이상 살 수 있다.

의학적 중재(Medical Interventions)

유발 병원체는 확인만 된다면 제거할 수 있다. 이는 해로운 입자를 피하거나 의심되는 약물을 중지하는 것이 포함된다. 치료는 대게 염증 반응을 조절하는 것에 맞춰져 있다. 종종 염증 반응은 스테로이드에 반응한다. 다른 관리로는 보조적으로 산소치료, 영양공급, 금연, 그리고 질환이 진행되거나 객담 시에 기계적 환기 사용과 같은 심폐기능을 최적화 하는데 맞춰져 있다.

물리치료 중재(Physical Therapy Interventions)

많고 다양한 병인과 다양한 진행 때문에, 이런 환자들의 그룹에서 물리치료 중재를 시험하는 연구가 부족하다. 잠재적인 문제와 치료의 개요는 있지만, 흔히 물리치료 중재는 잘 수립된 근거에 기초한 실험보다 임상적 경험에 기초된다.

1. *호흡곤란*
   가능한 치료 : 호흡 조절과 이완 자세, 이완 기법
2. *빈약한 가스 교환과 운동 시 불포화반응*
   가능한 치료 : 환자가 산소를 적절하게 사용(처방이 내려졌다면)하는 것, 운동 시 SpO_2를 감시, 처방이 있다면 O_2의 유속을 조절하게 도와준다; SpO_2를 최대화 하기 위한 자세를 취한다.

3. *운동에 대한 낮은 인내력*
   가능한 치료 : 운동을 안전하게 할 수 있도록 한다; 근력과 지구력을 같이 증가시킬 수 있는 운동을 고안한다; 일상생활동작을 조절하고 에너지 보존기술을 교육한다; 상체를 보조하는 도구를 사용하여 걷는다 — 예, 바퀴달린 보행기, 쇼핑 카트, 휠체어
4. *증가된 보조근육의 사용*
   가능한 치료 : 목과 흉부 근육의 가동범위를 유지하는 가동 운동; 휴식동안 사용을 감소시키는 이완 자세를 취한다
5. 질환과 질환의 관리에 대한 낮은 이해
   가능한 운동 : 환자 교육
6. 건강한 삶에 대한 감각(sense)이 줄어듬/우울증
   가능한 치료 : 환자 후원 모임; 심리적 그리고/혹은 정신과적인 평가와 치료

제한성 폐 질환의 특징 중 어떤 것이 물리치료에 의해 바뀔 수 있는가?

만성 폐쇄성 폐질환 (CHRONIC OBSTRUCTIVE PULMONARY DISEASE)

정의(Definition)

COPD는 만성 호흡기 질환으로 완전히 회복되지 않는 진행성 기도 폐색이 특징이다. 만성 기관지염(bronchitis)과 폐기종(emphysema)이 더 진행되면 대개 COPD를 일으킨다. *만성 기관지염*은 임상적으로 3달에서 2년 동안 거의 매일 과도한 점액 생성과 배출로 정의된다. *폐기종*은 병리학적 진단에, 폐조직의 검사를 통해 정의되며, 환자의 임상적 발현은 아니다. 폐포 격막의 파괴를 동반한 종말세기관지의 말단 부위에 공기공간의 파괴로 정의된다.

역학(Epidemiology)

약 2.9%의 캐나다인과 6.2%의 미국인이 COPD로 진단받은 적이 있다. 의학적 도움을 찾지 않는 초기증상을 가진 개인과 고령과 여성 그룹이 오진일 수 있기 때문에, 실제 COPD의 유행률은 이보다 많을 것이다. COPD는 세계에서 4번째의 사망 원인이고, 유일하게 증가하고 있는 원인이다.

병인론과 병태생리학(Etiology and Pathophysiology)

환경오염물질이 두 번째 역할을 하는데 반해 흡연은 COPD의 제1의 원인이다. *알파-1-항트립신 결손(Alpha-1-antitrypsin deficiency)*은 매우 젊은 나이에서 폐기종의 매우 심한 형태를 일으키는 유전적인 장애이다. 기도, 실질조직(parenchyma), 그리고 폐 혈관의 만성 염증성 진행이 따라온다. 증가된 산화력과 단백분해효소(proteinase)와 항단백분해효소(antiproteinase)의 불균형은 또

한 폐 손상에 기여 할 수 있다. 점액 분비선의 확장과 증가된 점액성 분비물은 기도의 상피조직 표면에 층을 이룬다. 기관지벽 염증과, 부종, 기관지경련, 그리고 상처자국(scarring)이 발생한다. 가장 심각한 변화는 기관지와 세기관지에서 일어난다. 폐포 격막의 파괴가 일어나고, 폐포와 폐 모세혈관상 모두 포함된다.

기도 폐색은 날숨 시에 더 악화된다. 들숨 시에는, 흉막의 음압이 폐가 팽창하는 동안에 폐포와 순응하는 작은 기도의 개방을 끌어 당기는 경향이 있다. 그러나, 날숨 시에는 흉막의 양압이 작은 기도의 압박과 폐포의 수축을 일으킨다. COPD에서, 작은 기도의 일부는 날숨 동안 허탈되고, 폐포에 공기의 허탈(air trapping)을 일으킨다.

공기의 허탈은 폐의 과충만을 일으키고, 이로 인해 과확장되거나 혹은 기능적 잔기용량과 총폐활량 모두 더 커진 용적을 갖게 된다. 확장된 폐 용적이나 과 팽창은 횡격막이 날숨 마지막 분기에서 더 평편한 위치가 되게 한다. 이것은 기계적인 이점을 줄이고 호흡운동과 펌핑(pumping)의 잠재력을 줄이는 것이다. 따라서, 폐의 비정상적인 병리는 비정상적인 호흡 근육 기능으로 일어난다.

COPD는 기도의 폐색과 환기-관류 부정합, 그리고 단락을 일으킨다. 두 번째 변화는 과팽창(hyperinflaction)이다. 짧아진 길이에 들숨근과 기계적 불이익을 두고 더 나아가 일의 부하를 늘이는 과팽창은 호흡군의 길이를 짧게 만들고, 작업부하를 증가시켜서 기계적 불이익을 준다. 폐 혈관상의 파괴와 저산소 혈관수축은 증가된 폐 혈관 저항을 일으키고, 폐 고혈압과 폐심장증(cor pulmonale)을 일으킨다. 또한, 부족한 섬모 기능과 증가된 점액 분비물로 손상된 기관지 위생은 감염의 발생을 증가시킨다.

임상적 발현과 진행(Clinical Presentation and Course)

대부분의 환자들은 흡연과 진행성 짧은 호흡 병력을 가지고 있다. 모든 환자는 기침과 가래의 병력이 있는 것은 아니다. 다른 특징으로는 고탄산혈증, 저산소증, 그리고 청색증 등이 있다. 폐기종 환자는 종종 매우 마르고(분홍빛 숨찬 사람, pink puffer), 과체중과 부종성(청색의 부푼사람, blue bloater)이 있는 기관지염 환자로 묘사되지만, 이것은 그들의 육체적 특징을 지나치게 단순화 한 것이다.

휴식을 취할 때와 운동을 할 때의 COPD가 의심되는 신체적 징후

- 운동이나 휴식동안의 기침 그리고/혹은 객담
- 회복 상태에서 불균형한 작업부하가 연장되는 호흡곤란
- 작업부하에 불균형이 있는 보그의 운동자각 척도(Borg's rating of perceived exertion)
- 쌕쌕거림(wheezing)이 들림
- 운동 시 팔이음뼈의 긴장
- 지연된 날숨, 입술 오무려 호흡하기, 긴장된 자세
- 날숨, 들숨 시에 보조근의 사용

- 청색증과 같은 운동 시 창백

호흡곤란의 증가, 식도의 통증(sore throat), 기침, 그리고 감기증상과 같이 더 악화될 때는 증상이 변하거나 악화된다; 급성악화는 폐 기능과 관계가 없다. COPD 악화후에 회복은 길고, 종종 불완전하다.

내과적 그리고 외과적 중재(Medical and Surgical Interventions)

내과적 치료는 조기 발견, 정확한 진단, 안정적인 COPD 관리, 그리고 악화 치료에 초점이 맞춰져 있다. 안정적인 COPD 관리는 특히 금연, 증상 완화를 위한 기관지 확장제, 선택된 환자를 위한 당질부신피질스테로이드(glucocorticosteroid), 운동 훈련의 증진, 산소 치료에 초점이 맞춰져 있다. 약물치료의 세부내용은 표 18-2에 나와있다. 다른 약리학적 치료는 매년 독감 예방주사 그리고, 적용될 수 있다면 폐렴백신과 항생제(antibiotics)가 포함될 수 있다.

외과적 치료는 낭포제거술(bullectomy), 폐 용적 축소 수술, 그리고 폐 이식이 있다. 중증 폐 질환에 속해 있으나 수술을 하면 더 오래 생존할 수 있는 환자들은 이 수술로부터 이득을 볼 수 있지만, 성공은 제한적이다.

악화은 주로 폐 감염에 의해 일어나고, 그래서 항생제 치료는 종종 효과가 있다. 기관지 확장제나 당질부신피질 치료는 효과적일 수 있다. 환자는 적절한 가스 교환을 위해 침습적, 비침습적 기계적 환기를 필요로 한다.

물리치료 중재(Physical Therapy Interventions)

안정적인 COPD로 인한 문제점과 실시할 수 있는 치료는 다음과 같다:

1. *호흡곤란*
   가능한 치료 : 호흡조절과 이완 자세
2. *빈약한 가스 교환과 운동으로 인한 불포화반응*
   가능한 치료 : (처방이 있다면) 적절한 산소 사용을 보장하고, 운동하는 동안 SpO_2를 감시하고, 처방이 있다면 유속을 조절할 수 있다. SpO_2를 최대화하기 위한 자세를 취한다.
3. *부실한 영양공급*
   가능한 치료 : 운동 프로그램을 천천히 진행; 식이요법가(dietician)의 의견을 참고
4. *운동에 대한 낮은 인내력*
   가능한 치료 : 운동이 안전하다는 것을 확실하게 한다 — 예를 들어, SpO_2 ; 심장의 비정상성과 다른 운동에 대한 제한점을 제외시킨다; 유연성, 근력, 지구력을 포함한 운동을 고안한다; 변형된 ADL과 신체 에너지 관리기법을 교육한다; 상체를 보조해 주는 장비를 하고 걷는다 — 예, 바퀴달린 보행기, 쇼핑 카트, 휠체어; 특정한 들숨근육 훈련을 포함한다.
5. *질환과 질환의 관리에 대한 낮은 이해*

표 18-2. 천식과 COPD에 사용되는 일반적인 약물의 예

약물매매명(일반약품명)	운반경로	약물효과	물리치료 고려사항
벤톨린(ventolin)[살부타몰(salbutamol)], 세레벤트(serevent)[살메테롤(salmeterol)], 브리카닐터뷰헬러(bricanyl Turbuhaler)[(터뷰탈린(terbutalin)]	계량 흡입기	기관지확장제(베타2-아드레날린 성촉진제, 2-adrenergic agonist)	고용량일때, 환자는 떨림, 불안, 어지러움, 그리고 근경련을 호소할수있다. 환자가 이러한 증상과 증후를 보이면 가동성(mobilization) 치료를 사용하라.
아트로벤트(atrovent)[(브롬화이프라트로퓸(ipraropium bromide)]	계량 흡입기	항콜린성 기관지확장제	입마름
테오듀(theodur)[테오필린(theophylline)]	경구용 정제	항염증성과 기관지확장효과는 심근과 횡격막 수축력을 증가시킨다	환자는 구역, 구토, 그리고 두통을 호소할 수 있다. 높은 혈정수준은 독성을 일으킬수 있기 때문에 혈청테오필린(theophylline)수준을 일상적으로 평가하라
프레드니손메드놀(prednisone medrol)[메칠 프레드니솔론(methylprednisolone)]	경구용 정제	코르티코스테로. 항염증성 효과	수분저류, 뼈엉성증, 그리고 작은 외상에도 골절되는 경향
베클로벤트(beclovent)[베클로메타손 디프로피오네이드(beclome-thasone dipropionate)] 풀미코르트(pulmicort)[부데손나이드(budesonide)] 플로벤트(flovent)[플루티카손(fluticasone)]	계량 흡입기 또는 마른 파우더 흡입기	코르티코스테로. 항염증성 효과	낮은 전신성효과 때문에 부작용은 경구용 정제보다 적다.
인탈(Intal)[크로모린(cromolyn)] 틸레이드(tilade)[네도크로밀(nedocromil)]	계량 흡입기 또는 마른 파우더 흡입기	비스테로이드성. 항염증성과 기관지확장 효과	불쾌한 미각과 두통
싱귤레어(singulair)[몬테루카스트 montelukast)] 아콜레이트accolate (자필루카스트 zafirlukast)	경구용 정제	류코테리엔(leukotriene)조절제. 항염증성 효과	환자는 어지러움, 위통, 감기, 그리고 두통을 호소할 수 있다.

가능한 치료 : 환자 교육; 자가초기 치료 — 예, 응급실에 갈 때나, 의사를 만나러 갈 때, 항생 치료를 시작할 때

6. *증가된 보조 근육의 사용*
   가능한 치료 : 목, 팔, 흉부의 움직임 운동; 이완 자세
7. *분비물 증가*
   가능한 치료 : 기도 유지 기법
8. *건강한 삶에 대한 감각이 줄어듦/우울증*
   실시 가능한 치료 : 환자 후원 모임(patient support groups); 심리적 그리고/혹은 정신과적인 평가와 치료

COPD의 어떤 특징이 물리치료에 의해 바뀔 수 있는가?

COPD재활을 지지하는 증거에 대한 자세한 설명은 셀리(Celli),[14] ACCP/AACVPR[15] 그리고 리케이스(Lacasse) 등[16]에 의해 요약되어 있다. 폐질환 재활에 대한 임상적으로 적절한 지침서는 사우서드(Southard) 등에 의해 요약되어 있다.[17]

천식 (ASTHMA)

정의(Definition)

천식은 폐의 만성적인 염증으로 호흡곤란, 흉부 압박, 쌕쌔거림(천명, wheeze), 그리고 기침과 같은 발작성 혹은 영구적인 증상과 연관된 다양한 기도 제한과 기도 과반응성이 특징이다.

역학(Epidemiology)

캐나다인의 8.7%와 미국인의 9.7%가 천식으로 진단받은 적이 있고, 자가-보고되는 천식 발병률은 증가하고 있다. 유망한 운동선수에게의 발병이 더 커지고 있다. 10%에서 15%의 올림픽 선수들이 운동유발성 천식(EIA)를 가지고 있는 것으로 나타났다.

병인론과 병태생리학(Etiology and Pathophysiology)

알레르기, 차거나 마른 공기, 감정, 일과 관련된 병원균과 같은 다양한 자극이 천식에서 기도 반응성을 일으킬 수 있다. 아토피가 있는 사람들은 질병소인과 임신 기간이나, 어린 시절의 흡연, 호흡기성 감염, 그리고 천식을 일으킬 수 있는 공기와 같은 다른 원인을 가지고 있다. 유발인자는 두껍고 끈끈한 점액 마개, 부종성 세지관지벽, 점액선의 비대, 그리고 평편근육의 비대와 경련에 의해 기관지와 세기관지의 폐색을 자극한다.

임상적 발현과 진행(Clinical Presentation and Course)

발작 사이에서 환자의 일부는 만성 기관지염의 구성요소를 가지고 있음에도 불구하고 증상이 없

을 것이다. 드물게, 환자는 천식지속상태(status asthmatics)로 알려진 치명적인 발작의 상태를 경험할 수 있다. 징후와 증상은 힘든(labored) 호흡, 쌕쌕거림, 급성 과팽창, 저산소증, 그리고 고탄산혈증등을 포함한다. 천식을 앓고 있는 환자는 1초간 강제날숨폐활량(FEV_1)에서 건강한 피실험자보다 더 큰 감소를 보였다(각각, 22 ml/year과 38 ml/year의 감소). 천식환자들 중에서, 만성 점액 과분비를 가진 환자들은 FEV_1에서 만성 점액 과분비를 가지지 않은 환자들 보다 훨씬 더 큰 감소가 있었다.

운동유발성 천식은 흔하다. 운동 후 PEFR이나 FEV_1에서 15%의 감소는 운동유발성 천식을 나타낸다. 천식을 일으키는 운동은 사이클링, 농구, 장거리 달리기, 축구가 있다. 크로스-컨트리 스키, 하키, 그리고 스피드 스케이팅과 같이 차거나 마른 공기에서 높은 환기율을 필요로 하는 활동은 특히 천식을 유발할 수 있다.

운동유발성 천식이 나타날 수 있은 운동을 하는 동안의 신체적인 증상 — 운동유발성 천식을 위한 사전예방

- 기침, 쌕쌕거림, 증가된 날숨, 보조근육 사용, 호흡곤란, 운동 시 흉통이 있을 수 있다.
- 징후와 증상이 계절마다, 환경마다 다양하다.

운동 후(After Exercise)

- 기침, 흉부 압박 혹은 통증, 짧은 호흡, 메스꺼움, 위통

의학적 중재(Medical Interventions)

천식 관리에 잘 개발된 지침서는 많은 나라에서 개발되어 왔고, 천식 국제선언(global initiative on asthma: GINA)이 2002년에 발효되었다. 관리는 정확한 진단을 포함한다; 자기-관리를 증진시키는 교육; 유발인자의 조절과 회피; 그리고 약한 천식 증상을 *완화*시키는 약물, 더 빈번하고 심한 증상을 조절할 수 있는 약물 보충(*감소제*는 짧게 작용하는 기관지 확장제이며 *조절제*는 흡입되고 구강용 코르티코스테로이드이다). 약물 치료에 대한 자세한 내용은 표 18-2에 나와 있다. 최상의 관리는 야간에 잠이 깨는 것과 객담을 최소로 줄일 수 있다.

물리치료 중재(Physical Therapy Interventions)

이 질환이 얼마나 흔한지를 고려하면, 모든 *환자*들을 *치료할 때*, 물리치료사는 능동적으로 천식에 대해 평가 해야 하고, 관련된 증상을 보이는 환자는 의사에게 보고해 적절한 관리와 치료를 받게 해야 한다.

천식의 급성 악화기간동안에 있을 수 있는 문제점과 가능한 치료는 다음을 포함한다:

1. *호흡곤란*
   가능한 치료 : 호흡조절과 이완 자세
2. *낮은 기체 교환*

가능한 치료 : 산소를 적절히 사용; SpO_2를 감시; 적절한 약물치료(기관지 확장제)를 사용; 필요하다면 SpO_2를 최대화할 수 있는 자세

3. *증가된 보조근육의 사용*

   가능한 치료 : 목과 흉곽의 가동성 운동; 이완 자세

4. 분비물 증가

   가능한 치료 : 조절된 기도청결기법

5. 질환과 질환의 관리에 대한 낮은 이해

   가능한 치료 : 환자 교육; 자가초기치료 — 예, 응급실 갈 때, 병이 악화되어 의사를 만나러 갈 때

천식의 어떤 특징이 물리치료에 의해 바뀔 수 있을까?

기관지 확장증 (BRONCHIECTASIS)

정의(Definition)

기관지 확장증은 기관지와 세기관지의 비정상적인 확장과 관련된 만성 괴사성 감염이다.

병인론과 병태생리학(Etiology and Pathophysiology)

이유는 대게 괴사 감염 때문이고, 종종 이물질의 흡입 때문일 수도 있다. 기관지 점막의 파괴가 일어나고 폐색으로 인한 허탈이 있을 것이다. 이 질환은 종종 아래엽에 영향을 주고, 특히 수직인 공기 통로에 영향을 준다. 이것은 기관지 확장증이 물질의 흡인(aspiration)일 경우 잘 나타난다.

임상적 발현과 진행(Clinical Presentation and Course)

- 환자의 3분의 2는 호흡기 감염의 병력을 가지고 있다.
- 종종 악취를 풍기는 심한 기침을 하고, 때로는 피가 석인 가래가 있다.
- 손끝이 뭉뚱해진다.
- 폐심장증(cor pulmonale)의 발생이 증가한다.

의학적 중재(Medical Interventions)

의학적 치료는 항생제와 매년 독감 백신주사와 같은 감염 조절을 관리한다. 적절한 수화(hydration)와 기도청결기법과 같은 우수한 폐 위생법이 권장된다.

물리치료 중재(Physical Therapy Interventions)

이 질환으로 일어날 수 있는 문제점과 가능한 치료는 다음과 같다:

1. *크게 증가한 분비물*
   가능한 치료 : 기도청결기법
2. *운동에 대한 낮은 인내력*
   실시 가능한 치료 : 운동이 안전하다는 것을 확신하게 한다; 근력, 지구력을 포함한 운동을 고안한다; 운동이 선행되는 기도청결기법의 보조로 사용될 수도 있다.
3. *질환과 질환의 관리에 대한 낮은 이해*
   실시 가능한 치료 : 환자 교육

기관지 확장증의 어떤 특징이 물리치료에 의해 고쳐질 수 있을까?

낭성 섬유증 (CYSTIC FIBROSIS)

정의(Definition)

낭성 섬유증(CF)은 비정상 점액 생산을 일으키는 모든 외분비선에 영향을 주는 유전성 질환이다.

역학(Epidemiology)

백인 20~25명 당 1명의 빈도의 보균자에게서 물려받는 상염색체 열성 질환이다. 미국, 서유럽, 그리고 호주에서 신생아 2,500명 당 1명이 낭성 섬유증 유전인자에 대해 동종접합(homozygous)이다. 낭성 섬유증은 흑인과 황인종에게서는 드물다. 대부분의 아이들은 5세에 낭성 섬유증으로 진단받고, 대부분 20세까지 살지만 그 이상 사는 경우도 늘고 있다.

병인론과 병태생리학(Etiology and Pathophysiology)

주된 비정상은 높은 발한 나트륨(sweat sodium)과 염화물(chloride) 농도에 의한 이온 수송이다. 두꺼운 분비물에 의한 외분비선 관의 진행성 폐색은 거의 모든 임상적 표시로 일어나는 것 같다. 두껍고 끈끈한 분비물은 폐에서 효과적으로 제거 되지 못하고, 그 결과 재발되는 폐 감염을 일으킨다. 시간이 흐르면 섬유증과 흉터형성이 일어날 것이다. 흡수 불량은 성장을 방해하고, 골격의 이상을 초래한다.

임상적 발현과 진행(Clinical Presentation and Course)

- 호흡기 증상은 대게 나타나는 특징이다; 낭성 섬유증은 유년기에 폐기관지 감염의 재발이 원인이 되는 가장 흔한 질환이다. 질환이 진행되면, 고탄산혈증, 저산소혈증 그리고 폐심장(cor pulmonale)으로 발전할 수 있다. 객혈도 종종 일어난다.
- 뭉뚱한 손가락도 보편적이다.

- 숨이 차는 것은 기도 제한이 발달된 것으로 후기 단계에서 일어난다. 환자는 종종 다른 호흡기 질환이 일어난 것과 비교해서 이 증상 때문에 고통받지는 않는다.
- 늦은 사춘기와 골격의 발달
- 정관과 부고환의 발달 장애로 인한 남성 불임증. 여성에게서도 출산 감소가 있다.
- 지방변(steatorrhea)증상(두꺼운 지방 대변)이 췌장 기능부전으로 인해 85%의 환자에게서 일어난다
- 당뇨는 이 환자의 그룹에 흔하다.
- 간 질환
- 뼈엉성증이 척주옆굽음증과 증가된 골절에 기여할 것이다.

의학적 중재(Medical Interventions)

의학적 치료의 주요 목표는 기도청결기법을 시행하고, 항생물질, 점액용해제, 기관지 확장제를 관리함으로써 감염에 의한 폐질환을 예방하고 치료하는 것이다.

물리치료 중재(Physical Therapy Interventions)

이 질환으로 일어날 수 있는 문제점과 가능한 치료는 다음과 같다.

1. *빈번한 재발 감염을 일으키는, 크게 증가된 진하고 끈적한 분비물*
   가능한 치료 : 강한 기도청결기법; 기관지확장제 사용후 물리치료 시간; 혹은 분비물 감소를 촉진하는 다른 기법
2. *좋지 못한 자세*
   가능한 치료 : 흉부의 가동성과 신전 운동
3. *호흡 곤란*
   가능한 치료 : 유사한 정도의 호흡 곤란을 보이는 다른 만성 호흡기 질환 환자가 걱정할 만큼 보이지 않는다.
4. *빈약한 가스 교환과 운동으로 인해 불포화*
   가능한 치료 : 산소를 적절하게 사용한다, 운동하는 동안에 SpO_2의 감시 그리고 처방이 있다면 유속을 조절한다; SpO_2를 최대화시키는 자세
5. *질병과 질병의 관리에 대한 낮은 이해*
   가능한 치료 : 환자 교육, 환자는 병을 갖고 오랜 삶을 살아야 하기 때문에, 환자가 자신의 질환에 대해 잘 알 수 있게 해야 한다.
6. *운동에 대한 낮은 인내심*
   가능한 치료 : 운동이 안전하다는 것을 보여준다; 적합한 운동 테스트를 만든다; 근력과 지구력을 포함하는 운동 프로그램을 만든다.

7. *낮은 영양 공급*
   가능한 치료 : 섭생운동(regimen)을 느리게 진행
8. *다른 의학적 질환의 여부 — 예, 당뇨와 뼈엉성증*
   적절한 예방책은 처방과 운동 프로그램의 처방과 수행 그리고 다른 물리치료 중재를 하는 동안 적절한 지침을 지켜라
9. *건강한 삶에 대한 감각이 줄어듬/우울증*
   가능한 치료 : 낭성 섬유증 후원 모임; 정신과적인 평가와 치료; 죽음, 병의 마지막 단계, 그리고 애도를 보낸다.

낭성 섬유증의 어떤 특징이 물리치료에 의해 바뀔 수 있는가?

폐암 (LUNG CANCER)

역학(Epidemiology)

폐암은 캐나다와 미국에서 암으로 인한 사망률 중에 1위이다. 남자에게서는 암 사망률의 약 30%이고, 여자에게서는 20%이다. 여성에게서 발병률이 증가하고 있다. 높은 사망률 때문에 발병률과 사망률은 거의 같다. 1992년에서 1998년동안, 발병률은 미국에서 10만명당 54명이다.

병인론과 병태생리학(Etiology and Pathophysiology)

흡연은 여성 폐암 환자의 약 80%이고 남자의 90%이다. 작업 위험요소나 환경 오염과 같은 다른 환경적 요소도 증가하고 있는 추세이다. 신선한 야채와 과일의 높은 소비율은 위험요소를 감소시킨다.

내과적 그리고 외과적 중재(Medical and Surgical Interventions)

치료는 외과적 절제술, 화학요법, 그리고 종양 증식을 조절하고 제거하는 방사성 치료가 있다.

물리치료 중재(Physical Therapy Interventions)

이 질환에 대해 일어날 수 있는 문제점과 가능한 치료는 만약 수술이 필요하다면, 의학적 선택에 달려 있다. 다음이 포함될 것이다.

1. 빈약한 가스 교환과 운동으로 인한 불포화
   가능한 치료 : 산소를 적절히 사용할 수 있게 확인한다. 운동하는 동안 SpO_2를 확인한다, 그리고 처방이 있다면 유속을 조절한다. SpO_2를 최대화 시키는 자세. 심호흡 운동은 특히 수술 후에 실시 한다.
2. 증가된 분비물/재발 감염

가능한 치료 : 기도청결기법

3. 운동에 대한 낮은 인내심

   가능한 치료 : 운동이 안전하다는 것을 보여준다; 근력과 지구력을 포함하는 운동 프로그램을 만든다. 치료사는 진행된 환자에게서 특히 기능을 증가시키거나 유지시키는데 도움을 주어야 한다.

4. 좋지 않은 자세

   가능한 치료 : 흉부의 가동과 어깨의 관절 가동 범위 운동을 실시, 특히 흉부 개흉술을 한 경우

5. 호흡곤란

   가능한 치료 : 호흡 조절과 이완 자세 유지

6. 부실한 영양 공급

   가능한 치료 : 섭생운동(regimen)을 느리게 진행

노화 (AGING)

호흡계의 노화와 관련된 많은 변화가 20세부터 시작된다.

역학(Epidemiology)

- 캐나다인의 20%는 50~70세까지 살고, 9%는 70년이상 산다.

생리학(Physiology)

- 변화는 흉벽, 폐 조직, 폐 혈관에서 일어난다.
- 노화는 폐를 포함하는 모든 조직들에 있어서 탄력소(elastin)의 파손을 일으키고, 폐를 더 순응 시킨다. 이것은 기도 폐쇄의 증가 또는 기능적 잔류용량에 가깝도록 일으키는 감소된 탄력소 반동과 증가된 능동 압박을 만든다.
- 흉벽은 움직임의 저항과 조직 뻣뻣함에 기여하는 교차-연결된 콜라겐 섬유의 증가 때문에 더 단단하다. 연골 조직의 석회화와 척주앞굽음증, 옆굽음증 또한 있을 것이다.
- 기능적 잔기용량과 잔기용적(RV)은 증가되었다. 총폐활량(TLC)은 변하지 않고 폐활량(VC)은 감소한다.
- 폐포 표면 면적은 약 2.7 sq. M/10년의 속도로 감소하며, 이러한 감소는 70~80세의 나이에 PaO_2의 감소를 일으키는데, 정상 PaO_2는 75~80 mmHg이다.
- 호흡근육의 지구력과 근력은 나이가 증가함에 따라 감소한다.
- 저산소증과 고탄산혈증에 대한 환기 반응은 나이가 증가함에 따라 감소한다.
- 기침과 후두 반사가 감소되고, 나이든 사람이 흡인에 더 민감하게 한다.

임상적 의미(Clinical Implications)

- 노인들은 호흡 잔기용량이 감소한다.
- 호흡계는 장기 침상 안정이나 전신 마취를 실시한 외과적 수술, 폐의 질환 그리고 흉부 외상과 같은 상태에 더 위험해지게 되고, 이 집단은 더 큰 위험에 놓이게 된다.

흡연 (SMOKING)

역학(Epidemiology)

2000년에 캐나다 성인의 20%는 매일 흡연을 하고 5%는 가끔씩 흡연을 한다. 12세 미만의 어린이 25%가 거의 매일 간접적인 흡연에 노출되어 있다.[19]

병태생리학(Pathophysiology)

- 급성으로, 기도 저항이 증가할 수 있다. 예를 들어, 한 번의 흡입으로 2~3번의 기도 저항을 증가 시킬 수 있다.
- 만성적인 효과
  - ○ 감염의 발생을 증가시키는 줄어든 섬모 활동, 점액선의 비대, 식작용의 억제
  - ○ 전신마취를 하는 수술동안에 합병증의 위험을 증가
  - ○ 운동 수행을 억제

임상적 발현과 진행(Clinical Presentation and Course)

- 흡연자의 15%는 COPD로 발전된다. 흡연자가 45세에 금연했을 경우, COPD 증상의 발달이 줄어드는 경향이 있다.[21]
- 폐암과 심장 질환의 위험요소가 상당히 증가한다.

의학적 중재(Medical Interventions)

모든 건강 전문가에 의한 활동적인 금연 교육은 흡연의 유해한 효과를 줄이는 최고의 방법이다. 폐건강(lung health) 연구에서, 피실험자의 35%는 정해진 기안에 금연을 할 수 있었고, 22%의 피실험자는 5년 이내에 금연을 하였다.[22,23]

물리치료 중재(Physical Therapy Interventions)

물리치료사는 이 정보를 수용하였을 때 환자에게 적절한 정보를 전달하고 자기의 지역에 가능한 금연 프로그램을 알려야 한다.

흡연의 어떤 면이 물리치료에 의해 바뀔 수 있을까?

비만 (OBESITY)

정의(Definition)

비만은 정상 체중보다 20% 이상 더 나가는 경우를 말한다.

병인론 & 병태생리학

- 흉벽의 할당 무게로부터 흉벽의 탄력성 감소와 복부의 크기 증가
- 복부의 크기에 대하여 횡경막 운동의 감소
- 크기가 커진 조직 때문에 순간적 환기의 증가
- 구역 환기는 폐 꼭대기의 우선적 환기로 변경될 수 있으며, 폐의 의존성 구역은 기도 폐쇄의 위험이 더 커진다.
- 환기-관류 부정합과 저산소혈증이 일어날 수 있다

임상적 발현과 진행(Clinical Presentation and Course)

- 수술 후 — 비만은 서환기증과 호흡기능부전의 위험요소를 더 크게 증가시킬 수 있다.
- 비만은 수면 중 무호흡증의 발병률을 더 높인다.

의학적 중재(Medical Interventions)

- 다이어트, 생활 습관 변화, 약물 치료. 수술은 몇몇 벽적인 비만 환자의 경우에 사용된다.

물리치료 중재(Physical Therapy Interventions)

- 물리치료는 관절염, 등 질환, 심폐기능적 문제와 같은 비만으로 인해 일어날 수 있는 문제의 치료와 체중 감소에 초점이 맞춰져야 한다.
- 비만의 어떤 특징이 물리치료에 의해 바뀔 수 있을까

연습 (EXERCISES)

1. 특정한 문제를 위한 치료가 치료 후 증진이 있었는지 물리치료사가 평가하는데 사용한 결과 측정을 통해서 만성호흡기 상황을 확인하기 위해 표 18-3의 문제점과 관련된 결과측정을 복사하고 표를 완성하라. 결과 측정이 뚜렷하게 한가지 문제를 반영하지 않지만 유사하거나 관련된 문제들을 나타낼 수 있기 때문에 문제점이 그룹지어진다.

표 18-3. 문제와 관련된 결과 측정

문제	결과 측정
• 손상된 부위의 가스교환 부족 특히, 아래 폐 용적 (↑ $PaCO_2$과 ↓ PaO_2) • 운동/움직임 시 탈포화 될 수 있음	
• 심혈관 기능 부족 • 심근 허혈 • 심박출량 감소 • 말초에 산소 운반/순환 감소	
• 통증 – 절개 또는 외상 • 가슴 또는 근골격 또는 말초 혈관	
• 움직임 감소/운동 인내력 부족 • 건강상태 감소 • 근력과 지구력 감소	
• 분비물 축적/증가 • 재발성 감염	
• 호흡곤란 • 호흡작업 증가 • 보조근육 사용 증가	
• 심부정맥혈전증	
• 인지상태 변화	
• 협조와 균형 변화	
• 창자막힘증(장폐색증, ileus)	
• 요축적(urinary retention)	
• 자세 불량	
• 어깨와 다른 관련된 관절의 ROM 감소	
• 흉골의 제한	
• 영양 부족	
• 병, 병의 치료, 그리고 자가-관리의 이해 부족	
• 건강한 삶에 대한 감각이 줄어듦/우울증	
• 퇴원 계획 필요	

참고문헌

1. Drakulovic MB, Torres A, Bauer TT, et al. Supine body position as a risk factor for nosocomial pneumonia in mechanically ventilated patients: a randomized trial. *Lancet.* 1999;354:1851-1858.
2. Mahul P, Auboyer C, Jospe R, et al. Prevention of nosocomial pneumonia in intubated patients: respective role of mechanical subglottic secretions drainage and stress ulcer prophylaxis. *Intensive Care Med.* 1992;18:20-25.
3. Shorr AF, O'Malley PG. Continuous subglottic suctioning for the prevention of ventilator-associated pneumonia: potential economic implications. *Chest.* 2001;119:228-35.
4. Halm EA, Fine MJ, Kapoor WN, et al. Instability on hospital discharge and the risk of adverse outcome in patients with pneumonia. *Arch Intern Med.* 2002;162:1278-1284.

5. Ntoumenopoulos G, Presneill JJ, McElholum M, et al. Chest physiotherapy for the prevention of ventilator-associated pneumonia. *Intensive Care Med.* 2002;28:850-856.
6. Shaker R, Easterling C, Kern M, et al. Rehabilitation of swallowing by exercise in tube-fed patients with pharyngeal dysphagia secondary to abnormal UES opening. *Gastroenterology.* 2002;122:1314-1321.
7. Shaker R, Kern M, Bardan E, et al. Augmentation of deglutitive upper esophageal sphincter opening in the elderly by exercise. *Am J Physiol.* 1997;272:G1518-1522.
8 Hudson LD, Steinberg KP. Epidemiology of acute lung injury and ARDS. *Chest.* 1999;116:74S-82S.
9. Reid WD, Sharma A. Respiratory muscle training in people with chronic obstructive pulmonary disease. *Physiotherapy Singapore.* 2000;3:113-126.
10. American Thoracic Society and European Respiratory Society. Idiopathic pulmonary fibrosis: diagnosis and treatment. International Consensus statement. *Am J Respir Crit Care Med.* 2000;161:646-664.
11. Stewart PJ, Sales P. *The prevention and management of asthma in Canada.* A report of the National Asthma Control Task Force. 2000.
12. National Lung Health Education Program Executive Committee. Strategies in preserving lung health and preventing COPD and associated diseases. *Chest.* 1998;113(Supple):123S-163S.
13. Seemungal TA, Donaldson GC, Bhowmik A, et al. Time course and recovery of exacerbations in patients with COPD. *Am J Respir Crit Care Med.* 2000;161:1608-1613.
14. Celli B. Is pulmonary rehabilitation an effective treatment for chronic obstructive pulmonary disease? Yes. *Am J Respir Crit Care Med.* 1997;155:781-783.
15. ACCP/AACVPR Pulmonary Rehabilitation Guidelines Panel. Pulmonary rehabilitation. Joint ACCP/AACVPR Evidence-based guidelines. *Chest.* 1997;112:1363-1396.
16. Lacasse Y, Guyatt GH, Goldstein RS. The components of a respiratory rehabilitation program. A systematic overview. *Chest.* 1997;1111:1077-1088.
17. Southard DR, Cahalin LP, Carlin BW, et al. Clinical competency guidelines for pulmonary rehabilitation professionals. American Association of Cardiovascular and Pulmonary Rehabilitation position statement. *Journal of Cardiopulmonary Rehabilitation.* 1995;15(3):173-8.
18. Lange P, Parner J, Vestbo J, et al. A 15-year follow-up study of ventilatory function in adults with asthma. *N Eng J Med.* 1998;339:1194-1200.
19. Canadian Institute for Health Information. Respiratory Diseases in Canada. Canadian Lung Association. Health Canada, Statistics Canada. September 2001. Available from: http://www.hc-sc.gc.ca/pphb-dgspsp/ or http://www.statcan.ca/. Accessed on April 15, 2004.
20. Alberg AJ, Sarnet JM. Epidemiology of lung cancer. *Chest.* 2003;123(1Suppl):21S-49S.
21. Murray RP, Gerald LB, Lindgren PG, Connett JE, Rand CS, Anthonisen NR. Characteristics of participants who stop smoking and sustain abstinence for 1 and 5 years in the Lung Health Study. *Preventive Medicine.* 2000;30(5):392-400.
22. Anthonisen NR, Connett JE, Enright PL, Manfreda J. Lung Health Study Research Group. Hospitalizations and mortality in the Lung Health Study. *Am J Respir Crit Care Med.* 2002;166(3):333-9.
23. Kanner RE, Anthonisen NR, Connett JE. The Lung Health Study Research Group. Lower respiratory illnesses promote FEV(1) decline in current smokers but not ex-smokers with mild chronic obstructive pulmonary disease: results from the lung health study. *Am J Respir Crit Care Med.* 2001;164(3):358-64.

관련도서

Kapsali T, Permutt S, Laube N, et al. Potent bronchoprotective effect of deep inspiration and its absence in asthma. *J Appl Physiol.* 2000;89:711-720.

Pauwels RA, Buist AS, Claberley PMA, Jenkins CR, Hurd S on behalf of the COLD Scientific Committee. Global strategy for the diagnosis, management and prevention of chronic obstructive pulmonary disease. *Am J Respir Crit Care Med.* 2001;163:1256-1276.

Poole PJ, Black PN. Oral mucolytic drugs for exacerbations of chronic obstructive pulmonary disease: systematic review. *BMJ*. 2001;322:1271-1274.

Stewart PJ, Sales P. National action plan for the prevention and management of chronic obstructive pulmonary disease. *Canadian Chronic Obstructive Pulmonary Disease Alliance*. July 2000.

World Health Organization. Global Initiative for Asthma: Global Strategy for Asthma Management and Prevention NHLBI/WHO Report. *National Institutes of Health*. January 1995.

http://www.merck.com/pubs/mmanual/

http://www.nlm.nih.gov/medlineplus/druginformation.html

예상문제

※ *만성 폐쇄성 폐질환(COPD)에 대한 설명으로 옳지 않은 것은?*

1) 만성 호흡기 질환으로 완전히 회복되지 않는 진행성 기도 폐색이 특징이다.

2) 만성 기관지염과 폐기종이 더 진행되면 대개 COPD를 일으킨다.

3) 흡연이나 환경오염물질이 주요 원인이 된다.

4) 가장 심각한 변화는 기관지와 세기관지에서 일어난다.

5) 모든 환자에서 기침과 가래의 병력이 있고 급성악화는 폐기능과 관계가 있다.

정답 : 5)

제 19 장

심혈관 질환

Cardiovascular Conditions

학습목표

이 장을 마칠 때, 독자들은 다음을 설명할 수 있어야 한다:

1. 울혈성 심부전, 고혈압, 협심증, 급성 심장동맥증후군, 심방세동, 심장근육병증, 심장 삼출, 심장눌림증, 말초혈관 질환, 폐색전증과 같은 심장 질환의 정의, 병인학, 병태생리학, 발현 그리고 의학적 관리에 대해서 설명할 수 있다.
2. 이러한 심장 질환을 포함하여 일반적 물리치료 관리:
   울혈성 심부전, 고혈압, 협심증, 급성 심장동맥증후군, 심방세동, 심장근육병증, 심장 삼출, 심장눌림증, 말초혈관 질환, 폐색전증
3. 이러한 심장 질환을 포함하여 자주 처방되는 약물:
   울혈성 심부전, 고혈압, 협심증, 급성 심장동맥증후군, 심방세동, 심장근육병증, 심장 삼출, 심장눌림증, 말초혈관 병, 폐색전증

이 장은 물리치료 관리와 관련이 있는 일반적 심장 질환, 임상적 정보, 그리고 약물들을 설명하고 있다.

울혈성 심부전 (CONGESTIVE HEART FAILURE)

정의(Definition)

울혈성 심부전(CHF)은 심장이 휴식시와 활동 시 신체의 대사요구에 대해 산소화된 혈액의 충분한 양을 공급하지 못하는 심장의 무능력으로 정의한다.

병인론과 병태생리학(Etiology and Pathophysiology)

오른쪽 심부전은 전신 정맥 고혈압과 부종의 결과로 체순환에서 혈액이 역류하는 특징을 지닌

다. 만성 왼쪽 심부전은 오른쪽 심부전의 원인으로 흔하다. 다른 원인들은 왼쪽 심방압 증가, 오른 심실 경색, 폐 고혈압, 폐색전, COPD, 삼첨판 역류(표 19-1), 폐 역류(pulmonary reguragitation)이다. 오른쪽 심부전의 다른 용어는 폐 심장증(cor pulmonale)이다.

왼쪽 심부전은 폐 울혈에 의해 폐순환에서 혈액이 역류하는 특징을 지닌다. 이것은 다음과 같이 분류할 수 있다:

- 이완기 장애 — 높은 왼심실 말기 이완기 압력과 폐부종의 결과로 심실이 완전하게 이완할 수 있는 능력이 없는 것. 왼심실 비대가 또한 자주 발견된다. 원인의 예를 들면, 제한적 심근육병증, 허혈성 심장질환, 심막 압전(pericardial tamponade), 승모판 역류(표 19-1을 보라), 협착증(stenosis)을 포함한다.
- 수축기 장애
  - 감소된 수축력(심근육의 수축력)은 방출조각, 심박출량, 그리고 산소 수송이 감소된 결과이다. 원인의 예는 심장동맥질환 그리고 심근육병증이다.
  - 후부하 증가 — 아래로 흐르기 위한 저항이 증가하는 것. 원인의 예는 대동맥협착증(aortic stenosis) 또는 역류, 전신 고혈압, 대동맥축착증(coarctation of the aorta), 그리고 좌-우 단락(shunt)이다.

임상적 발현과 진행(Clinical Presentation and Course)

울혈성 심부전은 짧은 호흡과 거품같은 불그레한 가래가 전통적으로 나타난다. 왼쪽 심부전과 폐부종과 관련된 임상적 증상은 다음이다:

- 호흡곤란 — 폐부종과 관련. 활동시 초기에 일어나고, 휴식시 발생되기 위해 진행할 수 있다.
- 앉아숨쉬기〔좌위호흡(orthopnea)〕 — 평편하게 바로 누웠을 때 정맥환류의 증가로 인한 호흡곤란. 때때로 잦은 마른 기침을 동반하며, 바로 앉으면 안정된다.
- 우발성(adventitious) 호흡소리 — 심장 천식(헐떡이는 숨으로 구성)과 습기찬 마찰음
- 거품같은 가래(흰색/불그레한 색)
- 비정상적 심장음-심장잡음(murmurs). S_3(심기능 대상부전), S_4(굳은 심실로 인한 심비대)
- 운동 능력의 감소
- 방사선상 변화 — 예를 위해 사례 10을 보라.

추가적인 임상 증상은 흔히 수축기 장애와 관련이 있다.

- 빈맥, 맥압의 감소
- 기절, 몽롱해짐, 혼수
- 피부는 차갑고 냉습해질 수 있다.

표 19-1. 선천성 심장과 판막 질병의 요약

정의	유병율/발생율	병인론과 병태생리학	임상적 발현과 진행
선천성 심장 질환: 심장과 큰 혈관의 해부학적 손상이 태어날 때 나타남	발병율은 1/120 생존출생이다. 일반적 원인은 다음이다: 염색체결함(예, 삼염색체 13 또는 18), 모성질병[(예, 당뇨, 신생아 알코올증후군, 풍진), 약물(예, 탈리도마이드(thalidomide)]	많은 선천성 심장결손이 중대한 혈류역학변화로 일어나지는 않는다. 다른 것은 비정상적 심실용적 부하, 심실압력부하, 그리고 심방배출;정맥혈혼합; 또는 부적절한 전신 심박출량	소용돌이흐름으로 인한 심장잡음은 흔하다. 심부전, 청색증, 그리고 간비대의 증상은 신생아에서 나타날 수 있다. 장시간기립 저산소증은 곤봉형, 적혈구증가증, 그리고 부적절한 전신 관류의 다른 증상을 일으킬 수 있다. 심실의 확장과 과비대는 심장작업부하의 증가 때문일 수 있다.
승모판질환: 수축기동안 왼심방안으로 하나 또는 양쪽 승모판 첨판이 팽창	다른 정상 인구집단에서 1-6% 사이. 듀센형근육퇴행위축, 근육긴장퇴행위축, 낫적혈구병, 심방사이막결손, 그리고 류마티스 심장질환을 가진 사람이 높다. 대략 환자의 25%는 관절이완, 높은 아치형 입천장, 또는 다른 골격 비정상을 가지고 있다.	판막의 완전점액종성변성은 심한 승모판역류, 또는 이완판막증후군을 일으킬 수 있다.	경한 경우에, 환자는 무증상이다. 환자는 파삭파삭(crisp)한 수축기 소리 또는 째깍(click) 그리고 지연되거나 늦은 수축기 승모판역류 잡음을 가질 수 있다. 보다 심한 경우에, 환자는 부정맥, 두근거림, 실신, 피로, 현기증(lightheadedness), 일과성 허혈발작, 호흡곤란, 그리고 객혈이 나타날 수 있고, 정상적인 심장혈관조영술에도 불구하고 비정상적 EKG 결과가 나올 수 있다.
대동맥판막 질환: 대동맥첨판의 기능부전으로 대동맥에서 왼심실안으로 역행흐름	대동맥 역행의 발생율은 일반적으로 나이에 따라 증가한다. 일반적 원인은 다음과 같다:대동맥판막이나 뿌리의 원인불명의 변성, 류마티스 심장질환, 감염성 심내막염, 그리고 외상. 덜 흔한 원인은 다음이다: 심한 고혈압과 자가면역질환	확장기시 역류된 혈액을 LV가 받고, 또한 폐정맥으로부터 정상혈류를 받기 때문에 LV 용적과 LV 1회박출량은 증가한다. LV과비대는 압력을 유지하기 위해 확장과 비례해서 일어난다.	운동호흡곤란, 앉아숨쉬기, 그리고 발작야간호흡곤란으로 발달된다. 두근거림은 LV비대로 심장을 인식해서 발생할 수 있다.
오른방실판막(삼첨판) 판막 질환: 부적절한 삼첨판의 위치 때문에 오른심실에서 오른심방으로 혈액의 역류	삼첨판의 틈(예, 심장내막융기결손), 둔기외상, 또는 유암종 질환(carcinoid disease) 때문에, 판막은 반쯤 열린 위치에서 고정될 수 있다. 덜 흔한 원인은 다음이다: 감염성 심내막염, 꼭지근기능장애, RV 경색, 또는 펜플루라민(fenfluramine)사용.	심한 폐 고혈압 또는 RV 유출폐쇄는 삼첨판역류에서 자주 초래하는 RV 확장을 일으킨다.	높은 목정맥 역류 때문에 피로, 차가운 피부, 호흡곤란, 부종, 그리고 목의 박동느낌이 흔하다. 간울혈 때문에 오른 위쪽의 복부불쾌가 나타날 수 있다. 오른심방비대때 발생하는 심방세동 또는 된떨림은 심박출량을 보다 감소시키고, 심한 심부전에 갑자기 빠뜨릴 수 있다.

약어: LV: 왼 심실; RV : 오른 심실

표 19-2. 18세 이상 성인의 혈압 분류

구분	수축기 혈압(mmHg)		확장기 혈압(mmHg)
정상	<120	그리고	<80
전-고혈압	120~139	또는	80~89
고혈압			
1단계	140~159	그리고	90~99
2단계	>160	또는	>100

Adapted from: www.nhlbi.nih.gov/guidelines/hypertension; Chobanian AV, Bakris GL, Black HR, et al. The seventh report of the joint national committee on prevention, detection, evaluation, and treatment of high blood pressure: the JNC 7 report. *JAMA*. 2003; 289-2560-2571.[1]

내과적 그리고 외과적 중재(Medical and Surgical Interventions)

내과적 치료는 근본 문제를 바꾸거나 최적화, 이뇨제 사용, 폐렴백신(폐렴쌍구균 백신주사), 적절히 균형잡힌 체액, 고혈압 조절, 그리고 심장기능 증진이 있다.[2]

고혈압 (HYPERTENSION)

정의(Definition)

동맥성 고혈압은 수축기 그리고/또는 이완기 혈압의 상승이며, 일차적(원인불명) 또는 이차적(알려진 근본 원인과 관련) 고협압으로 부를 수 있다.

표 19-2는 18세 이상 성인의 고혈압 분류와 정상 혈압을 보여준다.[1]

유병율(Prevalence)

대략 5천만명의 미국인과 전세계적으로 10억이 고혈압(수축기 혈압 〉140 mmHg 그리고/또는 이완기 〉90 mmHg)으로 추정된다. 고협압의 유병율은 나이에 따라 증가한다(그림 19-1).[3]

병인론과 병태생리학(Etiology and Pathophysiology)

일차적 또는 본태성 고혈압(essential hypertension)에서, 병인론은 알려져 있지 않다. 원인은 다인성, 다양한 혈류역학에 의해 그리고 병태생리학적 기능장애에 의한 것 같다.[1] 병은 유전적일 수 있고, 소금 섭취증가, 비만 그리고 상태를 더 악화시킬 수 있는 스트레스와 같은 생활습관적 요소에 의한 것일 수 있다. 이차적 고혈압은 신장 실질병, 큐싱증후군(Cushing' s syndrome), 일차적 알도스테론증(aldosteronism), 갑상선기능항진증, 또는 대동맥협착증과 같은 병들과 관련이 있다. 또한

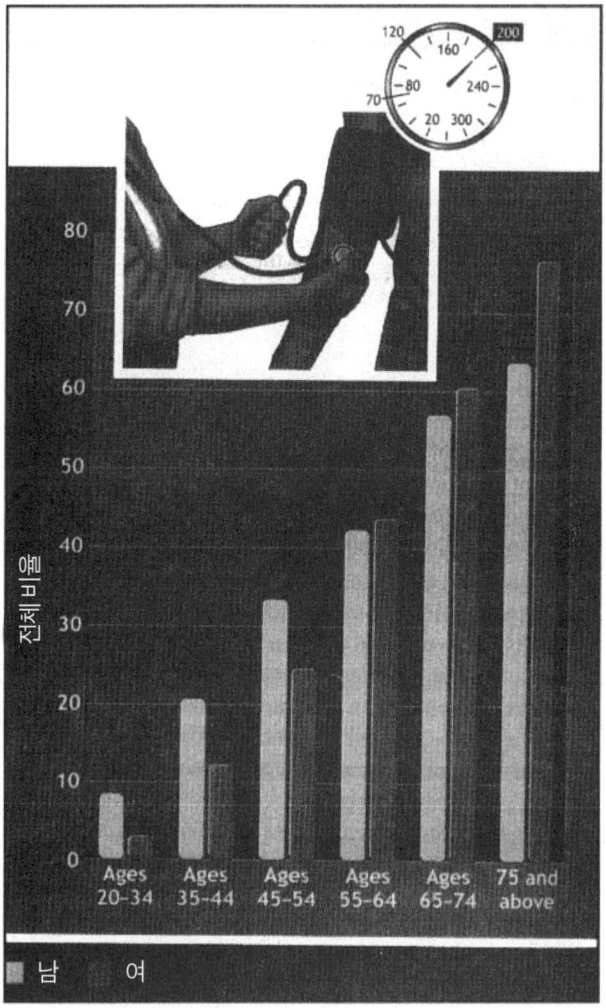

그림 19-1. 1988년에서 1994년까지 연구에 기초한 미국의 고혈압의 유병율

이 병은 과도한 음주,[4] 교감신경성 약, 콜티코스테로이드, 코카인, 또는 감초의 사용과 관련이 있다.

임상적 발현과 진행(Clinical Presentation and Course)

일차적 고혈압은 초기에 병리적 변화가 일어나지 않는다. 또한 고혈압은 침묵의 살인자라 부른다. 환자들은 표적조직에서 합병증이 나타날 때까지 일반적으로 무증상이다. 시간이 지난 후, 세동맥경화증의 발달이 일반적으로 나타나고, 중간 비대와 유리질화가 특징적이다. 환자들은 증가된 말초혈관저항을 극복하기 위해 왼쪽 심실비대로 자주 변한다. 심장 죽상동맥경화증(atherosclerosis), 대뇌 죽상동맥경화증, 대동맥 죽상동맥경화증, 신장 죽상동맥경화증, 그리고 말초 죽상동맥경화증은 고혈압 환자에게서 보다 흔하다. 고혈압은 죽상경화 심장질환 보다 뇌졸중에서 더 중요한 위험요소이다.

표 19-3. 가슴통증의 특징 차이

특징	협심증(angina)	심장막염(pericarditis)	근골격계
위치	복장뼈, 복장뼈아래	왼쪽, 복장뼈	흉벽을 지나 일정치 않음
방사통	턱, 왼팔, 목	목, 등세모근 능선	없음
질	무거운 압력, 긴장, 짜내는 느낌	날카롭고, 찔리는 심부통	날카로움
경감요소	휴식, 니트로글리세린(nitroglycerin)	앞으로 기대서 앉기, 얕은 호흡	휴식, 항염증성 약물 또는 진통제
악화요소	운동, 스트레스, 추운날씨	들숨, 바로눕기, 웃음, 기침	근육의 운동과 수축, 촉진
기간	5~10분	수 시간	일정치 않음

내과적 그리고 외과적 중재(Medical and Surgical Interventions)

항고혈압 약물 치료[1,5]

만약 생활습관 교정이 혈압을 정상화하지 못한다면, 고혈압을 위해 항고혈압 약물이 일반적으로 처방된다. 고혈압 1단계와 2단계에서, 표적 조직이 손상되거나 다른 위험 요소가 존재한다면 약물치료는 신속히 시작되어야 한다. 심장기능상실, 증상이 있는 심장 죽상경화증, 뇌혈관질환, 그리고 신장기능상실을 가진 환자들은 즉각적이고 적절한 항고혈압치료가 필요하다. 더 자세한 것은 고혈압 치료를 위한 합의된 추천을 보라.[1,5]

생활습관 교정[6-9]

생활습관 교정은 비만일 경우 체중 감소; 육체적 활동의 증가; 식이요법 – 칼륨과 칼슘이 풍부한 음식을 선택하고 나트륨과 포화지방과 총지방 함량을 낮추어야 한다; 과일과 야채의 섭취 증가; 그리고 알코올 소비 절제를 포함한다. 고혈압 합병증이 없는 환자들은 혈압이 조절되는 한 활동을 제한 할 필요는 없다. 식이조절은 함께 나타나는 당뇨병, 비만, 그리고 혈액지질 비정상의 조절을 도울 수 있으며, 일부 사람들에서는 고혈압 조절을 촉진할 수 있다.

협심증 (ANGINA)

정의(Definition)

협심증은 심장근육의 산소 공급이 요구량에 미치지 못해서 초기에 심장근육의 허혈 상태로 빠져서 일어나는 가슴 통증이다. 이것은 흔한 심장 증상이다. 휴식시 EKG는 변하지 않고 트로포닌 I 단계는 정상; 그러나, 가역적 허혈 EKG 변화는 자발적인 발병 동안 보일 수 있다. 모든 가슴 통증이 협심증은 아니다. 표19-3은 가슴 통증의 감별 특징을 보여준다.

병인론과 병태생리학

안정적인 협심증은 심장근육의 산소 공급이 요구량에 미치지 못해서 일어난다. 불균형은 가역적이며, 휴식과 니트로글리세린(nitroglycerin)으로 완화된다. 심장동맥 연축(spasm)은 내막파열이나 혈전이 없는 안정적인 협심증과 자주 연관되어 있다. 심장동맥의 죽상경화 부분은 혈관확장제에 감소된 반응, 혈관수축제에 증가된 반응, 그리고 때때로 혈관확장제에 노출되었을 때 역행 혈관수축이 나타나는 경향이 있다. 게다가 증가된 혈소판 재활동과 혈소판 응집은 혈관강의 협소를 만들고, 혈관수축을 유발할 수 있는 화학물질을 방출한다.

협심증의 증상발현은 비록 관상동맥 심장질환(CHD)에 기초한 적응증 일지라도 심장발작은 아니다. 통증은 가역적인 일시적 허혈에 의해 일어난다. 더군다나, 협심증의 증상발현은 심장근육에 영구적인 손상을 거의 일으키지 않는다. 환자가 반복적이지만 협심증의 안정적인 패턴을 가질 때, 협심증의 증상발현은 심장발작이 긴급한 것을 의미하지는 않는다. 그러나, 환자들은 심장동맥질환의 증상이 없는 사람과 비교하면 심장발작의 위험이 증가되어 있다. 협심증과 계속적으로 심장동맥 증상발현이 발달하는 환자들은 심장동맥 전체를 통하여 손상받기 쉬운 많은 병변을 가지고 있을 것 같다. 대조적으로, 협심증의 패턴이 변화할 때 — 만약, 증상발현이 좀더 자주, 오랫동안 지속적이고, 또는 운동없이 발생된다면 — 계속적으로 수 일 또는 수 주 동안 심장마비의 위험은 매우 높아진다. 명확하게, C-반응성 단백질과 섬유소원(fibrinogen)과 같은 급성 염증[10,11]의 표식자의 단계들은 불안정한 심장동맥 질환을 가진 환자들이 안정적인 심장동맥 질환을 가진 환자들 보다 더 높다. 더욱이, 불안정한 협심증을 가진 환자에서 C-반응성 단백질의 지속적인 상승은 앞으로 심장근육 허혈과 경색증을 예견할 수 있다. 뉴욕 심장협회 협심증 분류는 증상에 따라 협심증의 심한 정도의 지표로 사용되는 척도이다.

뉴욕 심장협회 협심증 분류

- 분류 Ⅰ — 신체적 활동의 제한이 없음(일상적인 신체적 활동은 증상을 일으키지 않는다)
- 분류 Ⅱ — 신체적 활동의 가벼운 제한(일상적인 신체적 활동은 증상을 일으킨다)
- 분류 Ⅲ — 신체적 활동의 중등도 제한(휴식시 편안하지만 일상적인 신체적 활동이 증상을 일으킨다)
- 분류 Ⅳ — 불편함 없이는 어떠한 신체적 활동도 수행이 불가능(아마도 휴식시 조차도 증상이 나타남)

내과적 그리고 외과적 중재(Medical and Surgical Interventions)

증상을 완화시키기 위한 약물의 사용, 생활습관 교정, 그리고 위험 감소는 병의 진행을 느리게 하고 앞으로 부작용을 감소시키기 위해 자주 사용된다.[12,13] 운동은 통증없는 활동의 단계를 증가시킬 수 있고, 스트레스를 완화시킬 수 있고, 심장의 혈액공급을 증진시킬 수 있으며, 체중 조절을 도울 수 있다. 늘 앉아 있는 환자들은 자신들의 활동 단계를 점진적으로 증가시켜야 한다. 예로, 환자들은 지구력을 위해 짧은 걷기로 출발해야 하며, 매일 또는 매주 1분씩 증가시켜야 한다. 이러한 사고는 안정된 속도에서 일하고, 노력에 의한 갑작스런 파열을 피함으로써 점차적으로 신체적 적정성 단계를 증가시킬 수 있다.

급성 심장동맥 증후군 (ACUTE CORONARY SYNDROME)

정의(Definition)

급성 심장동맥 증후군(ACS)은 급성 심장근육 허혈과 경색의 임상적 증상의 연속으로 구성된다.[14] 급성 심장동맥 증후군은 심장통증이 EKG에서 허혈성 변화나 혈액샘플에서 트로포닌 I의 상승을 동반할 때 의심된다.

병인론과 병태생리학(Etiology and Pathophysiology)

급성 심장동맥 증후군은 심장근육의 산소공급이 요구량에 미치지 못함으로써 일어난다. 불균형은 가역적이거나 비전층 또는 전층 심근 경색으로 진행 될 수 있다. 공급성 허혈의 흔한 예는 혈관연축, 비폐색혈전, 그리고 중대한 심장동맥 협착증과 같은 심장동맥 순환의 기능적 또는 구조적 방해이다. 요구성 허혈의 흔한 예는 운동과 스트레스 동안과 같은 심장의 부하가 증가된 것과 관련이 있다.

심장 동맥 질환과 함께 심혈관 질환 위험 인자 (Cardiovascular Disease Risk Factors with Coronary Artery Disease[15–23])

변할 수 없는 위험인자

- 나이 — 심혈관 위험은 나이와 함께 증가한다.
- 성 — 심혈관 위험은 남자가 더 높다.
- 가족력 — 심혈관 위험은 가족력이 있으면 증가한다.

변할 수 있는 위험인자

- 흡연 — 극도로 위험하다.
- 당뇨 — 집중적으로 조절해야 한다.
- 혈청 콜레스테롤 상승 — 적절한 식이요법이 중요하다.
- 고혈압 — 주의깊게 조절해야 한다. 운동은 수축기 혈압을 대략 4 mmHg 그리고 이완기 혈압을 대략 3 mmHg 줄이는 약간의 이점을 약간 가지고 있다.
- 비만 — 체중감소가 유익하다.
- 왼쪽 심방 비대

보호 인자

- HDL 콜레스테롤 상승
- 활발한 생활습관
- 에스크로겐 대치 요법
- 적당한 알코올 이용

다위험인자를 보유하는 것은 심혈관질환(CVD) 위험을 극도로 증가시킬 수 있다. 심혈관질환의 확률을 예측하기 위하여 심혈관질환 위험인자를 이용하는 많은 모델이 있다. 한 연구는[20] 항고혈압 약물이나 당뇨를 이용하는 것은 흡연이 50% 정도 위험을 증가시키는 동안 5년 이상 심혈관질환 위험을 두배로 할 수 있다고 보고하였다. 위험점수(향후 심혈관질환을 가지는 위험 단계)에서 심혈관질환 위험인자의 조합 효과를 확인하기 위한 보다 더 실제적인 방법은 심혈관질환 위험 계산기를 사용하는 것이다. 아래는 몇몇 심혈관 위험 계산기가 나와 있는 웹사이트이다:

http://hin,nhlbi.nih.gov/atpiii/calculator.asp

http://livingheart.com/main/riskmain.asp

http://www.americanheart.org/presenter.jhtml?identifier=3003499

임상적 발현과 진행(Clinical Presentation and Course)

급성 심장동맥 증후군(ACS)은 3단계로 구성된다:

1. *불안정한 협심증*, 심장근육 산소공급이 요구량에 미치지 못하는 것이 원인이다. 불균형은 가역적이거나 그 다음 2단계로 진행할 수 있다. 통증은 일반적으로 길고 변덕스러우며, 니트로글리세린에 의해 완전하게 완화되지 않는다. 구토, 발한, 그리고 호흡곤란이 다른 흔한 증상과 연관이 있다. 불안정한 협심증으로 진행되면, 이전에 안정적 협심증을 가졌던 환자들은 새로운 증상이나 또는 증상의 변화를 일반적으로 알게된다. 통증이 없는 동안에 검사한 EKG는 일반적으로 정상이다. 협심증을 갖고 있는 동안 검사한 EKG는 허혈의 증상을 보여준다(ST 분절 하강, 최대 또는 간격이 벌어진 T파).
2. *비-ST 상승 심근경색 또는 비 Q-파 심근경색*. 또한 이것은 비-전층경색으로 불린다. 조기에 자발적인 재관류(reperfusion)가 일어날 수 있다(표 19-4). 트로포닌 I은 상승된다.[12,24]
3. *ST 상승 심근경색 또는 Q-파 심근경색*. 또한 이것은 전층경색으로 불린다. Q-파는 경색 후 10시간 정도 조기에 나타날 수도 있고 1-2일 더 길게 나타날 수도 있다. 심장근육 사망의 증상이다(표 19-4 보라). EKG 결과와 임상적 발현은 심장 동맥 차단의 위치에 달려있다(표 19-5). 트로포닌 I은 상승된다.[24,25]

특별히 오래된 경색이나 다발갈래차단(bundle branch block)을 가진 환자의 경우에는 때때로 EKG 결과가 확실하지 않다. 또한 EKG 결과와 경색 위치 사이에 편차가 존재한다. 추가적인 실험

표 19-4. Q-파와 비Q-파 심근경색 사이의 특징 차이

특징	Q-파	비 Q- 파
유병율	47%	53%
심장동맥폐색의 발생율	80~90%	15~25%
입원 사망률	높다	낮다
한달 사망률	10~15%	3~5%
2년 사망률	30%	30%
경색 그기	크다	작다
급성 합병증	빈번하다	드물다

Adapted from Fus RV, Alexander RW, O' Rourke RA. Hurst' s the Heart. New York: McGraw Hill; 2001.

실검사가 사용된다:

- 심장초음파(echocardiogram)는 흉벽의 비정상 움직임과 종합적인 심실 기능을 평가하기 위해 사용된다. 또한 이것은 급성 심근경색의 합병증을 확인할 수 있다(예, 심장판막기능부족, 심실 기능부전, 심낭 삼출액).
- 테크나튬-99 m 세스타미비 스캔(technetium-99m sestamibi scan; MIBI). 방사선동위원소는 심장근육의 혈액흐름의 비율을 알 수 있으며, 주사후 최소로 재분배된다.
- 탈륨스캔(thallium scanning): 탈륨은 살아 있는 심장근육에 축적된다.
- 심장근육 조영술은 특별히 이전의 혈액용해제로 반응에 실패한 환자에게는 일반적으로 경피경혈관심장동맥확장술(PTCA) 이전에 시행된다.

급성 심장근육 경색의 일반적 합병증

- 부정맥(arrhythmias) — 가장 흔한 합병증이지만 자가치유가 될 수 있다. 심실 전위증(ectopy)은 매우 심한 부정맥을 이끌 수 있다: 심실위 전위증(supraventricular ectopy)은 보다 양성이다. 굴느린맥(sinus bradycardia)과 굴빠른맥(sinus tachycardia), 특히 전자는 약물과 관련될 수 있다.
- 경색확장(infarct expansion) — 거대한 전층 앞 심근경색 후 자주 주마다 일어난다.
- 심장기능상실(heart failure) — 노인이나 왼쪽 심실의 심한 경색이 있는 환자에게 흔함.
- 협심증(angina) — 진행중인 허혈이나 경색 확장과 일반적으로 관련
- 경색확장(infarct extension) — 정상 시간 구성을 넘어 CK-MB의 증가와 관련
- 심장탓쇼크(cardiogenic shock) — 심한 왼쪽 심실경색이나 심근경색을 이전에 가졌던 환자들에게서 자주 발생

표 19-5. 심근경색의 위치, 진단, 그리고 임상적 중요성

경색 위치	침범된 혈관	초급성 EKG 결과	임상적 증상
앞(anterior)	왼앞쪽 내림심장동맥	V1-V4에서 ST분절 상승	심부전, AV차단, 굴빠른맥, 심장벽혈전, BBB, 중격파열
아래(inferior)	80% 오른심장동맥(뒤내림가지), 20% 왼휘돌이동맥	II,III,aVF에서 ST분절 상승 I,aVL,V2,V3에서 교대적 변화	굴차단, 동맥부정맥, 2도 AV 차단, 딸꾹질, 구역, 구토 소화불량, 굴느린맥, 저혈압 꼭지근 파열
뒤(posterior)	뒤심실사이동맥 또는 뒤내림동맥	V1-V4에서 ST분절 하강	바깥 또는 아래 심근경색과 함께 일반적으로 동반한다
바깥 (lateral)	왼휘돌이동맥	I,aVL,V5,V6에서 ST분절 상승 V1-V4에서 교대적 변화	전도이상, 부정맥,심부전, 심방동맥자루
오른 심실(RV)	오른심장동맥	선행 I 에서 ST분절 하강과 함께 II보다 III에서 ST분절 상승. 아래심근경색을 동반할 때 오른쪽 EKG를 해야 한다.	아래뒤 경색을 일반적으로 동반한다. 오른심부전, 혈전/색전, 심방세동, 소화불량

- 심장막염(pericarditis) — 일반적으로 전층 심근경색과 관련. 드물게 심장눌림증(cardiac temponade)의 원인이 될 수 있다.

내과적 그리고 외과적 중재(Medical and Surgical Interventions)

치료는 허혈의 원인에 기초하여 치료하고, 혈전용해요법, 혈관성형술, 또는 심장동맥 우회술(CABG)과 같은 심장근육의 관류를 회복하는 것을 포함한다. 심장약물들은 심장의 기능을 최적화하고 앞으로의 부작용을 감소시키기 위해서 사용한다. 폐렴백신(폐렴알균백신, pnemococcal vaccination)은 보다 만성적으로 될 때 추천된다. 심장 위험요소를 최소화하기 위한 생활습관 교정은 중요하다. 일차적 그리고 이차적 위험요소감소는 1980년에서 1990년 사이 미국에서 심장동맥 질환을 가진 환자들의 사망률이 70% 이상 감소한 것에 대한 원인이 된다. 생활습관 교정의 몇 예는 붉은 색 육류섭취를 줄이고, 땅콩을 포함한 식이요법, 과체중 환자들의 체중감량, 알코올 섭취의 감소, 운동 조절, 흡연중지가 포함된다. 그러나 비타민(비타민 E, 비타민 C, 그리고 복합비타민)보충 사용은 심혈관 질환 위험을 감소시키는데 효과적으로 보여지지 않는다.

심장 동맥 우회술(coronary artery bypass graft)

심장 환자가 무자비한 가슴통증, 불안정한 협심증, 또는 의학적 치료와 혈관성형술에 감소하는 다른 심각한 심장병 증상을 가지고 있을 때, CABG와 같은 침습적 수술이 고려된다. 일반적인 마

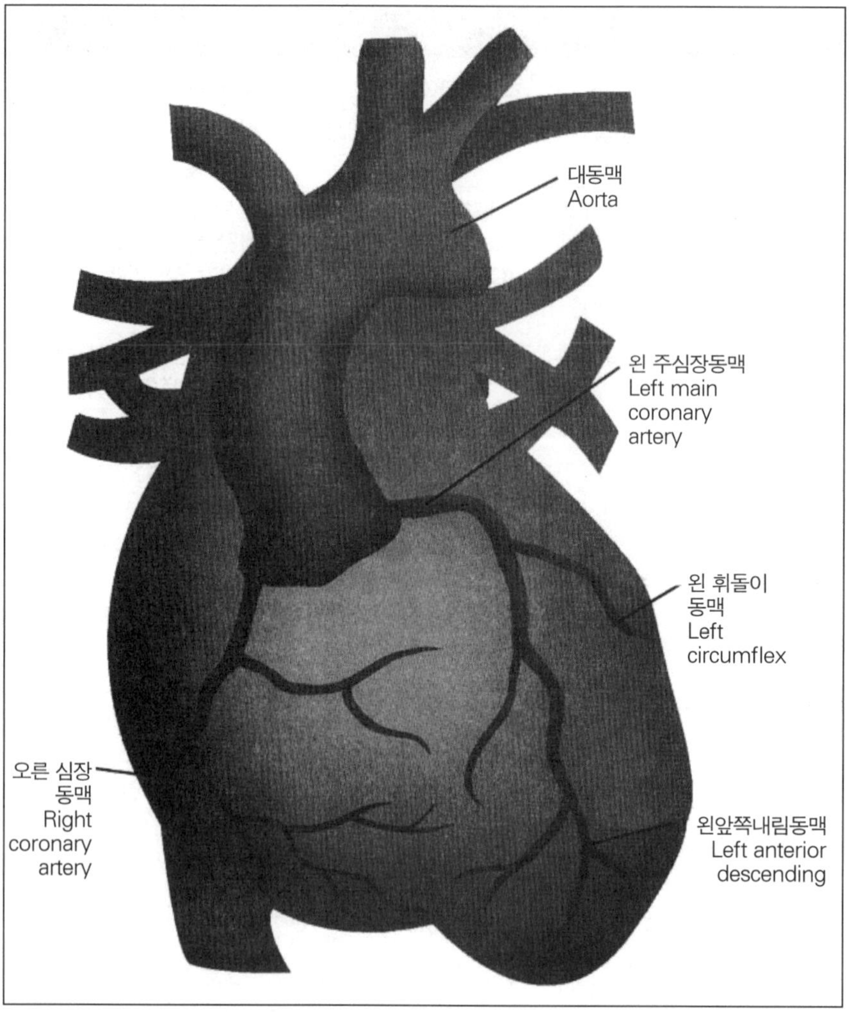

그림 19-2. 심장 동맥

취하에서, 가슴은 복장뼈(흉골)의 중간선을 지나 개방된다(복장뼈절개술, sternotomy). 막힘없이 심장 근육에 혈액공급을 유지하기 위해, 혈액은 막힌 부분을 지나 동일한 동맥에 우회되어 이식된다(그림 19-2). 이식을 부착하기 위해, 보존용액이 심장 동맥에 주사되는 동안, 심장은 얼음으로 차게한 생리식염수에 차갑게 한다. 이 과정은 수술동안 혈액공급 감소로 야기되는 손상을 최소화한다. 심장은 동맥에 이식을 위한 부착을 하기 위해 멈춰지고 우회펌프에 배치된다. 막힘은 그 위치에 남겨두고, 그리고 혈액은 간단히 이곳 주위로 옆으로 돌려진다. 이식이 연결된 후, 심장은 우회장비로부터 단절되고, 다시 재가동된다. 일단 심장 순환이 다시 회복되고, 흉벽층은 철사로 고정하고 봉합된다. 전체과정은 포함된 혈관 개수에 따라 몇 시간 지속된다.

이식 혈관들은 일반적으로 다음으로부터 얻어진다:

- 속가슴동맥(internal mammary arteries)
- 다리절개와 관련있는 두렁정맥(복재정맥, saphenous vein) 이식

수술 후 기간 동안 물리치료중재:

- 환자는 중환자실로 의뢰될 것이다. 호흡기, 가슴 배액관, 그리고 다른 침습적 관(예, 동맥내관, 호흡기 카테터)은 일반적으로 다음날 아침에 제거된다. 통상적인 수술후 물리치료는 흉곽 팽창 운동, 기침, 그리고 가동성 운동들 이다.
- 환자의 25% 이상이 CABG 수술후 첫 3일 또는 4일 동안 심방잔떨림(심방세동, atrial fibrillation)이 나타난다. 이는 외상과 관련이 있으며, 약물에 좋은 반응을 보인다.[37,38]
- 3일 또는 4일 지나서, 환자는 1-2층 계단 걷기를 시작해도 된다.
- 환자는 일반적으로 수술 5일 후 집으로 퇴원 할 준비를 한다.

집에서 회복

이 단계에서, 환자가 충분한 휴식을 갖고 점진적으로 활동수준을 증가시키는 것은 매우 중요하다. 환자가 심장재활 2단계로 참여하도록 해주어야 한다. 환자는 6주에서 8주 동안 복장뼈금기(sternal percautions, 사례 12를 위한 해답지침을 보라)를 따르도록 계속적으로 가르쳐야 한다. 우울, 화 그리고 공포의 감정은 보다 흔히 나타난다. 이것은 치유과정의 정상적인 부분이며, 시간이 지나면 해결 될 것이다. 환자가 자신이 즐겼던 일상적인 힘들지 않는 활동들을 회복하기 위해 시도하는 것을 격려해 주어야 한다.

심방잔떨림(심방세동) (ATRIAL FIBRILLATION)

정의(Definition)

심방잔떨림(AF)은 조화로운 리듬의 박동 대신 심방떨림이 나타나는 것이다. 이것은 매우 빠르고, 심실의 심장리듬이 조절되지 않은 결과이다. 심방잔떨림동안, 심방율은 분당 600 회만큼 높을 수 있다.

병인론과 병태생리학(Etiology and Pathophysiology)

심방잔떨림의 흔한 원인:

- 의학 관련 상태, 예를 들면 : 노화, 심근경색 후(특히 오른쪽 심실 경색, 또는 심방 벽 팽창으로 발생하는 질병들) 심장기능상실, 심장절개술, 갑상샘과다증(hyperthyroidism, 갑상선기능항진증), 알코올중독, 고혈압, 당뇨
- 약물 관련 문제, 예를 들면 : 불법약물 남용 또는 디곡신(digoxin) 독성. 칼슘통로차단제의 사용은 혈액속의 디곡신 수준을 증가시킨다. 아미오다론(amiodarone)과 함께 칼슘통로차

단제 사용은 느린맥(bradycardia)을 일으킬 수 있고 심박출량을 감소시킬 수 있다. 베타-차단제와 함께 동시에 사용하면, 심장억제(cardiac depression)를 증가시킬 수 있다.

심방잔떨림동안, 심방의 펌프활동은 빠르며, 심실과 동조화 되지 않아서 혈액이 심방으로부터 완전히 비워지지 않는다. 혈액응고가 자주 만들어진다. 심방잔떨림 환자의 대략 5%에서, 응고된 혈액은 심방으로부터 이동하고, 뇌졸중의 원인이 된다. 고혈압, 심장 판막 문제, 또는 심근경색과 함께 심방잔떨림이 진단되면 뇌졸중이나 심장기능상실의 위험이 증가 할 수 있다. 미국심장협회는 미국에서 심방잔떨림이 매년 70,000명 이상 뇌졸중을 일으킨다고 추정한다.

임상적 발현과 진행(Clinical Presentation and Course)

- 두근거림(심계항진, palpitations), 부정맥, 호흡곤란, 가슴 불편함, 그리고 어지러움
- 심장박출량의 감소에 의한 허약감
- 급하거나 그리고/또는 불규칙적인 심장박동의 인식으로 부터의 불안
- 심장병을 가진 환자들은 일반적으로 합병증 없이 심방잔떨림에 내성을 가지는 것이 어렵다.
- 심방잔떨림 증상은 협심증, 울혈성 심부전, 혈류역학장애, 그리고 색전증과 같은 상황의 결과로 총체적인 심장 기능이 불량하다는 것을 암시한다

심방잔떨림의 종류

1. 발작성 심방잔떨림(paroxysmal AF)은 부정맥의 짧은 증상발현이 특징이며, 이때의 증상은 본인 스스로 해결할 수 있다.
2. 지속성 심방잔떨림(persistent AF) — 나타난 증상은 심장리듬을 정상으로 회복하기 위한 몇몇의 중재가 필요하다.
3. 영구성 심방잔떨림(permanent AF) — 중재(모든 것이 성공한다면)는 오직 짧은 시간동안 정상 심장리듬을 회복하는 것이다.

내과적 그리고 외과적 중재(Medical and Surgical Interventions)

치료는 잔떨림의 기본적인 원인을 치료하는 것, 정상동방리듬(normal sinus rhythm)으로 되돌리기 위한 심장율동전환(약물이나 전기충격을 이용하여 전환), 약물에 의한 속도조절, 그리고 항응고제의 사용이 필요하다. 심방잔떨림의 유발부위에 대한 절제(외과적 제거)는 때때로 선택된 환자에게 사용된다.

심장근육병증 (CARDIOMYOPATHY)

정의(Definition)

심장근육병증은 심장근육의 질환이다. 심장의 수축성 기능이 심박출량의 감소 때문에 손상을 받

표 19-6. 심장근육병증의 기능적 분류와 임상적 증상

명칭	확장성 울혈성 심장근육병증	비대성 심장근육병증	제한성 심장근육병증
일반적 원인	원인불명, 고혈압, 바이러스감염, 화학약물로부터 면역장애와 독성효과	유전장애와 고혈압	원인불명, 아밀로이드증, 그리고 심내막심근섬유증.
심장 특징	자주 수축기기능장애와 함께 양쪽 심실의 확장 그리고 심장근육 부피 증가	작은 심실강과 함께 넓은 범위의 심방비대. 폐쇄성과 비폐쇄성이 있다. 폐쇄성 유형은 섬모판운동을 제한시키는 비대심실중격이 원인이며, 섬모판운동제한은 수축기동안 혈류의 폐쇄를 만든다.	탄력성과 심방강의 크기 감소
심장 기능	엄청나게 확대된 심실은 심장근육 수축기능장애가 된다.	가장 중요한 특징은 확장기 기능장애이다. 거대한 심실벽은 확장기말용적의 감소와 함께 작은 심실공간이 된다. 방출된 용적은 정상을 초과하고(때때로 90%에 근접), 수축기말심실용적은 현저히 감소된다.	가장 중요한 특징은 확장기 기능장애를 만드는 심장근육 탄력성의 감소이다. 수축기 기능과 박출율은 전반적으로 정상이다.
임상 소견	왼/오른 심부전과 유사. 호흡곤란, 야간 마른 기침, 폐와 말초의 부종이 발생 할 수 있다.	호흡곤란, 가슴통증, 또 심실 부정맥이 흔하다. 젊은 선수중 갑작스런 죽음은 비대성 심장근육병증과 빈번하게 관련이 있다.	운동 시 호흡곤란은 야간 무호흡으로 진행할 수 있다. 심실탄력성의 감소는 일반적으로 폐와 전신성 울혈을 만든다.
진단 검사	심장동맥혈관조영술과 왼심장도관법	심장초음파, 방사선핵종영상, 그리고 혈관조영술	방사선핵종영상, 혈관조영술 그리고 심장근육 생검.

는다.

병인론과 병태생리학(Etiology and Pathophysiology)

이것은 많은 변수중에 한가지이다(표 19-6). 이 병은 유전적 요인, 바이러스감염, 또는 독소소비(납, 알코올 등) 때문에 일어날 수 있다. 많은 경우에 원인불명이다. 심실개조(ventricular remodeling)는 일반적으로 심방벽 운동의 상실과 수축 기능 감소의 결과로 심장근육이 구조적 재조직화를 당할 때 일어난다. 심실개조는 급성 심장동맥 증후군의 흔한 역효과이다.

임상적 발현과 진행(Clinical Presentation and Course)

장애는 일반적으로 만성적이며 흔한 임상적 특징은 다음과 같다:

- 운동성 호흡곤란(dyspnea with exertion)
- 피로
- 정상적 협압 또는 낮은 혈압
- 굴빠른맥(sinus tachycardia)
- 폐 청진시 기본적 거품소리(basal crackles)
- 목정맥 팽창
- 말초성 우묵부종(pitting edema)
- 심한 경우, 간비대(hepatomegaly), 복수(ascites), 그리고 골격근육소모가 일어난다.

내과적 그리고 외과적 중재(Medical and Surgical Interventions)

치료는 원인에 기초하여 치료하고, 심박출량을 증가시키고, 심장기능상실을 조절하고, 폐렴백신(폐렴알균백신), 그리고 합병증과 앞으로 야기되는 사건을 최소하시키는 것이 필요하다. 적절한 휴식을 취하고, 스트레스를 피하는 것은 중요하다. 물리치료는 증상에 의한 제한을 전체적인 복지로 증진시키는 것이다. 확장된 심실을 재건하기 위해 심장근육의 작은 조각(strip)을 제거하는 수술은 선택된 환자들에게 유용할 수 있다.

심장삼출과 심장눌림증 (CARDIAC EFFUSION AND CARDIAC TAMPONADE)

정의(Definition)

심장삼출은 심장근육과 심장막 사이의 심장막 공간에 비정상적 체액 축척이다. 심장눌림증은 심장막 공간에서 축척된 체액이 심장을 압박했을 때 발생한다.

병인론과 병태생리학(Etiology and Pathophysiology)

심장막(pericardium)은 바깥쪽의 섬유성 층과 안쪽의 장막 층을 가지고 있다. 섬유성 층은 단단한 바깥쪽 주머니가 달린 플라스크(flask)모양이다. 이것은 횡격막, 복장뼈(sternum) 그리고 갈비뼈연골에 부착되어 있다. 얇은 장막 층은 심장의 표면 다음에 놓여있다. 심장막은 다른 부위의 감염이나 염증의 확산으로부터 심장을 보호한다.

심장막염(pericarditis)로 알려진 심장막의 감염은 악성 질병, 심장 수술 , 심근경색 후, 그리고 결핵과 같은 상황에서 발생할 수 있다. 체액은 심장 삼출의 결과로 심장막 공간에 축척된다. 심장막 공간은 정상적으로 대략 20 ml 용액을 포함하고 있으나 몸에 해로운 영향없이도 120 ml를 추가로 수용할 수 있다. 심장눌림증은 심장막 공간이 심장을 압박해서 체액이 점차 증가하는 것이 원인이다. 정맥순환의 감소와 확장기충만의 감소와 같은 혈류역학적 효과는 심박출량의 감소와 심장쇼크를 일으킨다.

임상적 발현과 진행(Clinical Presentation and Course)

심장막염의 임상적 발현

- 가슴통증 그러나 협심증과는 다르다(표 19-3을 보라)
- 호흡곤란 그리고 심장막마찰음(pericardial friction rub)(청진으로 듣기)
- 낮은 등급의 발열은 흔하다
- 심방조기수축과 심실조기수축이 가끔 나타난다

심장눌림증의 임상적 발현

- 목정맥 확장, 저혈압, 그리고 둔탁한 심장 소리
- 기이맥(pulsus paradoxus). 첫 번째 혈압계 해석은 박동이 날숨시 들리고 들숨시 사라지는 지점에서 기록된다. 두 번째 해석은 각각의 박동이 호흡주기동안 들릴 때 잡힌다. 10 mmHg 이상의 차이를 기이맥으로 정의한다.
- 청색증, 의식 수준의 감소, 쇼크
- 느린 체액 축적이 200 ml보다 큰 환자에서, 흉부 x-선은 심음영(cardiac silhouette)의 확장을 보여 줄 수 있다. 그러나, 빠른 체액 축적과 함께, 심음영은 아마도 정상이다.

내과적 그리고 외과적 중재(Medical and Surgical Interventions)

EKG, 심장초음파, 그리고 CT 검사는 심장주위 삼출과 심장눌림증을 진단하는데 유용하다. 치료는 원인에 기초한 치료, 적절한 통증 조절, 그리고 가슴관으로 체액을 배출하거나 수술을 통해 심장막에 창(window)을 만드는 것이 필요하다

말초혈관 질환 (PERIPHERAL VASCULAR DISEASE)

정의(Definition)

동맥계는 죽상동맥경화증(atherosclerosis)과 같은 진행에 의해 영향을 받을 수 있고 그리고/또는 정맥계는 혈전-색전과 같은 진행에 의해 영향을 받을 수 있으며, 이러한 것은 근육에 혈액공급이나 심장에 정맥 환류를 방해하는 결과를 낳을 수 있다.

병인론과 병태생리학(Etiology and Pathophysiology)

동맥부전증(arterial insufficiency)의 일반적 원인은 죽상동맥경화증, 혈전-색전증, 그리고 외상(예, 구획증후군)이다. 만성 정맥부전증의 일반적 원인은 비만, 복수(ascites), 림프관폐색(lymphatic obstruction) 또는 파괴(destruction), 악성 질병, 수술 그리고 방사선치료이다. 심부정맥혈전증(DVT)은 팔다리 수술(예, 무릎관절 전치환술) 그리고 고정(예, 침상안정, 팔다리의 캐스트, 마비) 후에 흔하다. 이는 큰 혈점이나 반복된 증상 발현(사례 17의 답안 지침을 보라)과 함께 만성

표 19-7. 말초혈관 질환으로부터 절뚝거림을 가진 환자를 위한 보행 프로그램

무엇을 할 것인가
- 5분에서 10분동안 각각 준비운동과 마무리운동 시기

강도 (intensity)
- 3분에서 5분 사이 절뚝거림증상을 유발하도록 속도와 등급을 초기 작업부하에 설정하여 트레드밀 걷기 또는 트랙 걷기
- 환자는 증상이 감소하도록 서기나 앉기를 통해 간단히 휴식한다.
- 가능할 때 보행을 다시 시작하라

기간 (duration)
- 틈틈이 휴식시간과 함께 보행의 순환
- 초기를 참기 위한 운동
- 간헐적 보행 50분에 도달될 때 까지 각 회마다 5분씩 증가

빈도 (frequency)
- 매주 3회에서 5회

부전증으로 진행할 수 있다.

임상적 발현과 진행(Clinical Presentation and Course)

동맥 폐쇄성 질환(arterial occlusive disease)

말초동맥 질환은 일반적으로 죽상동맥경화증과 관상동맥질환을 가진 환자들에게 나타난다. 이 두가지 모두 비슷한 위험인자들을 공유하고 있다. 일반적인 임상적 증상과 증후들은 통증, 약간의 부종, 그리고 차갑고 거무스레한 외모이다. 침범된 팔다리에서 맥박의 감소나 부재는 정맥부전증과 주되게 구별하는 인자이다. 만성의 사례에서, 절뚝거림의 증후는 — 통증, 쑤심, 또는 걸을 때 발생하는 피곤한 느낌 — 아래다리에서 가장 흔하다. 절뚝거림은 빨리 걷거나 오르막을 걸으면 더 심해진다. 그러나 휴식하면 완화된다. 상처치유의 지연, 피부궤양, 그리고 괴저(gangrene)는 중증인 경우에 흔히 나타난다. 도플러 초음파가 말초의 맥박을 확인하기 위해 자주 사용된다. 동맥조영술(arteriogram)은 진단을 위해 사용한다.

정맥부전증(venous insufficiency)

이 상황은 심부정맥혈전증의 경우를 제외하고 일반적으로 만성적이다. 흔한 임상적 발현은 발적, 온감, 그리고 촉진 시 통증과 압통을 가진 종아리근육의 부종이다. 또는 발목의 발바닥굽힘(호맨의 증상,Homan's sign)은 통증을 증가시킨다. 도플러 초음파나 정맥조영술이 심부정맥혈전증을 진단하기 위해 사용된다.

표 19-8. 심혈관 환자에게 처방하는 일반적인 약물의 예

약물매매명(일반약품명)	약물매매명(일반약품명)	약물매매명(일반약품명)
이뇨제 스피로노락톤Spironolactone(알다톤Aldatone), 라식스Lasix(프로세미드Furosemide)	혈장 용적을 감소시키는 "이뇨제". 항고혈압 효과	환자는 현기증, 자세변경시 어지러움, 빛에 민감하고 빈번한 배뇨를 호소할 수 있다. 병실 이동좌변기나 소변기는 이동에 문제 있는 환자 특히 밤에 유용하다.
베타-차단제 인데랄Inderal(프로프리놀롤Propranolol), 로프레소Lopressor (메토프롤Metoprolol), 소타코Sotacor (소타롤Sotalol), 아테롤놀Atenolol (테놀린Tenormin).	심장의 작업을 감소. 항협심증, 항고혈압, 항부정맥, 항아드레날린성 효과가 있으며, 심장발작을 방지	천식성에는 맞지 않으며, 운동에 대한 반응으로 심박동수를 제한한다.
칼슘 채널 차단제 (카디젬Cardizem(딜티아젬Diltia-zem), 이솝틴Isoptin(베라파밀verapamil), 플렌딜Plendil(펠로디핀Felodipine), 프로카디아Procardia (니페디핀Nifedipine).	항협심증, 항고혈압, 항부정맥 효과가 있다. 심장과 혈관의 세포안으로 칼슘의 운동에 영향을 주고, 혈관을 이완시키고, 심장의 작업부하가 감소하는 동안 심장에 혈액과 산소의 공급을 증가시킨다.	환자는 현기증, 기침, 쌕쌕거림, 그리고 다리의 부종을 호소한다.
ACE-억제제 아큐프릴Accupril(퀴나프릴Quinapril), 알타스Altace(라미프릴Ramipril), 카포텐Capoten(캡토프릴Captopril), 모노프릴Monopril(포시노프릴Fosinopril), 바소텍Vasotec(에날라프릴Enalapril)	항고혈압, 혈관확장제로 사용되고, 울혈성 심부전이나 심근경색 환자에게 사용된다.	어지러움 그리고 현기증, 특히 운동이나 더운 날씨에 심함. 자주 자극성 마른기침
안지오텐신II 수용기차단제 로사르탄Lorsartan(코자Cozaar), 발사르탄Valsartan(디오반Diovan)	ACE-억제제와 비슷하지만, 적은 부작용과 함께 많은 특이작용	
니트롤Nitrol(니트로글리세린nitroglycerin), 이소르딜Isordil(이소소르비드Isosorbide)	낮은 수축기 혈압과 팽창된 전신정맥, 더구나 심근 벽의 장력 감소, 심근 산소요구의 주된 결정인자. 협심증의 치료에 사용	만약, 환자가 자주 협심증이 나타난다면 니트롤 약물을 복용토록 하라.
스트렙토키나제Streptokinase, 아니스트레플라제Anistreplase, 알테플라제Alteplase, 레테플라제Reteplase	심근경색환자에게 자주 사용되는 혈전성	출혈의 위험이 증가. 심장동맥집중치료실에서 특별한 프로토콜을 지켜야 한다.
아스피린 플라빅스Plavix(클로피도그렐Clopidogrel)	혈소판응집 억제에 의해 혈전 형성을 억제	출혈
헤파린 쿠마딘Coumadin(와파린Warfarin)	항응고치료(혈전방지약물)는 초기 헤파린의 정맥내주사로 구성되고, 다음이 경구용와파린이다.	환자는 타박상과 출혈이 되는 경향이 있다.

약어: ACE: 안지오텐신(전환 효소, angiotensin-converting enzyme)

의학적 그리고 외과적 중재

약물, 적절한 발 치료와 맞춤신발, 그리고 금연은 동맥부전증 환자에게는 필수적이다. 완전한 동맥 폐색은 세포의 손상이나 사망을 제한하기 위해 즉각적인 의학적 또는 외과적 집중이 필요하다. 만성 정맥부전증 관리가 원인치료와 부종을 감소하기 위하여 약물과 압박스타킹의 사용과 같은 지지가 되는 치료를 포함하는 동안, 심부정맥혈전증은 항응고 치료(예, 헤파린 그리고 와파린)가 필요하다. 보행은 말초혈관질환으로 인한 절뚝거림 환자에게 유용하다는 것을 보여주었다.

심장병 환자에서 일반적 처방되는 약물

고혈압, 울혈성 심장부전, 협심증, 심근경색, 그리고 혈점의 치료을 위한 일반적인 약물의 간략한 요약을 제시한다(표 19-8). 그러나, 포괄적인 목록은 이 책의 영역 밖이다. 이 장의 마지막에 있는 참고문헌의 웹사이트는 의학적 상황과 의학적 치료에 대한 정보를 열거하여 제공한다.

연습 (EXERCISES)

특정한 문제를 위한 치료가 치료 후 증진이 있었는지 물리치료사가 평가하는데 사용한 결과 측정을 통해서 심장의 상황을 확인하기 위해 표 18-3의 문제점과 관련된 결과측정을 복사하고 표를 완성하라. 결과 측정이 뚜렷하게 한가지 문제를 반영하지 않지만 유사하거나 관련된 문제들을 나타낼 수 있기 때문에 문제점이 그룹지어진다.

참고문헌

1. Chobanian AV, Bakris GL, Black HR, et al. The seventh report of the joint national committee on prevention, detection, evaluation, and treatment of high blood pressure: the JNC 7 report. *JAMA*. 2003; 289:2560-2571.
2. Ahya SN, Flood K, Paranjothi S. *The Washington Manual of Medical Therapeutics*. Philadelphia: Lippincott Williams & Wilkins; 2001.
3. McArdle WD, Katch KI, Katch VL. Exercise physiology. *Energy, Nutrition, and Human Performance*. 5th ed. Philadelphia: Lipincott Williams & Wilkins; 2001;316.
4. Thadhani R, Camargo CA, Stampfer MJ, et al. Prospective study of moderate alcohol consumption and risk of hypertension in young women. *Arch Intern Med.* 2002;162:569-574.
5. McAlister FA, Zarnke KB, Campbell NR, et al. The 2001 Canadian recommendations for the management of hypertension: Part two—Therapy. *Can J Cardiol.* 2002;18:625-641.
6. Hinderliter A, Sherwood A, PhD, Gullette ECD, et al. Reduction of left ventricular hypertrophy after exercise and weight loss in overweight patients with mild hypertension. *Arch Intern Med.* 2002;162:1333-1339.
7. NIH. Sixth report of the Joint Committee on Prevention, Detection, Evaluation, and Treatment of High Blood Pressure (JNVI), Public Health Service, National Institutes of Health, National Heart, Lung Blood Institute. NIH Publication no 98-4080, Nov 1997.
8. Padwal R, Straus SE, McAlister FA. Evidence based management of hypertension. Cardiovascular risk factors and their effects on the decision to treat hypertension: evidence based review. *BMJ*. 2001;322:977-980.

10. Buffon A, Biasucci LM, Liuzzo G, et al. Widespread coronary inflammation in unstable angina. *N Engl J Med*. 2002;347:5-12.
11. Keaney JF Jr, Vita JA. The value of inflammation for predicting unstable angina. *N Engl J Med*. 2002;347:55-57.
12 Braunwald E, Antman E, Beasley J, et al. ACC/AHA 2002 guideline update for the management of patients with unstable angina and non-ST-segment elevation myocardial infarction-summary article. A report of the American College of Cardiology/American Heart Association task force on practice guidelines (Committee on the Management of Patients With Unstable Angina). *J Am Coll Cardiol*. 2002;40:1366-1374.
13. Gibbons RJ, Chatterjee K, Daley J, et al. ACC/AHA/ACP-ASIM guidelines for the management of patients with chronic stable angina: executive summary and recommendations. A Report of the American College of Cardiology/American Heart Association Task Force on Practice Guidelines (Committee on Management of Patients with Chronic Stable Angina). *Circulation*. 1999;99:2829-2848.
14. Rosamond TL. Initial appraisal of acute coronary syndrome: understanding the mechanisms, identifying patient risk. *Postgrad Med*. 2002;112:29-42.
15 Braunstein JB, Cheng A, Fakhry C, et al. ABCs of cardiovascular disease risk management. *Cardiol Rev*. 2001;9:96-105.
16. Franklin B, Bonzheim K, Warren J, et al. Effects of a contemporary, exercise-based rehabilitation and cardiovascular risk-reduction program on coronary patients with abnormal baseline risk factors. *Chest*. 2002;122:338-343.
17. Gordon NF, English CD, Contractor AS, et al. Effectiveness of three models for comprehensive cardiovascular disease risk reduction. *Am J Cardiol*. 2002;89:1263-1268.
18. Hunink MGM, Goldman L, Tosteson ANA, et al. The recent decline in mortality from coronary heart disease, 1980-1990. The effect of secular trends in risk factors and treatment. *JAMA*. 1997;277:535-542.
19. Jousilahti P, Vartiainen E, Tuomilehto J, et al. Sex, age, cardiovascular risk factors, and coronary heart disease: a prospective follow-up study of 14 786 middle-aged men and women in Finland. *Circulation*. 1999;99:1165-1172.
20. Simons LA, Simons J Friedlander Y, et al. Risk functions for prediction of cardiovascular disease in elderly Australians: the Dobbo Study. *Med J Aust*. 2003;178:113-116.
21. Tonkin AM, Lim SS, Schirmer H. Cardiovascular risk factors: when should we treat? *Med J Aust*. 2003;178:101-102.
22. Wilson PW, D'Agostino RB, Levy D, et al. Prediction of coronary heart disease using risk factor categories. *Circulation*. 1998;97:1837-1847.
23. Daviglus ML, Stamler J. Major risk factors and coronary heart disease: much has been achieved but crucial challenges remain. *J Am Coll Cardiol*. 2001;38:1018-1022.
24. Meier MA, Al-Badr WH, Cooper JV, et al. The new definition of myocardial infarction. Diagnostic and prognostic implications in patients with acute coronary syndromes. *Arch Intern Med*. 2002;162:1585-1589.
25. Vacek JL. Classic Q wave myocardial infarction: aggressive, early intervention has dramatic results. *Postgrad Med*. 2002;112:71-77.
26. Ryan TJ, Antman EM, Brooks NH, et al. 1999 update: ACC/AHA guidelines for the management of patients with acute myocardial infarction. A report of the American College of Cardiology/American Heart Association Task Force on Practice Guidelines (Committee on Management of Acute Myocardial Infarction). *J Am Coll Cardiol*. 1999;34:890-911.
27. Santiago P, Tadros P. Non-ST-segment elevation syndromes: pharmacologic management, conservative versus early invasive approach. *Postgrad Med*. 2002;112:47-68.
28. Albert CM, Gaziano JM, Willett WC, et al. Nut consumption and decreased risk of sudden cardiac death in the physicians' health study. *Arch Intern Med*. 2002;162:1382-1387.

29. Fedder DO, Koro CE, L'Italien GJ. New National Cholesterol Education Program III guidelines for primary prevention lipid-lowering drug therapy: projected impact on the size, sex, and age distribution of the treatment-eligible population. *Circulation*. 2002;105:152-156.
30. Gould KL, Ornish D, Scherwitz L. Changes in myocardial perfusion abnormalities by positron emission tomography after long-term, intense risk factor modification. *JAMA*. 1995;274:894-901.
31. Ito MK, Delucca GM, Aldridge MA. The relationship between low-density lipoprotein cholesterol goal attainment and prevention of coronary heart disease—related events. *J Cardiovasc Pharmacol Ther*. 2001;6:129-135.
32. Jones PH. Lipid-lowering treatment in coronary artery disease: how low should cholesterol go? *Drugs*. 2000;59:1127-1135.
33. Ornish D, Scherwitz LW, Billings JH. Intensive lifestyle changes for reversal of coronary heart disease. *JAMA*. 1998;280:2001-2007.
34. Menotti A, Lanti M. Coronary risk factors predicting early and late coronary deaths. *Heart*. 2003;89:19-24.
35. Muntwyler J, Hennekens CH, Manson JE, et al. Vitamin supplement use in a low-risk population of US male physicians and subsequent cardiovascular mortality. *Arch Intern Med*. 2002;162:1472-1476.
36. Eagle KA and Guyton RA. ACC/AHA guidelines for CABG surgery. *J Am Coll Cardiol*. 1999;34,1262-1347.
37. Jayam VK, Flaker GC, Jones JW. Atrial fibrillation after coronary bypass: etiology and pharmacologic prevention. *Cardiovasc Surg*. 2002;10:351-358.
38. Taylor AD, Groen JG, Thorn SL, et al. New insights into onset mechanisms of atrial fibrillation and flutter after coronary artery bypass graft surgery. *Heart*. 2002;88:499-504.
39. Aikat S, Ghaffari S. A review of pericardial diseases: clinical, EKG and hemodynamic features and management. *Cleve Clin J Med*. 2000;67:903-914.
40. Valley VT. Pericarditis and cardiac tamponade. *E Medicine Journal*. 2001;2(6).
41. Stewart KJ, Hiatt WR, Regensteiner JG, et al. Exercise training for with claudication from peripheral vascular disease. *N Eng J Med*. 2002:347;1941-1951.

관련도서

Kapsali T, Permutt S, Laube N, et al. Potent bronchoprotective effect of deep inspiration and its absence in asthma. *J Appl Physiol*. 2000;89:711-720.

Pauwels RA, Buist AS, Claberley PMA, Jenkins CR, Hurd S on behalf of the COLD Scientific Committee. Global strategy for the diagnosis, management and prevention of chronic obstructive pulmonary disease. *Am J Respir Crit Care Med*. 2001;163:1256-1276.

Poole PJ, Black PN. Oral mucolytic drugs for exacerbations of chronic obstructive pulmonary disease: systematic review. *BMJ*. 2001;322:1271-1274.

Stewart PJ, Sales P. National action plan for the prevention and management of chronic obstructive pulmonary disease. *Canadian Chronic Obstructive Pulmonary Disease Alliance*. July 2000.

World Health Organization. Global Initiative for Asthma: Global Strategy for Asthma Management and Prevention NHLBI/WHO Report. *National Institutes of Health*. January 1995.

http://www.merck.com/pubs/mmanual/

http://www.nlm.nih.gov/medlineplus/druginformation.html

예상문제

※ *협심증(angina)의 설명에 대한 내용으로 옳은 것은?*

1) 심장 근육의 불균형은 불가역적인 특징을 가진다.

2) 심장 근육의 산소공급 부족에 의한 흔한 심장 증상이다.

3) 모든 환자에서 가슴에 통증을 일으킨다.

4) 대부분 심장근육에 영구적인 손상을 일으킨다.

5) 협심증의 증상발현은 심장발작의 긴급한 것을 의미한다.

정답 : 2)

제 20 장

외과적 중재와 배액 장비

Surgical Interventions and Drainage Devices

학습목표

이 장을 마칠 때, 학생들은 다음을 설명할 수 있어야 한다:

1. 주요한 복부와 흉부수술과 관련있는 마취제 위험인자와 효과
2. 호흡계의 상복부나 흉부 절개의 효과
3. 수술중 물리치료 관리
4. 물리치료와 다른 보건전문가에 의해 변화될 수 있는 수술환자의 병태생리
5. 다양한 체액 배액 기기, 체액 접근 기기, 진통 기기, 그리고 감시 장비

마취와 관련된 위험요인과 효과, 수술 절개 위치 그리고 이러한 환자들의 물리치료 관리에 대한 효과는 논의 되고 있다. 수술후 물리치료 관리에 대한 임상적 시도는 재검토되고 있다. 내과적 그리고 외과적 환자에게 자주 사용되고 있는 체액 배액 기기, 체액 접근 기기, 진통 기기, 그리고 감시 장비 또한 이 장에서 기술 한다.

주요 복부와 흉부 수술과 관련된 마취제 위험인자와 효과 (ANESTHETICS RISKS FACTORS AND EFFECTS RELATED TO MAJOR ABDOMINAL AND THORACIC SUGRGRY)

미국마취과의사학회 신체상태분류(ASA 분류)가 마취제로부터 사망률의 위험을 분류하는데 자주 사용되고 있다(표 20-1). 외과적 질병을 제외하고, 심한 질병의 환자들은 사망에 대한 고위험이 될 것으로 여겨지고, 사정이 달랐다면 건강할 수 있었던 환자들은 저위험이 될 것으로 여겨이다. , 베타-차단제는 심장 합병증의 중간 또는 고위험을 가진 환자들에게 주어져야 하며, 이것은 주요 금기증이 없을 때 추천된다.[1-3]

표 20-1. 미국마취과의사학회 신체상태분류의 사망률 위험

ASA 분류	정의	사망률(%)
1	사정이 달랐다면 건강할 수 있는 환자	〈 0.3
2	경한 전신성 질환	〈0.6
3	심한 전신성 질환이지만 무능력해지지는 않음	〈2.0
4	무능력해지는 전신성 질환	〈8.0
5	죽어감	34

환자들이 심장 합병증에 걸리기 쉽게 하는 추가적인 요인들은 다음과 같다.[1-4]

- 고위험의 수술적 절차(예, 복막내, 가슴내, 또는 대동맥 수술, 응급수술)
- 6개월 이전의 허혈성 심장 질환, 심근경색(myocardial infaction)의 과거력
- 울혈성 심부전(congestive heart failure)의 과거력
- 뇌혈관 질환의 과거릭
- 수술전 인슐린 치료
- 수술전 혈청크레아틴농도가 2.0 mg/dL 보다 클 경우

환자들이 폐합병증에 걸리기 쉽게 하는 추가적인 요인들은 다음과 같다:[5-7]

- 수술과 기법의 종류. 대동맥류 회복, 흉부(비심장), 그리고 상복부 수술의 경우가 가장 고위험이다.
- 노령
- 수술전 낮은 기능 상태
- 지난 6개월 동안 10% 이상 체중 손실
- 만성 폐쇄성 폐질환(COPD)의 과거력

경막외마취와 척수마취가 낮은 위험을 수반하고, 일반적인 마취는 보다 높은 위험을 수반한다.

마취제는 환자의 심폐기능과 신경근기능을 낮추는 경향이 있다. 여자들은 마취로부터 회복이 전반적으로 좋지 못하다. 여자들은 또한 수술전 건강한 상태로 회복되는 정도가 25% 느리게 회복되며, 남자들 보다 수술후 합병증을 보다 더 많이 경험한다.

- 심장근육의 기능 감소
- 저혈압
- 심박출량 감소

호흡계에서 마취제의 영향은 다음과 같다.

- 환자의 90%까지 그리고 종속된 폐 부분의 1/4이 무기폐(atelectasis)로 된다.
- 호흡율의 증가
- 일회호흡량의 감소
- 한숨 쉬는 것의 부족
- 호흡작용의 감소
- 기능적 잔기용량의 감소
- 더 높은 폐용적을 발생시키는 폐쇄용적

정신운동 기능(특별히 저탄산혈증(hypocapnia)과 혼합되어)에서 마취제의 영향은 다음과 같다.

- 의식을 회복하기 위한 시간의 증가
- 보다 지적인 기능의 감소
- 성격의 변화

이러한 영향들은 노령에서 보다 잘 발견되며 역효과는 6일까지 지속될 수 있다.

호흡계에서 상복부 또는 흉부 절개의 영향
(EFFECTS OF UPPER ABDOMINAL OR THORACIC INCISIONS ON THE PULMONARY SYSTEM)

상복부 또는 흉부 수술 절개는 빈번하게 수술후 무기폐를 일으킨다. 상복부와 흉부 수술절개의 영향은 다음과 같다:

- 최대 들숨(inspiration) 압력(들숨근육의 근력 측정)의 감소
- 폐 윗부분으로 환기의 이동으로 인해 횡격막 기능부전과 호흡패턴의 변화. 횡격막 기능부전은 중추성 조절 그리고/또는 횡격 신경 출력의 억제를 일으키는 수술로부터 교감성 미주신경 또는 내장/복부 수용기 자극 때문에 일어나는 것으로 생각된다.[10,11]
- 저산소혈증(hypoxemia)을 일으키는 의존성 폐 영역에서 환기의 감소
- 기능적 잔기용량이 줄어들어서 의존성(무기폐) 폐 영역은 "압력-용적" 커브(13장, 그림13-1을 보라)의 평편한 아래 부분이 된다. 공기를 깊게 들이마시는 능력이 억제되었기 때문에, 그 다음의 최대하 들숨노력은 의존성 폐 영역에서 용적변화가 줄어들게 조절할 것이다. 그리고 환기의 대부분은 이미 확장된 폐의 윗부분에서 일어난다.
- 통증과 부목은 평상호흡하는 동안 횡격막 대신 보조 근육을 사용하게 한다; 이것은 게다가 비의존성 폐 영역에 우선적으로 환기가 공급될 지도 모른다.[12]

다른 혼합되는 임상요인은 다음과 같다:

- 심호흡은 수술후 환자에서 무기폐를 제거할 수 있다. 하지만, 환자가 산소의 40%를 호흡할 때, 폐바닥(lung base)의 25%까지 40분 동안 무기폐로 될 수 있다. 더욱이, 환자가 100% 산소 호흡을 할 때, 무기폐는 5분 동안 재발될 수 있다.[13]
- 도수 타진법과 진동 기술을 적용하는 것은, 특히 부적절한 환자들에게, 무기폐를 보다 증가시킬 수 있다. 흉부 확장 운동없이 기침을 강조하는 것은 한층 더 무기폐를 악화시킬 수 있다.
- 부적절한 자세 또는 부동(immobility)의 연장은 무기폐를 조장한다.
- 불충분하고 빈번하지 않은 통증 조절은 깊게 숨을 들이마시고 호흡운동과 가동성에 협조하려는 환자의 능력을 감소시킨다.[12,14,15]
- 진정제(sedation), 마취제(narcotics), 그리고 진통제(analgesics)의 과사용은 일부의 환자들에게 의식의 수준 감소, 섬망(delirium) 그리고 저혈압을 초래한다. 이것은 수술후 일상적인 운동과 가동성에 순응하는 것이 감소한 결과 일 수 있다.
- 유발성 폐활량계(incentive spirometer)의 부절적한 사용과 과도한 보조근육의 사용은 폐활량계의 공을 올리는데 필요한 급한 들숨기류 때문에 이미 환기가 된 영역에 환기를 배분 할 수 있다.
- 수술 전후의 단식으로 영양실조는 일반적인 약화를 초래할 수 있다.
- 영양실조는 드문 한숨을 동반하는 빠르고 얕은 호흡과 관련되어 있으며, 이러한 한숨과 호흡은 폐확장을 더욱 어렵게 만드는 계면활성제와 폐 역학에 부정적 영향을 준다.[16,17] 이것은 비기능적 집합 계면활성제의 형성때문이며, 폐포의 표면장력을 낮추는 능력을 저하시킨다. 폐포의 순응도를 저하시키는 이러한 결과 때문에 큰 들숨 압력이 붕괴된 폐를 팽창시키는데 필요하다.
- 기도에서 분비물은 기도의 저항을 증가시키거나 공기흐름을 감소시킬 수 있다. 기침을 할 수 있는 능력은 통증억제 때문에 감소한다. 이것은 일부 환자들에게서 점액축척을 일으킬 수 있고, 감염으로 발달될 위험을 증가시킬 수 있다.

근거에 기초한 치료 : 수술 전후 물리치료적 관리
(EVIDENCE-BASED PRACTICE: PERIOPERATIVE PHYSICAL THERAPY MANAGEMENT)

수술 전후 물리치료적 관리에 대한 최근의 임상적 시도는 부록 V에 요약하였다. 폐합병증을 막기 위한 환자에게 필요한 치료의 횟수는 3회에서 8회까지다(표 20-2). 입원전(preadmission) 클리닉에서 수술 전에 환자를 보는 것은 수술 시 일상적인 과정에 대해 환자들을 평가하고 친해질 수 있는 잇점이 있다.[7]

수술전 물리치료의 목적은 다음과 같다:

- 치료사와 환자 사이의 친밀감을 발달시키기 위해

표 20-2. 복부수술후 합병증 방지를 위한 필요한 물리치료 횟수

참고 저널	합병증 유형	합병증 비율		NNT[a]
		조절%	치료%	
Acta Nnesth Scand. 1991;35:97-104[18]	폐렴	29	6	4.3
	O_2 공급 필요	47	29	5.6
Arch Phys Med Rehabil. 1998;78:5-9	폐합병증*	19.5	7.5	8.3**
Br J Surg. 1997;84;1535-8	저위험군에서 폐합병증*	27	6	4.8**
	고 위험군에서 폐합병증*	51	15	2.8**

* 폐합병증은 체온상승, 기침유발, 가슴 X-ray에서 새로운 소견, 폐렴, 호흡부전, 환기지연, 기관지경련이 나타난다.

**통계학적 유의성 (P〈0.05)

[a] 하나의 부작용을 막기위해 환자에게 치료해야 할 치료 횟수

- 환자를 평가하기 위해
- 물리치료 중재를 하는 이유를 환자에게 설명하기 위해
- 들숨 말기에 유지하는 방법과 함께 느리고 깊은 들숨; 기능적 잔기용량까지 부드럽고 약한 날숨(inspiration); 기침; 순환 운동, 자세변경, 이동 기술; 그리고 가동술과 같은 일상적인 물리치료를 하기 위해
- 최소한 10회의 호흡 훈련을 수행하기 위해 그리고 깨어있을 때 매 시간 반복하기 위해
- 유발성 폐활량계의 사용을 가르치고 수술후 목표로 사용하기 위한 방법으로 수술 전에 가장 좋은 값을 얻기 위해

브룩스(Brooks) 등[21]은 수술후 물리치료를 위한 퇴원 범주를 보고하였다. 이것은 5개의 범주로 구성되어있다: 가동성을 위한 능력, 호흡소리의 질, 기도의 분비물을 제거하는 능력, 산소포화도의 단계, 그리고 호흡율. 수술후 물리치료 퇴원 점수 도구(POP-DST)를 위한 점수는 6점부터 15점까지 되어있고, 13점 이상의 점수는 퇴원준비를 의미한다.

수술후 환자의 물리치료적 관리 (Physical Therapy Management in Postoerative Patients)

- 심호흡 훈련을 적절하게 그리고 자주 어떻게 하여야 하는지 환자에게 가르쳐라. 호흡-정체(breath-stacking)는 일부 환자에게는 유용하다(자세한 것은 12장을 보라). 기능적 잔기용량 아래로 강한 날숨은 피하라.

- 빈번한 자세변경과 다양한 자세에서 심호흡은 장려된다. 연구들은 바로 선 자세에서 앉기자세와 서기자세는 기능적 잔기용량과 폐활량을 증가시키는 것을 보여주었다. 만약, 환자가 침대에서 휴식하고 있다면, 기능적 잔기용량을 지키는 가장 좋은 방법은 옆으로 눕기이다. 구부정하게 안거나 바로누운 자세는 기능적 잔기용량을 감소시키는 경향이 있다.
- 혈액순환과 정맥환류를 자극하기 위해 다리운동을 수행하라.
- 침대의 가장자리에서 앉기와 조기 보행을 장려하라. 벽에 부착된 흡인기(suction)에서 가슴관이 연결되지 않고, 오직 보행을 위해 밀봉(water seal)을 활용하는 것에 대한 결과로 간헐적인 석션(intermittent suction)은 공기 누설의 기간이 감소될 수 있다. 지속적 벽부착 흡인기와 비교하여 간헐적 흡인기는 공기 누설을 해결하기 위한 시간이 감소함을 보여준다.
- 환자가 혼자서 심호흡과 자세변경을 통해 가래를 뱉는 것이 불가능하고 가득 찼을 때, 치료받는 영역이 완전하게 확장되도록 하기 위해서 도수치료기술은 심호흡과 동시에 사용되어야 하며, 심호흡과 함께 마쳐야 한다.
- 통증약물과 함께 치료를 조율하라. 중재에 앞서 충분한 통증 조절을 책임져라. 또한 환자가 따뜻함을 유지하는 것은 감염을 감소시키는 것을 도와 줄 수 있다.[22-25]

상복부 수술에서 물리치료 중재의 요약
(Summary on Physical Therapy Intervention in Upper Abdominal Sugery)

1. 폐합병증 비율은 27%에서부터 50% 이상까지 범위가 된다.
2. 심호흡, 기침 그리고 가동성을 포함해서 호흡 물리치료 중재는 치료를 하지 않는 것보다 낫다.[18-20]
3. 호흡물리치료와 결합해서 유발성 폐활량계의 일상적인 사용은 의문스럽다. 유발성 폐활량계는 고위험경우나 운동성에 제한을 가진 환자들에게 유용할 것이다.[26]
4. 양압날숨마스크(positive expiratory mask)의 사용은 유용할 수 있다.[27,28]
5. 수술전 평가는 가치가 있다.[7]

심장절개술에서 물리치료 중재의 요약
(Summary on Physical Therapy Intervention in Open Heart Sugery)

1. 폐 합병증 비율은 10% 미만이다.
2. 심호흡, 기침 그리고 가동성을 포함하는 호흡 물리치료 중재는 치료를 하지 않는 것보다 낫다.[29-31]

더구나, 수술 전후 심호흡 물리치료에 대한 임상 실습 지침에서 브룩스(Brooks) 등은 경피신경전기자극치료를 흉부와 복부 수술 환자의 통증 완화를 위해 사용할 것을 추천했다. 그들은 또한 심장수술전 2주에서 4주 동안 들숨근육 훈련을 하도록 추천했다.[32]

내과적 그리고 외과적 환자에서 빈번한 의학적 장치 사용
(MEDICAL DEVICES FREQUENTLY USED IN MEDICAL AND SURGICAL PATIENT)

체액 배출 장치(Fluid Drainage Devices)

석션(suctioning)[33-34]

이 장은 점액 축척이 많아지고 제거하기 어려운 환자들에게 사용되는 석션 기술을 묘사하고 있다. 환자들은 비효율적인 기침, 상기도 기능의 변경, 또는 인공적 기도를 가지고 있을 수 있다. 석션은 다음과 같이 한다:

- 구강 호흡관(oral airway) 사용과 함께 입을 통하여. 윤활제는 입안의 기도를 통해 진행할 때 필요하다.
- 경비 호흡관(nasal airway) 사용과 함께 코인두. 윤활제는 코의 기도를 통해 진행할 때 필요하다.
- 전형적으로 인라인(in-line) 석션을 이용하는 기관내삽관(condotracheal tube)을 통해(17장, 그림 17-2를 보라)
- 전형적으로 인라인(in-line) 석션을 이용하는 기관지절개술(trocheostomy tube)을 통해(17장, 그림 17-2를 보라)

석션에 앞서 준비

- 환자는 특별히 기침이 약하거나 기침을 못하는 환자들에게 석션카테터의 범위 사이에서 점액을 국소화하기 위해서 적절한 기도 제거 기술을 동반하여 자세를 취하고 치료를 받는다.
- 만약 석션 압력이 적당한 범위(80에서 120 mmHg)에 설정되었는지 그리고 카테터의 끝부분에 충분한 석션압력이 있는지 확인하라.
- 인라인(in-line) 석션을 사용하기 위해 준비하였는지 또는 장갑을 포함한 석션 키트, 카테터, 그리고 윤활제가 쉽게 손 닿는 범위내에 있는지 확인하라.
- 식염수를 서서히 떨어 뜨리고 카테터를 깨끗이 세척하기 위한 식염수가 준비되었는지 확인하라.
- 석션에 앞서 환자의 혈중산소포화도 높이기. 산소포화 시작이 상승할 때까지 1에서 2분 기다려라.
- 석션에 앞서 환자의 생명 징후와 임상적 상태를 알도록 하라.

석션 기술

- 석션카테터가 얼마나 먼지 계산하는 것이 필요할 것이다.
- 석션에 앞서 5~10 ml 식염수를 환자에게 떨어 뜨리는 것은 딱딱한 분비물을 느슨하게 하는데 도움을 줄 수 있다.
- 우세손을 이용하여 석션카테터를 삽입하라. 카테터를 아래로 힘을 주지 말라.

- 기도/호흡 관 위에서 잡고 있는 다른 한손에 반대 압력을 적용하라.
- 카테터의 계산된 길이가 삽입되고 저항이 느껴지면, 수 밀리미터 정도 카테터를 빼고, 석션을 시작하고 점차적으로 카테터를 뺀다.
- 오염을 피하기 위해 특히 인라인(in-line) 석션 시스템이 사용되지 않을 때, 치료제공자는 직접적으로 환자의 기도 앞에 대면하면 안된다. 얼굴 보호막을 이용하는 것이 추천된다.
- 사용후 석션 카테터를 깨끗이 세척하라.
- 필요할 때, 석션을 반복하기 전에 환자가 회복될 때 까지 몇 분 기다려라.
- 환자의 상태가 안정될 때까지 머무르고 환자를 관찰하라. 만약, 환자의 상태가 치료 후 나빠지면 적절한 팀 구성원에게 알려라.

석션의 역효과

치료사는 모든 환자를 위해 석션의 위험과 이익을 자주 평가해야 한다. 역효과는 다음과 같다:

- 기도 외상과 출혈. 치료제공자는 석션압력을 낮추고, 작은 크기나 부드러운 카테터를 이용하고, 부드럽게 삽입, 또는 석션의 횟수를 감소시키는 것을 고려할 수 있다.
- 기관지연축(bronchospasm), 저타산혈증, 또는 힘겨운 호흡과 같은 폐의 문제. 치료제공자는 천식 약물의 사용 후 석션, 적당한 산소혈중 포화, 또는 빈번한 석션의 감소를 고려할 수 있다.
- 부정맥, 심박동수와 혈압의 감소 또는 증가와 같은 심혈관 불안정. 심혈관 반응이 증가된 환자는 진정(sedation)의 증가, 통각상실 또는 심장 약물의 복용이 필요할 수 있다. 심혈관 반응이 감소한 환자는 아트로핀(atropine), 수축촉진약 또는 빈번한 석션의 감소가 필요할 수 있다.
- 안절부절증(restlessness)과 흥분의 증가. 진정이나 통각상실에서 증가는 필요할 수 있다.

복부 또는 상처 배액

그림 20-1을 보라(잭슨-프래트 배출관, Jackson-Pratt drain).

- *목적 :* 혈액, 고름 또는 다른 복부의 체액을 배출하기 위해. 일반적으로 배출관은 수술중이나 다른 경우에 초음파, CT, 또는 복강경을 유도할 때 둔다.
- *일반적 상황 :* 복부수술 후, 체액 수집의 조직 또는 주머니, 낭포(cyst), 고름집, 또는 감염주머니
- *핸들링 팁 :* 관을 당기거나 꼬는 것을 피하라. 환자가 곧게 의자에 앉거나 보행할 때 배출관을 환자의 가운에 핀으로 고정하라.

가슴 배액(chest drainage)

그림 20-2를 보라.

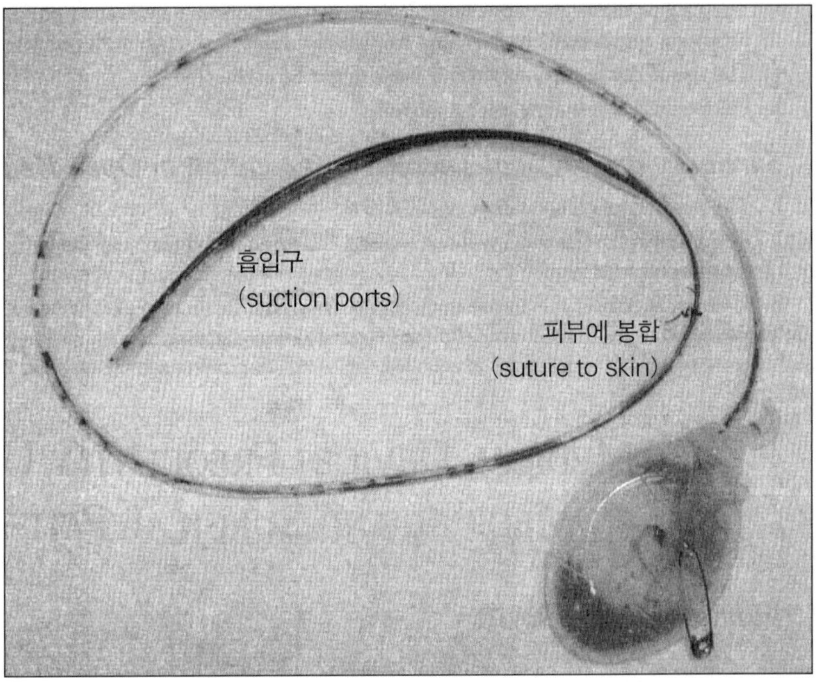

그림 20-1. 잭슨-프래트 배출관, (Jackson-Pratt drain). 흡입구가 있는 배출관은 평편하지만, 남아있는 다른 부분은 둥글고 부드럽다. 평편한 끝은 환자 상처 안쪽에 위치해 있고, 상처의 체액은 구형 수집주머니에 모여진다. 수집주머니는 환자복에 안전핀으로 부착되어 있다.

- *목적* : 공기, 혈액, 그리고 다른 체액을 배출하기 위해. 삽입 위치로부터 체액 배출은 배출된 체액이 흉강으로 되돌아 가는 역류를 방지하기 위해 봉인이 된 수집 공간에 모아진 것을 관을 통해 수집한다.
- *삽입 위치* : 가슴막, 심장막, 또는 세로막(mediastinal, 종격) 구역
- *일반적 상황* : 공기가슴증(pneumothorax). 가슴막 삼출(pleural effusion), 혈액가슴(hemothorax), 가슴고름집(empyema), 심장막 삼출, 가슴 및 심장 수술 후
- *핸들링 팁* : 관을 당기거나 꼬는 것을 피하라. 배출된 체액이 환자에게 되돌아 가는 것을 피하기 위해 가슴관 수집공간은 가슴관 삽입부위보다 낮도록 유지해야 한다. 환자가 움직이는 것이 허용된다면, 벽에 부착된 석션 기기와 연결을 끊어라.

코위영양관(nasogartic tube)

그림 20-3을 보라.

- *목적* : 특히, 위창자(gastrointestinal) 기능장애와 주요한 복부 수술 직후의 환자들에서 위로부터 체액과 가스를 제거하기 위해. 코위영양관 배액은 또한 구역(nausea)과 구토(vomiting)를 완화하는 것을 돕는다.
- *핸들링 팁* : 관을 당기거나 꼬는 것을 피하라. 가능하다면, 벽에 부착된 석션기와 연결을 끊고 환자가 곧게 의자에 앉거나 보행할 때 배출관을 환자의 가운에 핀으로 고정하라.

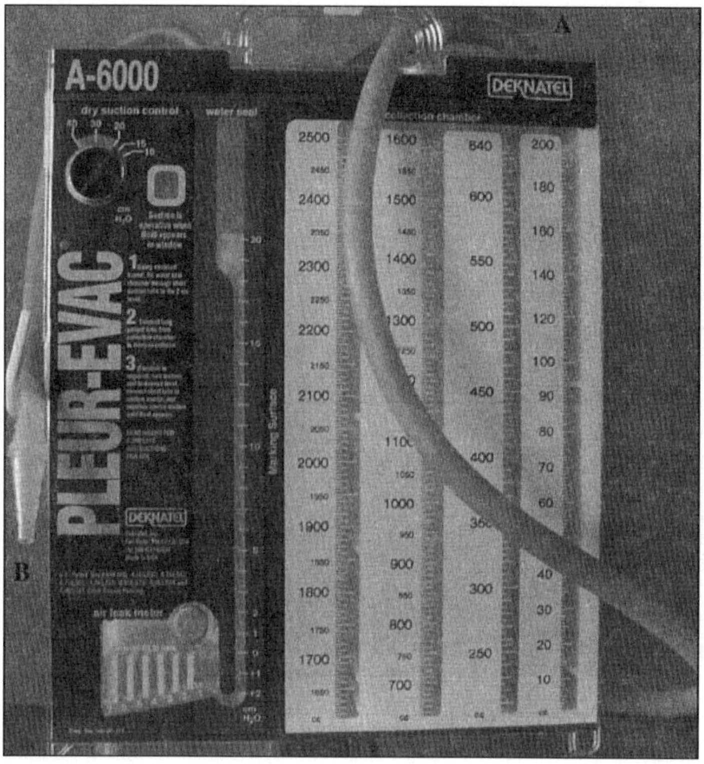

그림 20-2.
가슴 관 배출시스템. (A)로 표시된 배출시스템으로 부터의 관은 체액배출이나 가슴막안, 세로막공간, 심장막공간으로부터 공기배출을 위한 가슴관에 연결되어 있다. (B)로 표시된 관은 벽에 부착된 배액에 연결되어 있다.

요로 카테터(urinary catheter)

- *목적* : 방광에서 소변을 배출하기 위해. 일반적으로 주요한 수술 후 또는 요축척(urinary retension) 환자에게 사용한다.
- *핸들링 팁* : 카테터를 당기거나 꼬는 것을 피하라. 배출된 소변이 방광으로 돌아가는 것을 피하기 위해 카테터 주머니를 환자의 방광보다 아래에 유지해야 한다.

체액 접근 기기(Fluid Access Devices)

튜브영양법(feeding tube)

- *목적* : 음식물 섭취를 위장이나 십이지장에 직접 제공하기 위해. 이것은 일반적으로 코위창자 또는 경피의 경로를 통한다.
- *핸들링 팁* : 관을 당기거나 꼬는 것을 피하라. 영양을 공급하는 과정과 공급 직후에는 침대의 머리를 최소한 45° 올려서 유지해야 한다.

정맥내 접근(intervenous access)

- *목적* : 체액, 전해질, 화학적 그리고 산-염기 균형을 유지하거나 새로 보충하기 위해서. 또한 이것은 약물, 혈압생성, 그리고 영양을 관리하기위해 사용된다.

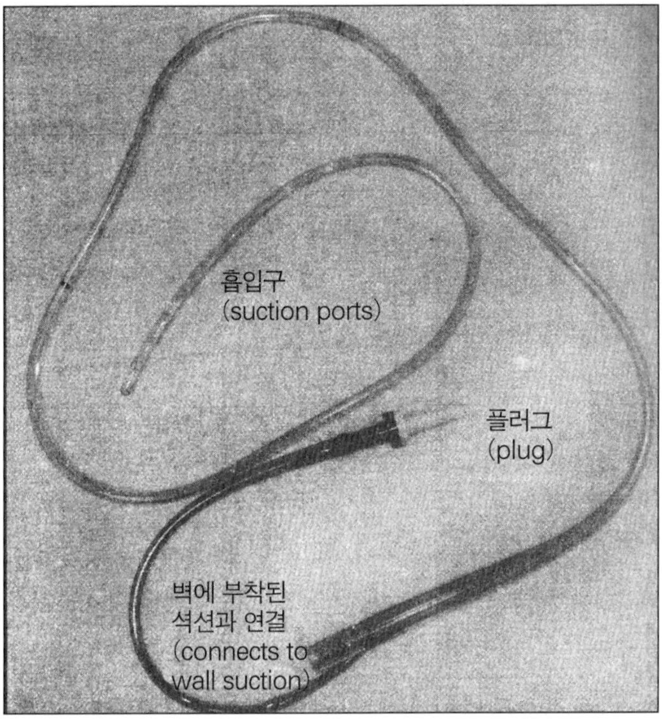

그림20-3.
코위영양관(nasogastric tube). 흡입구의 끝은 환자의 위 안에 삽입된다. 관의 끝에 있는 검은 마커는 마지막 흡입구의 끝으로부터 간격을 표시한다. 플러그는 환자가 움직일 때 다른 쪽 끝에 삽입한다; 그러나, 이 끝은 일반적으로 환자가 침상에 안정 시 벽에 부착된 장치와 연결한다.

- *정맥내 관과 관련 있는 합병증의 증상은 다음과 같다:* 발적, 부종 그리고 불편함; 감염의 증상(체온 증가, 오한, 백혈구수치 증가 등);출혈 그리고 폐색과 정맥 혈전.

말초정맥관(peripheral line)

그림 20-4를 보라.

- *접근 :* 말초정맥을 통해서

중심정맥관(central line)

그림 20-5를 보라.

- *접근 :* 위대정맥(superior venacava)을 통해 빗장밑정맥(subclavian vein) 또는 속목정맥(internal jugular)을 지나 연결된다. 꼭지 위치는 위대정맥의 아래 1/3 지점이다. 다른 경로는 아래대정맥(inferior vena cava)의 위 1/3 지점에 넙다리 정맥(femoral vein)을 통해 중심정맥관을 연결하는 것이다. 중심정맥관은 다중 약물, 영양, 그리고 혈류역학 모니터링의 관리가 허용되는 다중관으로 구성되어 있다.

투석(dialysis)을 위한 정맥내 접근

- *복막투석 :* 유치카테터(indwelling catheter)를 복강내에 삽입한다.

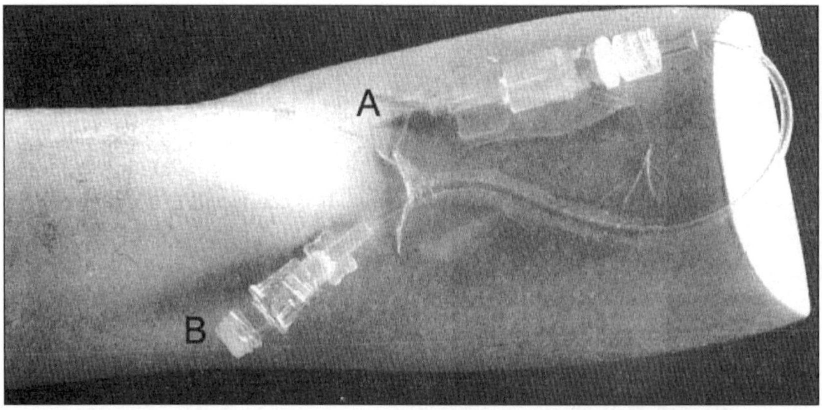

그림 20-4.
사람팔의 모델에 삽입된 말초 정맥내주사관. (A) 말초 정맥 안에 삽입. (B) 약물이나 수액을 함유하고 있는 정맥내주머니(bag)와 연결.

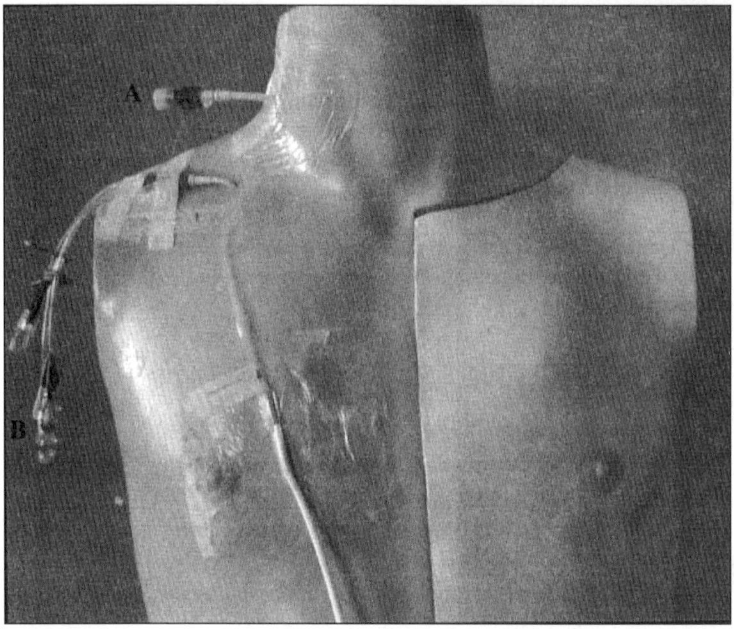

그림 20-5.
중심정맥관. (A)목정맥 접근을 이용한 단일관 중심정맥관. (B) 빗장밑 정맥 접근을 이용한 삼중관 중심정맥관.

- *혈액투석* : 일반적인 접근 경로는 다음과 같다:
  - 정맥을 직접적으로 동맥에 연결함으로써 동정맥샛길(arteriovenous fistula)을 만든다.
  - 중심정맥 카테터(central venous catheter)를 이용한다
  - 두렁정맥(saphenous vein) 또는 폴리테트라플로우로에틸렌(polytetrafluoroethylene)재료로부터 이용하여 동정맥 이식을 만든다.
- *핸들링 팁* : 정맥내 관을 당기거나 꼬는 것을 피하라. 삽입부위가 움직이는 것을 피하라.

무통 기기(Analgesia Devices)

자가조절형 무통(patient-controlled analegesia)

- *목적 :* 환자가 필요할 때 자가약물주입을 할 수 있다. 마취제(narcotics)의 과용량의 부주의를 막기 위해 바깥잠김 조절이 있다.
- *핸들링 팁 :* 정맥내 관을 당기거나 꼬는 것을 피하라. 삽입부위가 움직이는 것을 피하라.

경막외마취(epidural analgesia)

- *목적 :* 경막외 공간안에 마취제를 주사하고 전신효과를 최소화하기 위한 국소 통증 조절
- 일반적 합병증 : 구역질(nausea), 어지러움, 감각감소, 그리고 운동약화.
- 핸들링 팁 : 경막외 카테터를 당기거나 꼬는 것을 피하라. 삽입부위가 움직이는 것을 피하라. 환자가 움직이기 전에 다리의 기능을 확인하라.

모니터링 기기(Monitoring Devices)

혈류역학 모니터링(hemodynamic monitoring)

- *A :* 동맥내 관: 일반적으로 손목의 노동맥(radial artery)에 삽입한다. 이것은 변환기에 연결되어 있고 다음으로 프로세서와 모니터에 연결되어 있다.
  - *목적 :* 동맥 압력을 감시하기 위해
  - *핸들링 팁 :* 삽입부위 주변이 움직이는 것을 피하라.
- *B :* 폐 동맥 압 모니터링 : 중심정맥관을 보라.
  - *목적 :* 오른쪽 심방, 오른쪽 심실, 폐 동맥, 왼쪽 심방, 왼쪽 심실, 그리고 심실충만압과 심박출량을 감시하기 위해
  - *핸들링 팁 :* 삽입부위 주변이 움직이는 것을 피하라. 환자는 카테터 끝에 있는 풍선이 팽창될 때 침상안정 상태로 있어야 한다.

심장박동(cardiac pacing)

심장자체의 박동조율기가 기능적으로 적당하지 못할 때, 심박동수는 외부(일시적) 또는 내부(영구적)의 박동조율기에 의해 조절된다. 박동조율기는 고정된 속도로 유발되거나 자연적으로 심박동수가 일정한 수준(요구가 될 때) 아래로 떨어졌을 때 유발되도록 설정 할 수 있다. 보다 진보된 장비는 동맥자극, 운동이나 스트레스와 같은 사건에 의해 유발될 수 있다. 박동조율기는 오른쪽 심방, 두 개의 심실, 또는 둘다 차례차례로 자극할 수 있다.

- *핸들링 팁 :* 일시적인 박동조율기는 선을 당기거나 삽입부위가 움직이는 것을 피하라. 박동조율기는 박동조율기 주변이나 근처에 타진법 그리고 진동법을 피하라. 투열요법(diathermy)의 물리치료는 금기증이다.

참고문헌

1. Lee TH. Reducing cardiac risk in noncardiac surgery. *N Eng J Med.* 1999:341;1838-1840.
2. Lee TH, Marcantonio ER, Mangione CM, et al. Derivation and prospective validation of a simple index for prediction of cardiac risk of major noncardiac surgery. *Circulation.* 1999;100:1043-1049.
3. Poldermans D, Boersma E, Bax JJ, et al. The effect of bisoprolol on perioperative mortality and myocardial infarction in high-risk patients undergoing vascular surgery. *N Eng J Med.* 1999;341:1789-1794.
4. Goldman L, Caldera DL, Nussbaum SR, et al. Multifactorial index of cardiac risk in noncardiac surgical procedures. *N Eng J Med.* 1977;297:845-850.
5. Arozullah AM, Khuri SF, Henderson WG, et al. Development and validation of a multifactorial risk index for predicting postoperative pneumonia after major noncardiac surgery. *Ann Intern Med.* 2001;135:847-859.
6. Lawrence VA. Predicting postoperative pulmonary complications: the sleeping giant stirs. *Ann Intern Med.* 2001;135:919-921.
7. Smetana GW. Preoperative pulmonary evaluation. *N Eng J Med.* 1999;340:937-944.
8. Myles PS, McLeod ADM, Hunt JO, et al. Sex differences in speed of emergence and quality of recovery after anaesthesia: cohort study. *BMJ.* 2001;322:710-711.
9. Laffey JG, Kavanagh BP. Hypocapnia. *N Engl J Med.* 2002;347:43-53.
10 Dureuil B, Viires N, Caantineau JP, et al. Diaphragmatic contractility after upper abdominal surgery. *J Appl Physiol.* 1986;61:1775-1780.
11. Ford GT, Whitelaw WA, Rosenal TW, et al. Diaphragm function and upper abdominal surgery in humans. *Am Rev Respir Dis.* 1983;127:431-436.
12. Vassilakopoulos T, Mastora Z, Paraskevi P, et al. Contribution of pain to inspiratory muscle dysfunction after upper abdominal surgery. A randomized controlled trial. *Am J Respir Crit Care Med.* 2000:161;1372-1375.
13. Rothen, et al. Prevention of atelectasis during general anesthesia. *Lancet.* 1995;345:1387-1391.
14. Blanchard AR. Sedation and analgesia in intensive care: medications attenuate stress response in critical illness. *Postgrad Med.* 2002;111:59-74.
15. Mann C, Pouzeratte Y, Boccara G, et al. Comparison of intravenous or epidural patient-controlled analgesia in the elderly after major abdominal surgery. *Anesthesiology.* 2000;92:433-441.
16. Paul GW, Sanders RL, Harsett RJ. Kinetics of film formation and surface activity of lamellar bodies, extracted lipids, tubular myelin figures and alveolar surfactant from rat lung. *Fed Proc.* 1977;36:615.
17. Thet LA, Alvarez H. Effect of hyperventilation and starvation on rat lung mechanics and surfactant. *Am Rev Respir Dis.* 1982;126:286-290.
18. Christensen EF, Schultz P, Jensen OV, et al. Postoperative pulmonary complications and lung function in high risk patients: a comparison of three physiotherapy regimens after upper abdominal surgery in general anesthesia. *Acta Anaesthesiol Scand.* 1991;35:97-104.
19. Chumillas S, Ponce JL, Delgado F. Prevention of postoperative pulmonary complications through respiratory rehabilitation: a controlled clinical study. *Arch Phys Med Rehabil.* 1998;79:5-9.
20. Olsen MF, Hahnn I, Nordgren S, et al. Randomized controlled trial of prophylactic chest physiotherapy in major abdominal surgery. *Br J Surg.* 1997;84:1535-1538.
21. Brooks D, Parson J, Newton J, et al. Discharge criteria from perioperative physical therapy. *Chest.* 2002: 121:488-494.
22. Kurz A, Sessler DI, Lenhardt R. Perioperative normathermia to reduce the incidence of surgical wound infections and shorten hospitalisation. *N Engl J Med.* 1996;334:1209-1216.
23. Melling AC, Ali B, Scott EM, et al. Effects of preoperative warming on the incidence of wound infection after clean surgery: a randomised controlled trial. *Lancet.* 2001;358:876-880.

24. Sheffield CW, Sessler DI, Hunt TK. Mild hypothermia during isolurane anesthesia decreases resistance to E coli dermal infection in guinea pigs. *Acta Anaesthesiol Scand*. 1994;38:201-205.
25. Sheffield CW, Sessler DI, Hunt TK. Mild hypothermia during halothane induced anaesthesia decreases resistance to Staphlyococcus aureus dermal infection in guinea pigs. *Wound Repair Regeneration*. 1994;2: 48-56.
26. Hall JC, Tarala RA, Tapper J, et al. Prevention of respiratory complications after abdominal surgery: a randomised clinical trial. *BMJ*. 1996;312:148-153.
27. Denehy L, Carroll S, Ntoumenopoulos G, et al. A randomized controlled trial comparing periodic mask CPAP with physiotherapy after abdominal surgery. *Physiother Res Int*. 2001;6:236-250.
28. Richter Larsen K, Ingwersen U, Thode S, et al. Mask physiotherapy in patients after heart surgery: a controlled study. *Intensive Care Med*. 1995;21:469-474.
29. Gosselink R, Schrever K, Cops P, et al. Incentive spirometry does not enhance recovery after thoracic surgery. *Crit Care Med*. 2000;28:679-683.
30. Stiller K, Montarello J, Wallace M, et al. Efficacy of breathing and coughing exercises in the prevention of pulmonary complications after coronary artery surgery. *Chest*. 1994;105:741-747.
31. Westerdahl E, Lindmark B, Almgren SO, et al. Chest physiotherapy after coronary artery bypass graft surgery-a comparison of three different deep breathing techniques. *J Rehabil Med*. 2001;33:79-84.
32. Brooks D, Crow J, Kelsey CJ, Lacy JB, Parsons J, Solway S. A clinical practice guideline on peri-operative cardiorespiratory physiotherapy. *Physiotherapy Canada*. 2001;Winter:9-25.
33. Brooks D, Anderson CM, Carter MA, et al. Clinical practice guidelines for suctioning the airway of the intubated and nonintubated patient. *Can Respir J*. 2001;8:163-181.
34. Brooks D, Solway S, Graham I, et al. A survey of suctioning practices among physical therapists, respiratory therapists and nurses. *Can Respir J*. 1999;6:513-520.
35. Marshall MB, Deeb ME, Bleier JIS, et al. Suction vs water seal after pulmonary resection. *Chest*. 2002;121:831-835.

관련도서

Nettina SM. *The Lippincott Manual of Nursing Practice*. 7th ed. Philadelphia: Lippincott Williams & Wilkins; 2000.

Wood M, Wood AJJ. *Drugs and Anesthesia*. Baltimore: Williams & Wilkins; 1990.

예상문제

※ *수술 후 환자의 물리치료적 관리에 대한 설명으로 옳지 않은 것은?*

1) 심호흡 훈련을 적절하게 자주 가르치라.

2) 빈번한 자세 변경과 심호흡을 유도하라.

3) 정맥환류를 자극하기 위해 다리운동을 수행하라.

4) 침대 가장자리에 앉기와 조기보행을 삼가하라.

5) 통증약물과 함께 통증조절에 대한 중재를 조율하라.

정답 : 4)

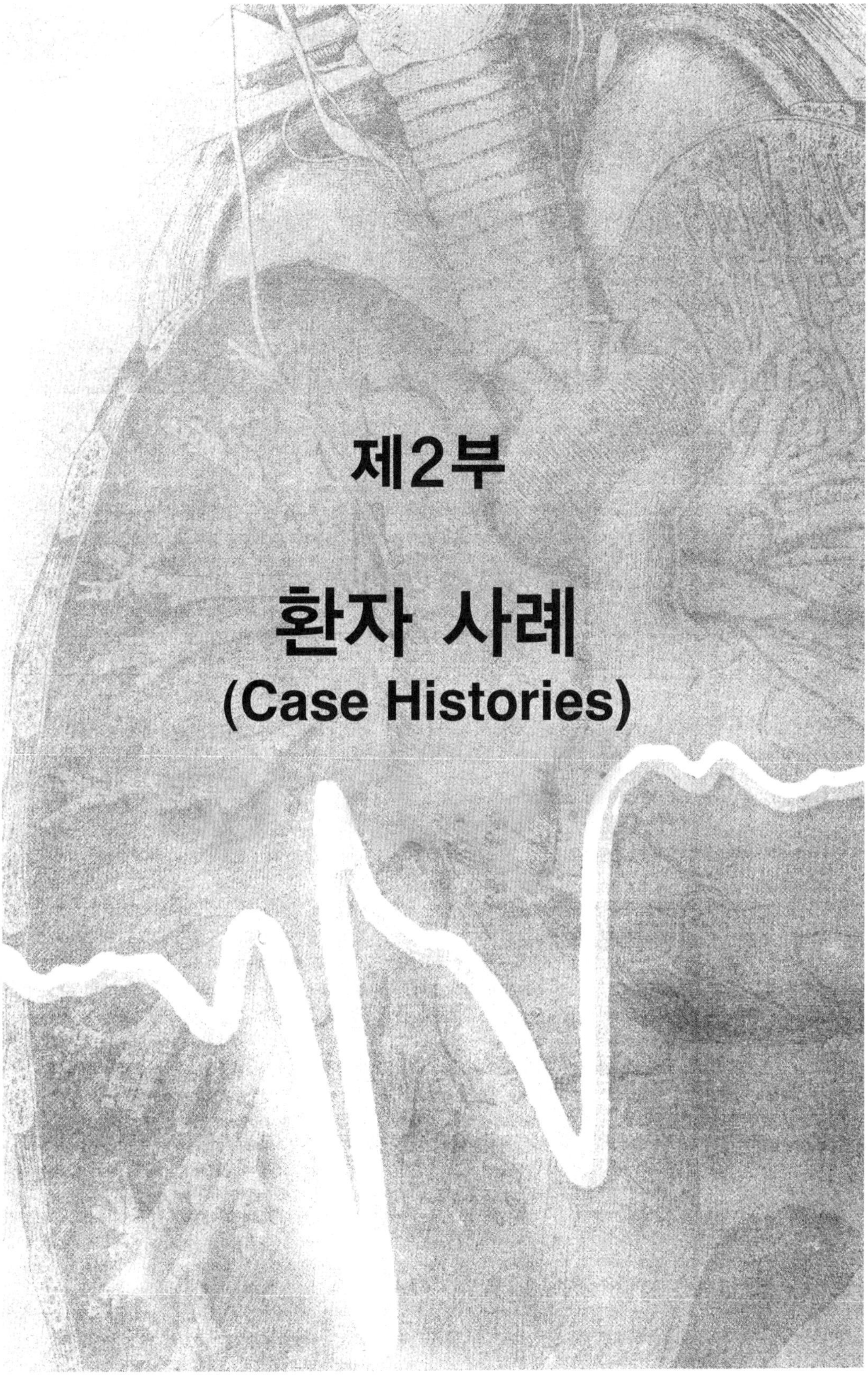

제2부

환자 사례
(Case Histories)

여기서의 사례들은 환자들의 전형적인 임상적 양상과 소견들을 기초로 구성하였으며, 심호흡계 물리치료의 입문(entry-level)단계에서 관리하여야 할 가장 공통적인 환자 시나리오를 반영하여 작성하였다. 각 사례들은 다양한 심폐질환 환자들의 정보자료를 재결합한 것으로, 한 개인의 양상(manifestations)을 이야기하는 것은 아니다. 그러므로 병원과 환자의 이름, 날짜, 개인적 특징들은 삭제하거나 가칭을 사용하였다. 환자 개인과 의료기관, 위치의 유사성은 우연의 일치이다.

환자 사례들의 병력과 차트에서 사용되는 약어들

(ABBREVIATIONS USED IN HISTORY/CHART NOTES OF CASES)

ABGs(동맥혈 가스치) : arterial blood gas values
ACBT(능동적 순환호흡 기술) : active cycle breathing techniques
bilat(양측의): bilateral
BP(혈압) : blood pressure
bpm(분당 박동수) : beats per minute
br(호흡) : breaths
C(섭씨) : centigrade
CABG(관상동맥 우회술) : coronary artery bypass graft
CHF(울혈성 심부전) : congestive heart failure
CK(크레아틴키나제) : creatine kinase
dL(1리터의 1/10) : deciliter
Dx(진단) : diagnosis
EKG(심전도) : electrocardiogram
F(화씨) : fahrenheit
ft(피트) : feet
HCO_3^-(중탄산이온): bicarbonate ion
Hgb(헤모글로빈, 혈색소) : hemoglobin
HPI(현재 병력) : history of present illness
HR(심장 박동률) : heart rate
Hx(병력) : history
IV(정맥의) : intravenous
L(리터) : liter
Ibs(파운드) : pounds
meas(측정) : measured

MI(심근 경색) : myocardial infarct
ml(미리리터): milliliter
mmol/L(리터당 밀리몰, 1 mole의 천분의 1) : millimole per liter
mmHg(수은밀리미터〔혈압계〕) : millimeter of mercury
mph(시간당 마일) : miles per hour
NYD(아직 진단되지 않은) : not yet diagnosed
O/A(청진) : on auscultation
OR(수술) :operation
PCA(자가 조절용 무통) : patient-controlled analgesia
PMH(과거력) : past medical history
ppd(일당 패키지) : packages per day
pred(예측) : predicted
prn(요구되는 상황에 따른): according to circumstances as required
pCO_2 or $PaCO_2$(이산화탄소 분압) : arterial carbon dioxide partial pressure
pO_2 or PaO_2(산소 분압): arterial oxygen partial pressure
physio(물리치료) : physical therapy
R/O(배제) : rule out
RR(호흡률) : respiratory rate
mg/L(리터당 마이크로그램) : microgram per liter
WBC(백혈구) : white blood cell count
% Prd(예측 %) : percent predicted

사례 1 노인환자의 무기폐 수술 후
(Atelectasis Postoperatively in an Older Patient)

병력/챠트 (HISTORY/CHART NOTES)

- 병력(HP): 어제 배대동맥류(복부대동맥류, abdominal aortic aneurysm; AAA) 절개술 및 이식술을 시행한 73세의 여성이다. 환자의 AAA 크기는 8 cm이며, 누운 자세에서 3시간 동안 수술을 받았고, 3시간 중 2시간은 마취 상태에 있었다.
- 과거력(PMH) : 2년 전 치유되지 않은 방광암과 일과성 뇌혈성 발작(transient ischemic attack, TIA)을 앓은 과거력이 있다. 또한 47년 동안 하루 1갑의 담배를 피웠다.
- 약물(medications) : 어떤 것도 복용 안함. 수술 후 경막외 모르핀 주입 함.
- 사회적 경력(social Hx) : 남편과 함께 Delta에 살고 있으며, 집에 들어가기 위해서는 1층 계단을 올라가야 함.
- 검진(on examination) : 의식이 명료하며, 판단력이 있다. 얕고 빠른 호흡을 한다. 비장관 튜브(nasogastric tube, NG tube), 중앙 줄(central line), 오른쪽 요골동맥 줄(line), 경막외 삽입, 요로 카테터(urinary catheter) 착용 중. 환자의 RR(호흡률)은 30BPM이며 HR(심장박동률)은 동방결절리듬(sinus rhythm)에서 95BPM으로 정상이다. BP(혈압)는 146/70, 체온은 38.2°C(100.8°F)이다. 안면 마스크(face mask)를 통해 35% 산소 호흡을 하며, 그녀의 산소 포화도는 96%이다.
- 청진(on auscultation) : 저하된 호흡음, 특히 폐기저부에서.

환자의 ABG(동맥혈 가스치)는 :

수소이온 농도(pH) 7.51　　탄산가스 분압(pCO_2) 27

산소분압(pO_2) 146　　중탄산 이온(HCO_3^-) 21

질문(Questions)

1. 수술 후 이 환자에게 발생할 수 있는 심폐 합병증의 높은 위험 요인들을 확인하라. 환자와 관련된 요인과 환자에게 수행할 수술 절차들에 대한 위험요인들의 목록도 작성하라.

흉부 엑스선 (CHEST X-RAY)

- 그림 1-1 참조. X-ray의 질은 양호하나, 노출이 약간 부족하다(너무 희다).

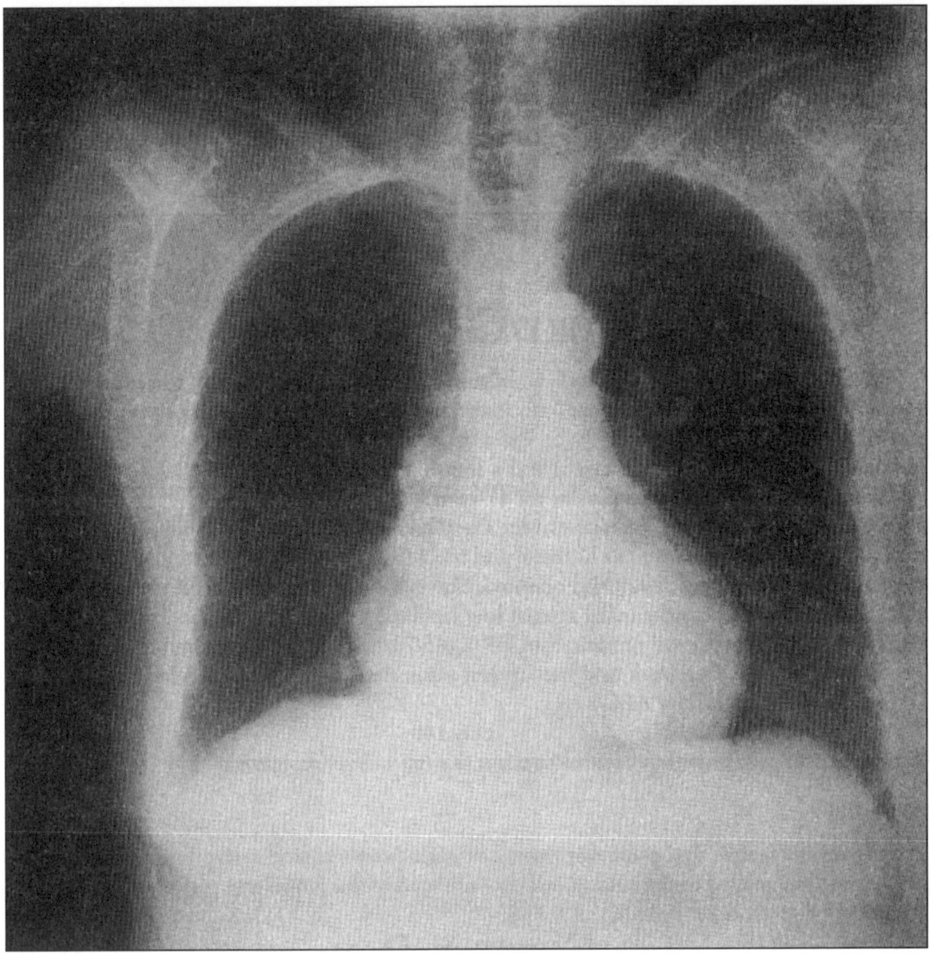

그림 1-1. 무기폐 노인환자의 흉부 X-ray

표 1-1. 대학병원 - 호흡기 내과 폐기능 검사-보고

이름:		ID 번호:	
나이:	73세	흡연력	
성별:	여성		갑/년:
키 :	160cm	인종	C
몸무게 :	71kg		의사:
		기사:	ZXY

검사시간 : 6월 21일 15시 45분 18초　　리포트 프린터 : 6월 21일15시 58분 34초

(Pre:　6월 21일 8시 0분 23초)

		최상		
기능	**예측**	**측정**	**예측%**	**20세와 비교한 예상치**
FVC(L)	2.69	2.67	101%	3.92
FEV1(L)	1.90	1.70	87%	3.18
FEV1/FVC	0.71	0.64	84%	.81 or 81%

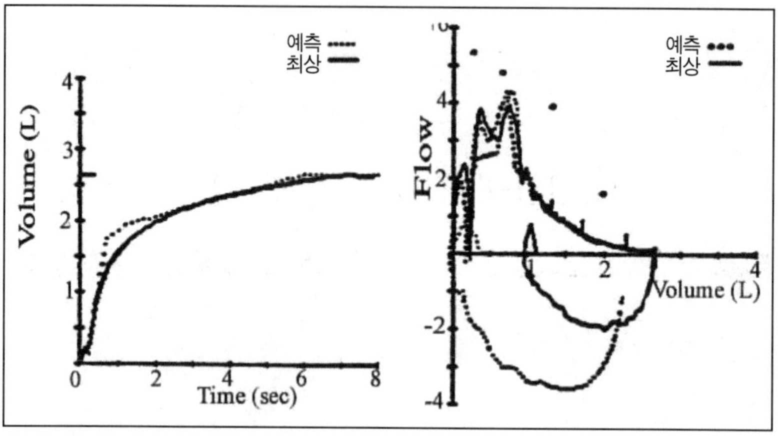

그림 1-2.
노인환자의 폐활량계(spiromertic tracing)와 호흡용량 곡선(flow-volume loop).

- 연부조직의 관찰부터 시작하라.
- 심장은 정상에 비해 중앙에 위치하는가? 그렇다면 심흉비 지수(cardiothoracic index)가 0.5 이상이며, 이는 심장비대를 의미한다.
- 심장의 막각(cardiophrenic angle)과 흉각(costophrenic angle)이 예리한가? 특히 오른쪽을 관찰하라.
- 기관(trachea)이 오른쪽으로 기울어져 있는가?
- 이제 폐를 관찰하라.
- 폐 어디에 불투명한 곳(opacity)이 있는가?
- 기울어진 틈새(oblique fissure)가 보이는가?
- 어느 쪽에서 폐의 용적이 작은가? 경계부에 흐릿함(blurring)이 있는가? 폐의 어느 부위에서 그러한가?
- 무기폐와 일치되는 X-ray 소견들은 무엇인가?

폐 기능 검사 (PULMONARY FUNCTION TESTS)

이 노인여성의 폐 기능 검사 결과는 표 1-1이다.
이 환자의 검사 수치와 예상 수치를 같은 신장의 여성 20세와 비교하라.

질문-기록에서 중요한 점(Questions- most important points to note)

1. 이러한 수치들이 폐질환의 어떠한 징후로 볼 수 있는가?
2. 비슷한 키와 성별이 같은 젊은 여성과 비교하여 그 수치들은 어떠한가?
3. 예상 수치들은 어떠한가?

4. 산출된 예상 %는 어떠한가?

기타 질문(other questions)

5. 폐 기능 보고서(pulmonary function report)에서 환자의 특성과 검사정보들에 관한 기타 정보들은 무엇인가?
6. 그림 1-2에서 두 가지 추적(tracing)의 결과는 무엇을 보여주는가?

동맥혈 가스 (ARTERIAL BLOOD GASES)

어제 73세의 여성노인이 배대동맥류(복부대동맥류, abdominal aortic aneurysm; AAA) 절개술과 이식수술을 받았다. 그녀의 호흡은 얕고 빠르다. 얼굴 마스크(face mask)를 통하여 35% 산소 호흡을 하고 있다. 진단명은 수술 후 무기폐이다.

환자의 ABG은 :

수소이온 농도(pH) 7.51　　　탄산가스 분압(pCO_2) 27

산소분압(pO_2) 146　　　중탄산 이온(HCO_3^-) 21

주된 산염기(acid-base) 장애는 무엇인가? 주된 산염기 장애를 결정하기 위하여 pH, $PaCO_2$, 그리고 HCO_3의 변화양상들을 주목하라.

건강한 사람들의 PaO_2를 기대할 수 있는가?

물리치료 (PHYSICAL THERAPY MANAGEMENT)

이 환자에 대한 물리치료 문제목록과 치료계획을 작성하라. 치료계획의 효율성을 재평가할 수 있는 치료결과들을 확인하라.

문제(problem)	결과 측정(outcome measure)

사례 2 흡연자의 무기폐 수술 후
(Atelectasis Postoperatively in a Smoker)

병력/챠트 (HISTORY/CHART NOTES)

54세의 여성으로서 막연한 상복부의 불편함(epigastric discomfort)을 호소하고 있다. 그녀는 알콜 중독증이 있으나, 이직 간의 질병은 없다. 현재 그녀는 복부 X-ray 상 장 폐쇄(bowel obstruction)으로 입원한 상태이다. 침상에서 팽창된 복부와 약한 장음(bowel sound)이 관찰된다. 입원 당일 저녁에 응급으로 장 수술(bowel surgery)을 받았다. 나는 그녀의 남편으로부터 그녀가 지난 30년간 하루에 2~3갑의 담배를 피웠다는 사실을 들었다. 그녀는 매일 아침 기침을 하였고, 누런 가래를 내뱉었으며 때로 갈색의 점액을 뱉기도 하였다. 그녀는 의사로부터 기관지염(bronchitis)라는 진단을 받았지만 의학적 치료에 주의를 기울이지 않았다. 그녀는 여름휴가 때 Gabriola 섬에 가서 과도하게 술을 마셨다.

그녀는 수술 후 즉시 열이 있었으며, 수술 후 3일째 되는 오늘 체온이 39°C이다. 검사 상 환자는 발한(diaphoretic)과 중등도의 호흡 통증(respiratory distress)이 있다. 그녀의 호흡은 빠르고 얕았으며, 기침도 약하였다. 집중적인 흉부 물리치료를 의뢰받았다.

질문 (Questions)

1. 그녀의 흡연력과 관련하여 환자의 특징을 간략하게 설명해라
2. 환자의 흉부 감염과 무기폐의 임상적 증상들을 나열하라. 흉부 X-ray와 청진을 통해 어떤 생각이 드는가?

흉부 엑스선 (CHEST X-RAY)

그림 2-1 사진에서 연부조직들과 폐 영역부위를 주목하라. 무기폐와 일치하는 X-ray 증상은 무엇인가? 어떠한 폐 구조들이 어느 방향으로 이동하였는가? 연부조직의 소실된 음영(silhouette)이 보이는가? 6장의 표 6-1과 그림 6-3를 참조하여 음영징후(silhouette sign)를 설명하라.

청진 (AUSCULTATION)

환자의 심장에서 들을 수 있는 우발음(adventitious sounds, 그렁그렁거리는 소리)과 호흡음은 어떠한가?

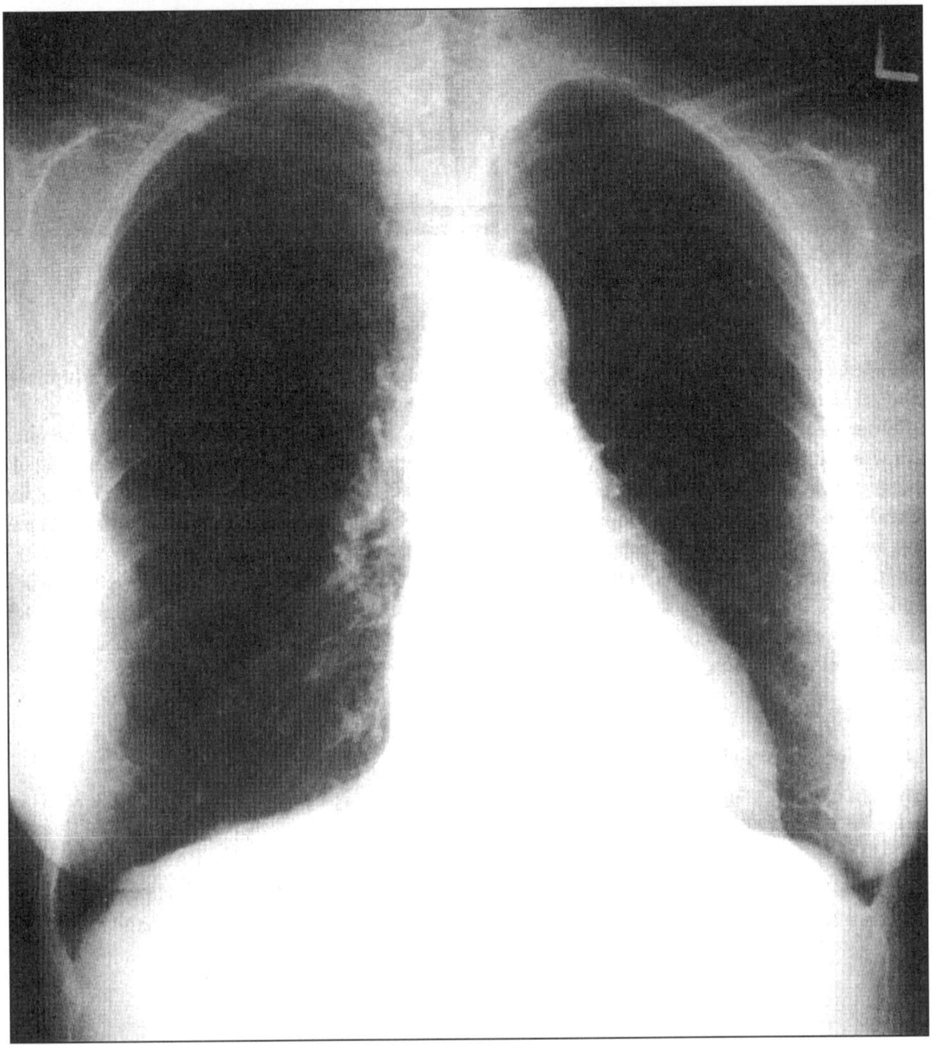

그림 2-1. 흉부 X-ray - 흡연자의 무기폐

동맥혈 가스 (ARTERIAL BLOOD GASES)

pH 7.50 $PaCO_2$ 32 PaO_2 85 HCO_3^- 24

산염기장애(acid-base disturbance)는 무엇인가? 대상작용은 있는가? 저산소증이 있는가?

폐 기능 검사 (PULMONARY FUNCTION TESTS)

> FEV_1과 FVC의 평균치가 젊은 흡연자의 정상치에 비해 대체적으로 5~10% 정도 낮은 수치이지만, 이 수치가 노인에서는 비흡연자보다 빠르게 악화될 것이다.

폐 기능 검사는 일반적으로 응급으로 장 수술한 환자에게는 시행하지 않는다. 주로 흡연자의 조기 폐질환 추적을 위해 시행한다. 하지만 이 환자는 시행하였다.

물리치료 (PHYSICAL THERAPY MANAGEMENT)

이 환자의 문제목록과 치료계획을 작성하라.

사례
3 흡인 폐렴—노인
(Aspiration Pneumonia — Elderly)

병력/챠트 (HISTORY/CHART NOTES)

65세 노인이 자기 아파트에서 자살 노트와 함께 의식불명 상태로 발견되었다. 자신의 부인이 갑작스레 죽은 이후 그는 매우 우울해 하였다. 그의 방에서 항동결제(antifreeze) 빈병이 발견되었다.

응급실에서 그는 일관되지 않은 말들을 중얼거렸다. 입에는 거품이 묻어 있었으며, 호흡은 자발적이지만 일정하지 않았다. 4명의 간호사들에 의해 NG 튜브(tube)가 삽입되었다. 비위강 튜브(nasogastric tube; NG tube) 삽입 시 약 300 ml 가량의 액체와 소화되지 않는 음식물이 빠져 나왔다. 기관내 튜브(endotracheal tube)는 4번의 시도 끝에 성공하였다. 그의 폐는 깨끗하여졌고, 산소 공급도 96% 정도 만족하여져 어제 삽관을 제거(extubate) 하였다.

다음날 아침, 환자에게 열이 있었으며, 졸린듯 한 상태로 깨어났다. 그의 호흡률은 26RPM이었으며, 얼굴마스크(facemask)를 통하여 40%의 산소를 공급받았다. 환자 흡기 시에는 목의 부근육(neck accessory muscles)을 사용한다. 상전방 흉부에서 습기 찬 분비물이 촉진에 의해 감지되었다. 집중적인 흉부 물리치료가 의뢰되었다.

참고; 흡인 폐렴(aspiration pneumonia); 구강 내 미생물이나 이물질이 식도가 아닌 기도로 잘못 흡인되어 야기된 폐렴

질문(Question)

1. 위로 흡입(gastric aspiration)되는 순서를 기술하라.
2. 호흡 절충(respiratory compromise)과 관련된 이학적 소견들의 목록을 작성하라.

청진 (AUSCULTATION)

청진기로 환자로부터 들을 수 있는 호흡음과 우발음(adventitious sounds)은 어떠한가?

흉부 엑스선 (CHEST X-RAY)

항동결제의 섭취로 자살을 시도한 이 환자의 위에서 많은 양의 내용물을 흡입기로 빨아내었다. 환자에게 삽관술을 시행한 후, 집중처치실(ICU)에 입원시켰다. 그의 흉부 X-ray 사진은 그림 3-1이다. 폐구역(lung field)과 주위 연부조직에 주목하라. CXR(chest X-ray) 상 2가지의 중요한 병리적 상태가 한 곳 이상에서 관찰된다. 이를 기술하라.

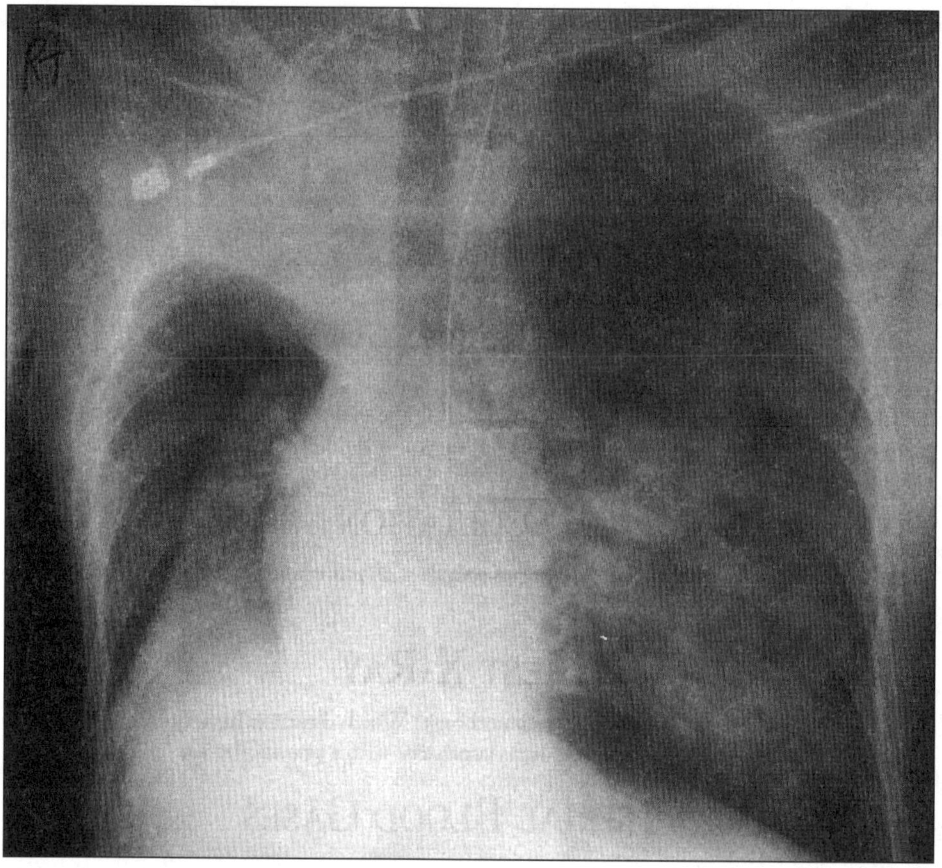

그림 3-1. 흡인 폐렴(aspiration pneumonia)의 흉부 X-ray

동맥혈 가스 (ARTERIAL BLOOD GASES)

의식불명인 노인을 자신의 아파트에서 자살메모와 함께 발견되었다. 그의 침대 옆에는 항동결제(anrifreeze) 빈병이 놓여 있었다. 일단 위의 내용물들을 제거 한 후, 물리치료사에게 보내졌다. 그의 호흡기(ventilator) 상 ABGs 기록은:

pH 7.2 $PaCO_2$ 40 HCO_3^- 15 PaO_2 60이다.

산염기장애를 설명하라. 대상작용이 있는가? 저산소증은 있는가?

물리치료 (PHYSICAL THERAPY MANAGEMENT)

1. 이 환자의 문제점과 치료목표를 설정하라.
2. 환자의 양상은 어떠하며, 이 환자의 자세는 어떠한 방향이 고려되어야 하겠는가? 당신이라면 어떻게 그를 위치시킬 것이며, 얼마나 자주 자세변화를 취할 것인가?

사례
4
흉부 외상-기흉/ 늑골골절
(Chest Trauma-Pneumothorax/Fractured Ribs)

병력/챠트 (HISTORY/CHART NOTES)

54세의 이 남성은 음주를 즐기는 습관이 있다. 어제 그는 발을 헛디디면서 침대에서 떨어져 가슴 외측에 외상을 입었다. 병원 응급실에 도착하였을 때, 여러 개의 늑골 골절과 기흉이 발견되어, 흉부 튜브(tube)가 삽입되어졌다. 흉부 삽관술의 결과는 성공적이다. 그는 원래 장애인으로서, 1969년 자동차 사고(motor vehicle accident)로 근골격계 손상을 받은 병력이 있다. 본인은 과다한 흡연을 부인하고 있지만, 손가락에 니코틴 흔적이 남아 있을 정도로 심각한 애연가다.

입원 후, 흉부 외측의 심한 통증으로 수시로 항생제를 요구하였다. 검사 상, 그는 약간 멍한 상태(mid drowsy)이었으나 판단력은 양호한 편이었다. 중등도의 통증과 심호흡 그리고 움직일 때마다 불편함을 호소하였다. 흉강의 진찰에서 흉부 왼쪽의 약한 타박(mild bruising)과 피하기종(subcutaneous emphysema)이 발견되었다. 복부에는 특이 사항이 없었다.

그는 폐활량계를 이용한 집중적인 흉부 물리치료가 요구되어졌다. 뿐만 아니라, 가벼운 폐쇄성 폐질환을 지니고 있기에 기관지 확장제(salbutamol)가 처방되었다. 심호흡과 폐 가동성을 증진시키기 위해 부피바카인(bupivacaine)을 흉막에 주사하였다. 주사 후 불편함이 많이 줄어든다고 말하였다.

질문(Questions)

1. 환자의 손상 기전과 의학적 처치에 대해 간단히 기술하라.
2. 호흡과 관련한 이학적 소견들을 설명하라.

이학적 검사 (PHYSICAL EXAM)

그림 4-1 참조하여,

1. 흉부 튜브(chest tube)를 삽입하고 있는 환자의 폐 가동성을 평가할 때 주의야 할 사항은 무엇인가?
2. 흉부 튜브가 관통하는 구조들을 나열하라.

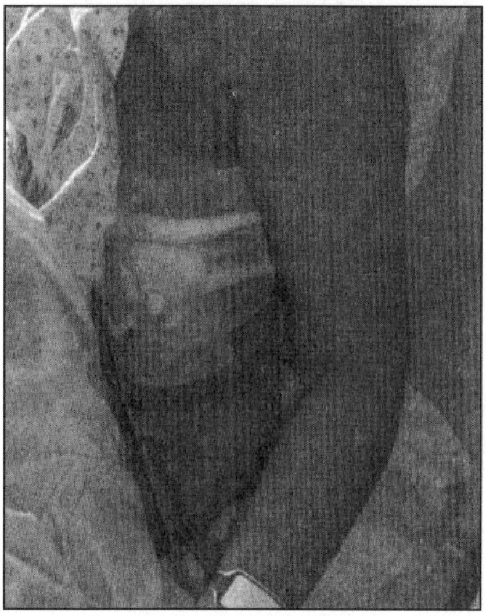

그림 4-1. 환자에게 삽입한 흉부 튜브(chest tube) 사진

청진 (AUSCULTATION)

환자로부터 들을 수 있는 호흡음과 우발음(adventitious sounds)은 어떠한가?

흉부 엑스선 (CHEST X-RAY)

그림 4-2를 보라. 기흉을 확인 할 수 있겠는가? 기흉과 관계되어 기울어진 연부조직의 방향은? 기흉과 일치하는 X-ray 소견들을 설명하라.

동맥혈 가스 (ARTERIAL BLOOD GASES)

여러 곳에 늑골골절인 흡연자의 입원 당시 동맥혈 가스치(arterial blood gases)는;

pH 7.21　　$PaCO_2$ 70　　HCO_3^- 27　　PaO_2 55

산염기장애를 설명하라. 대상작용이 있는가? 저산소증은 있는가?

폐 기능 검사 (PULMONARY FUNCTION TESTS)

흉부 외상 후 환자에게는 일반적으로 해당되지 않는다.

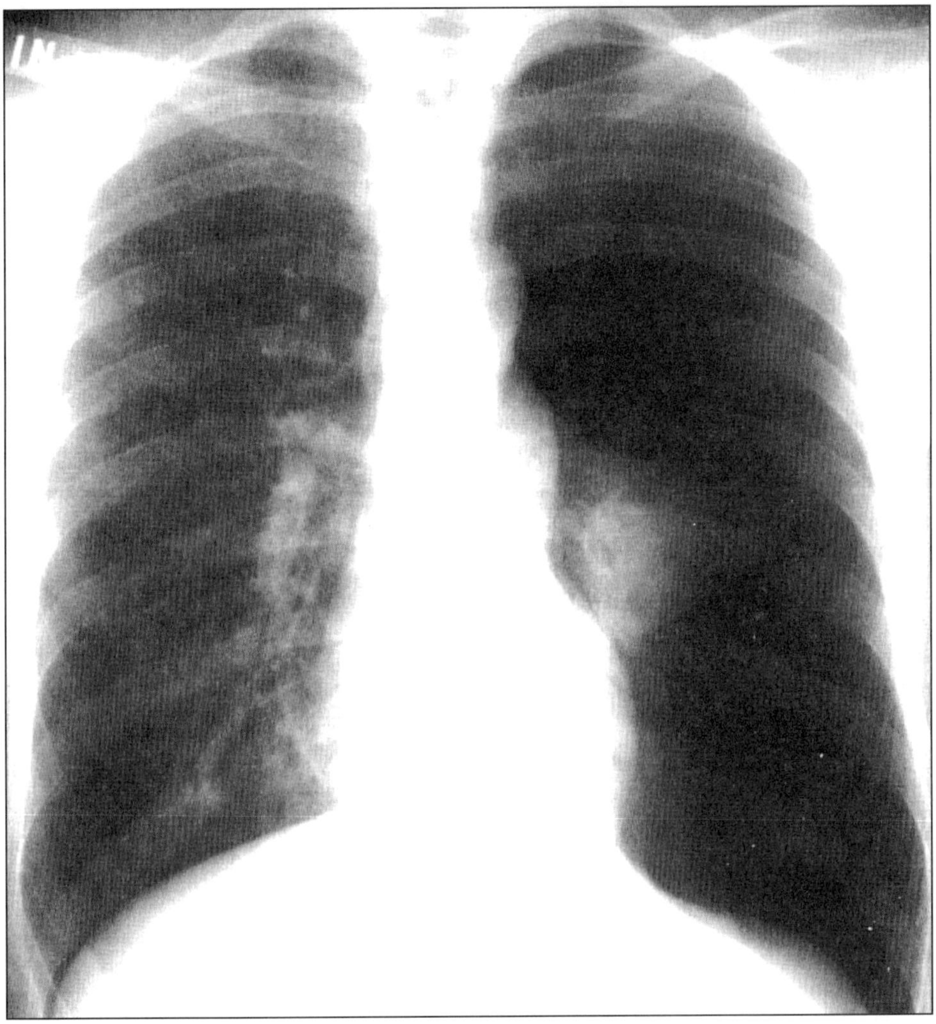

그림 4-2. 기흉(pneumothorax)의 흉부 X-ray

물리치료 (PHYSICAL THERAPY MANAGEMENT)

1. 이 환자의 문제점과 치료계획을 세우라.
2. 물리치료로 협조할 의학적 관리는 무엇인가?

사례 5 제한성 폐질환 (Restrictive Lung Disease)

병력/챠트 (HISTORY/CHART NOTES)

75세의 남성은 3년 전부터 피로와 숨참(short of breath)의 증가로 의사를 찾아왔다. 피로와 숨참이 너무 심해져 정원 일(yard work)과 심지어 면도와 같은 실내 활동조차도 어렵게 되었다. 13~65세까지 하루에 2갑 정도 담배를 피웠으며. 은퇴를 하면서 끊었다.

과거력(PMH) : 54세 때 담낭(gall bladder)을 제거하였다. 하지만 비교적 건강한 편이었다.

직업(Occupation) : 그는 10년에 은퇴하였으며, 은퇴 전 서스캐스원(Saskatchewan) 농장에서 일을 하였다. 그가 하는 일은 수확한 곡물을 엘리베이트(elevator)에 삽으로 옮기는 작업이었다.

피로의 가중과 일상 활동의 능력이 제한되어, 가정의가 그에게 업타운 폐재활크리닉(Uptown Respiratory Rehabilitation Clinic)에 가서 외래 환자로 재활프로그램을 받도록 권고하였다.

질문(Questions)

1. 그의 의학적 병력이 폐질환에 어떠한 영향을 미쳤겠는가?

청진 (AUSCULTATION)

환자로부터 들을 수 있는 호흡음과 우발음(adventitious sounds)은 어떠한가?

흉부 엑스선 (CHEST X-RAY)

그림 5-1을 보라. 제한성 폐질환의 병리학적 변화들을 고려하면서 연부조직과 폐 구역들을 집중하여 관찰하라. 폐 조직들은 정상보다 더 작은가 커졌는가? 기타 다른 변화들이 관찰되는가? 제한성 폐질환과 일치되는 X-ray 소견들을 말해보라.

동맥혈 가스 (ARTERIAL BLOOD GASES)

입원한 현재, 그의 동맥혈 가스치(arteial blood gases)는:

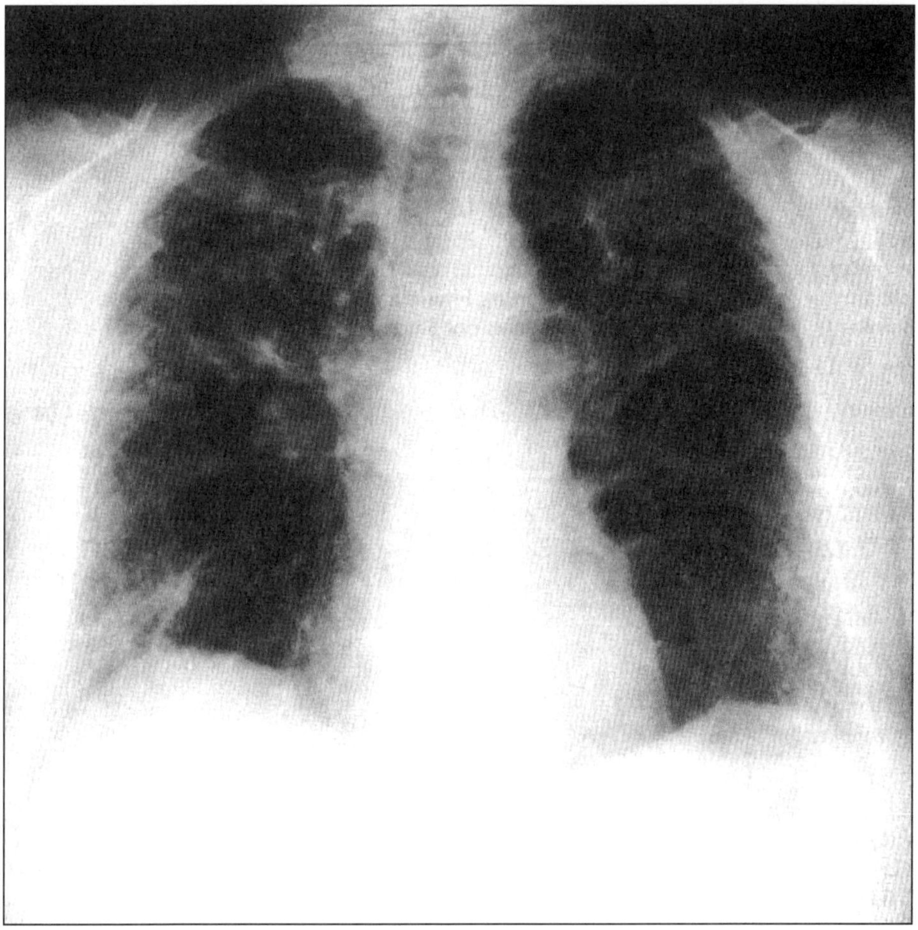

그림 5-1. 제한성 폐질환자의 흉부 X-ray

pH 7.32　　$PaCO_2$ 60　　HCO_3^- 30　　PaO_2 47　　SaO_2 82

주된 산염기장애가 무엇인가? 대상작용이 있는가? 저산소증은 있는가? 그렇다면 저산소증이 저호흡(hypoventilation) 때문인가, 또 다른 원인에 의한 것인가?

폐 기능 검사 (PULMONARY FUNCTION TESTS)

1. 폐활량계의 수치들을 검토하라(표 5-1에서 FEV_1, FVC, 그리고 FEV_1/FVC의 수치). 이 수치들은 정상인가? 만약 그렇지 않다면, 만성 폐질환의 주된 범주와 일치하는가? $FEF_{25\text{-}75}$, PEFR, FEF_{50}, 그리고 FIF_{50}은 강제 호기와 흡기 검사에서 얻는 수치들이다. 지금부터 이러한 값들을 일단 무시하라.

표 5-1. 제한성 폐질환자의 폐 기능 검사

폐 기능 검사 - 보고서

환자 :		키 :	69 in or 174cm	성별 :	M
일련번호 :		몸무게 :	187 ib or 85 kg	신체표면 :	2.00
날짜 :		나이 :	75	혈압 :	768
시간 :	1300	체온 :	22° C, 71.6° F	실온포화압력 :	.917
의사 :		의뢰의사 :		치료사 :	
흡연 :	1pack/day	10years not Smoking			

(체온포화압력)	**확장전(Pre-dilator)**			**확장후(Pre-dilator)**		
폐활량측정	**실제**	**예측 %**	**예측**	**실제**	**예측 %**	**변화 %**
FVC (L)	3.21	77	4.18	3.22	77	0
FEV-1 (L)	2.75	86	3.18	2.78	87	1
FEV-1/FVC (%)	86		76	86		1
FEF^{25-75} (L/S)	3.61	127	2.83	3.99	141	11
PEFR (L/S)	14.35	185	7.74	13.04	168	-9
FEF^{50} (L/S)	6.94	166	4.18	7.07	169	2
FIF^{50} (L/S)	7.37	176	4.18	6.07	145	-18

(체온포화압력)	**확장전(Pre-dilator)**		
폐용적(lung volumes)	**실제**	**예측 %**	**예측**
SVC (L)	3.12	74	4.18
IC (L)	1.96	59	3.31
ERV (L)	1.16	132	0.88
RV (L)	1.17	46	2.53
FRC (L)	2.33	68	3.40
TLC (L)	4.29	64	6.71
RV / TLC (%)	27		38

(체온포화압력)	**확장전(Pre-dilator)**		
확산(diffusion)	**실제**	**예측 %**	**예측**
DLCO (SB)	12.74	58	22.11
DL / VA	3.12	69	4.53
VA (BTPS)	4.08	61	6.71

그림 5-2. 제한성 폐질환자의 호흡용량 곡선(flow-volume loop)

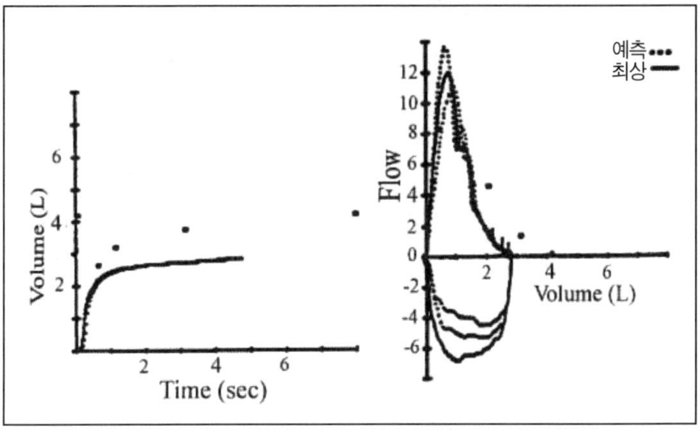

2. 폐 용적(lung volumes)을 보라. SVC는 느린 바이탈 능력(slow vital capacity)의 약어이다. 기타 약어들은 폐 용적에 대한 표준화된 약어이다. 호기 예비량(ERV, expiratory reserve volume)을 제외한 모든 폐 용적들은 폐질환의 범주와 일치되는 변화를 보이고 있는가?
3. 호흡용량 곡선(flow-volume loop)를 보라(그림 5-2 왼쪽 그림). 이 그림의 정보는 강제 호기에 의한 강제 흡기로부터 얻어진 자료이다. 흡기나 호기의 흐름이 낮은가, 높은가 또는 정상인가? 이 환자에게 예상되는 것은 무엇인가? 이 환자의 폐활량(vital capacity)은 낮은가 높은가 혹은 정상인가? 이환자에게 예상되는 것은?

물리치료 (PHYSICAL THERAPY MANAGEMENT)

1. 물리치료와 호흡재활의 수행에 있어서 문제가 될 수 있는 환자의 주소(major complaints)는 무엇일까?

사례 6 안정된 만성 폐쇄성 폐질환

(Stable Chronic Obstructive Pulmonary Disease)

병력/챠트 (HISTORY/CHART NOTES)

이 환자는 쾌활한 70세의 여성으로서, 지난 해부터 점차적으로 숨 차는 것(shortness of breath)이 심해졌다. 현재 그녀는 마을회관(community center) 쪽으로 두 블록(block) 걷는 것조차 힘들다. 운전도 어렵고, 계단을 전부 오를 수 없어, 집밖으로 잘 나가지 않는다. 그녀는 세탁과 힘든 집안일을 도와주는 가정부를 두고 있다.

환자는 기침을 그런대로 하지만, 매일 1스푼 정도의 가래를 뱉는다. 과거에는 골초였다. 20살 이후 하루에 2갑 정도 담배를 피웠었고, 6년 전에 담배를 끊었다. 그녀는 때로 기관지 확장제(salbutamol)를 사용하였으나, 이의 효과에 크게 주의하지 않았다.

그녀의 현재 증상으로 보아 기도의 만성 폐쇄와 폐기종(emphysema)이 의심된다. 환자는 호흡재활프로그램을 통해 효과를 볼 수 있겠으나, 더운 여름이 지나간 후가 적기라고 사료된다.

질문(Questions)

1. 이 환자의 기능적인 병력(functional history)을 설명해라.
2. 이 환자의 흡연력(smoking history)에 대해 설명해라.

청진 (AUSCULTATION)

환자로부터 들을 수 있는 호흡음과 우발음(adventitious sounds)에 대해 기술하라.

흉부 엑스선 (CHEST X-RAY)

그림 6-1에서 연부조직과 폐 구역들을 집중하여 살펴보라. 폐가 정상보다 더 작은가 큰가? 어떤 연부조직들이 심하게 변화되었는가? 만성 폐쇄성 폐질환과 일치하는 X-ray 소견들을 설명하라.

동맥혈 가스 (ARTERIAL BLOOD GASES)

pH 7.32　　$PaCO_2$ 60　　PaO_2 51　　HCO_3^- 31

주된 산-염기 장애는 무엇인가? 대상작용이 있는가? 저산소증인가? 그렇다면 저산소증이 호흡

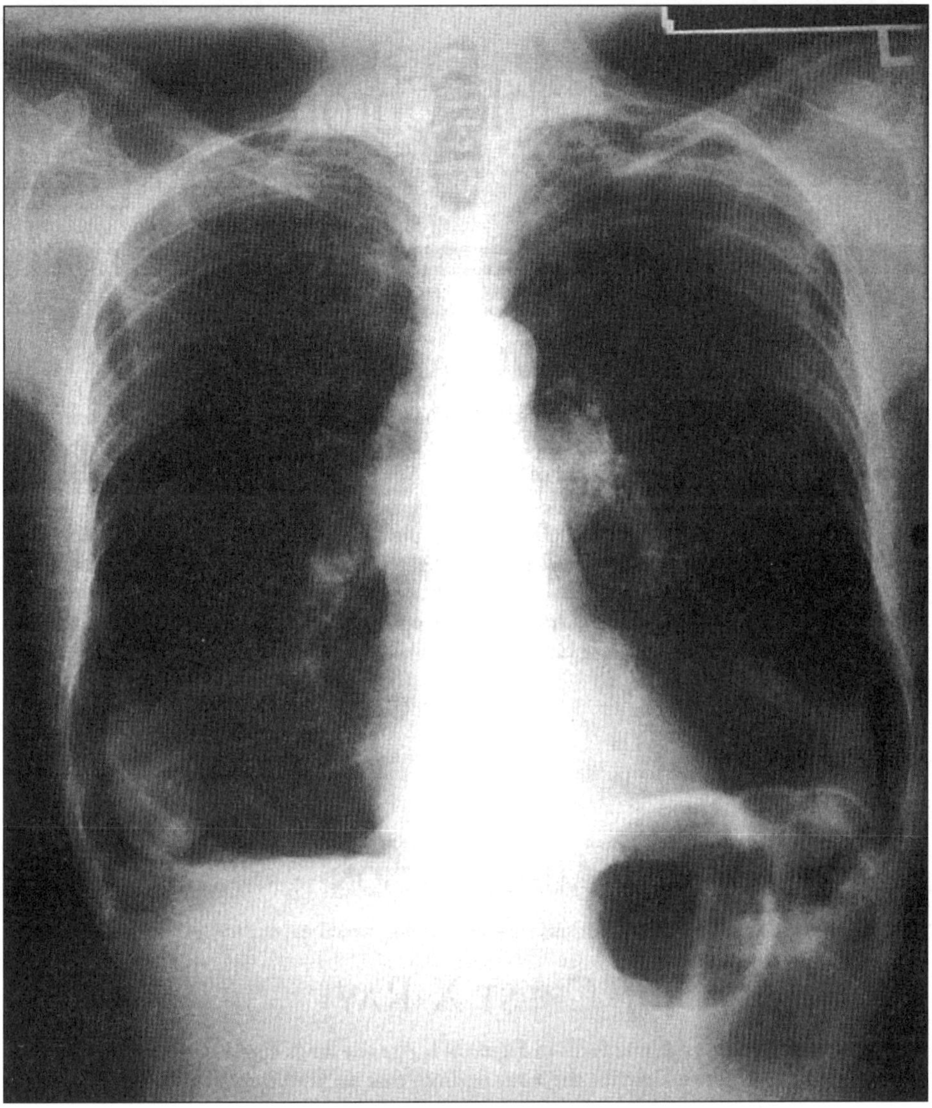

그림 6-1. 만성 폐쇄성 폐질환자(COPD)의 흉부 X-ray

의 저하 때문인가 또 다른 원인에 기인한 것인가?

폐 기능 검사 (PULMONARY FUNCTION TESTS)

표 6-1의 자료(data)를 보라.

1. FEV_1, FVC, 그리고 FEV_1/FVC 비율을 보라. 이러한 결과들이 연상시키는 질병의 형태는 무엇인가? 왜 그런가? 기관지 확장제에 대한 유의한 반응은 있는가? 어떻게 알 수 있는가?

표 6-1. COPD 환자의 폐 기능 검사

(전 후 비교)

이름 : 나이 : 70세 성 : F 키 : 167 cm 체중 : 57 kg

예측 : 보고 : Full PET

FVC

전 : 13 : 55 : 48 후 : 14 : 15 : 56

		전(pre-)		후(post-)		
기능(function)	**예측**	**측정**	**예측 %**	**측정**	**예측 %**	**변화 %**
FVC (L)	3.10	2.18	70	2.44	79	12
FEV_1	2.35	0.57	24	0.78	33	37
FEV_1 / FVC	0.75	0.26	35	0.32	43	23
PEFR (L/s)	5.70	2.71	48	2.57	45	- 5
FEF_{50} (L/s)	4.49	0.06	1	0.38	8	53.3
$FEF_{25\text{-}75}$ (L/s)	6.36	0.18	3	0.34	5	89
FIVC (L)	3.10			2.40	77	
FIF_{50} (L/S)				3.89		

FRC/SVC

전(pre-) :06-25-2001 14:11:23

(No Post FRC/SVC performed)		전(pre-)	
기능(function)	**예측**	**측정**	**예측 %**
SVC (L, BTPS)	3.10	3.22	104
ERV (L, BTPS)	0.72	1.44	200
FRC (L, BTPS)	3.05	4.60	151
RV (L, BTPS)	2.33	3.16	136
TLC (L, BTPS)	5.32	6.38	120
RV/TLC	0.43	0.50	115
IC (L, BTPS)	2.27	1.78	78

DLCO

전(pre-):06-25-2001 14:42:49

(No Post FRC/SVC performed)		후(post-)	
기능(function)	**예측**	**측정**	**예측 %**
DLCO(SB)	21.21	9.19	43
DL/VA	4.21	1.63	39
DLCO Hgv corr			
DLCO/VA Hgb corr			
VA(L, BTPS)	5.35	5.63	105
Hgb(g/100ml)			

* 기관지 확장제 복용 후 검사수행(test performed post bronchodilator)

2. 폐 용적(lung volume)을 보라. 이런 결과를 연상시키는 폐질환의 형태는? 이러한 폐 용적에 영향을 미치는 병리학적 요소들은 무엇인가?

물리치료 (PHYSICAL THERAPY MANAGEMENT)

1. 이 환자의 문제 목록을 작성하고 치료계획을 세우라.
2. 이 여성 환자가 호흡 재활 프로그램에 정기적으로 참여하기 위해 극복해야 할 문제나 장애는 무엇이라고 생각하는가?

사례

7 낭성 섬유증
(Cystic Fibrosis)

병력/챠트 (HISTORY/CHART NOTES)

생후 6개월이었을 때 낭성 섬유증(cystic fibrosis)을 진단받았던 22세의 남성이다. 낭성 섬유증을 앓았던 2살 위인 형은 호흡기계 합병증으로 사망하였다. 그는 실업자로서 정부와 사회의 도움을 받고 있다. 이 환자는 중등도에서 중증(moderate to severe)으로 진행하는 장애를 지니고 있으며, 이식을 위한 적합성 검사를 받고 있는 중이다. 그는 지난 3주간의 병원입원 기간에 많은 기침과 호흡 곤란, 객혈, 극심한 피로 그리고 체중 감소 증상을 보였다. 그는 황색포도상구균에 감염되었으며 대부분의 항생제에 내성을 지니고 있다. 또한 그는 천식이 있어 4시간마다(q4h: prn) 퍼훠(puffer)를 통해 살부타몰(salbutamol)을 투여 받고 있다. 어두운 녹색의 걸쭉한 가래(sputum)를 매일 1/2에서 1/3 컵 정도 내뱉는다. 흉부 청결을 유지하기 위해 자동배액법기(autogenic drainage)를 사용하고 있다.

질문(Questions)

1. 이 환자의 초기 평가 이외에 얻기를 원하는 정보는 무엇인가?
2. 낭성 섬유증인 22세 남성의 양상을 파악하기 위해 그림 7-1을 관찰하라. 낭성 섬유증과 일치하는 호흡 양상을 작성하라.

청진 (AUSCULTATION)

환자로부터 들을 수 있는 호흡음과 우발음(adventitious sounds)에 대해 기술하라.

흉부 엑스선 (CHEST X-RAY)

그림 7-2의 흉부 X-ray를 관찰하라. 특히 뼈와 연부조직, 폐 구역들을 집중하여 관찰하라. 각 3개 부위에는 뚜렷한 이상이 있다. X-ray 소견들이 낭성 섬유증과 일치하는지 설명하여라.

동맥혈 가스 (ARTERIAL BLOOD GASES)

아래 수치들은 급성 낭성 섬유증인 환자의 동맥혈 가스치(arterial blood gases)이다. 주된 산-염

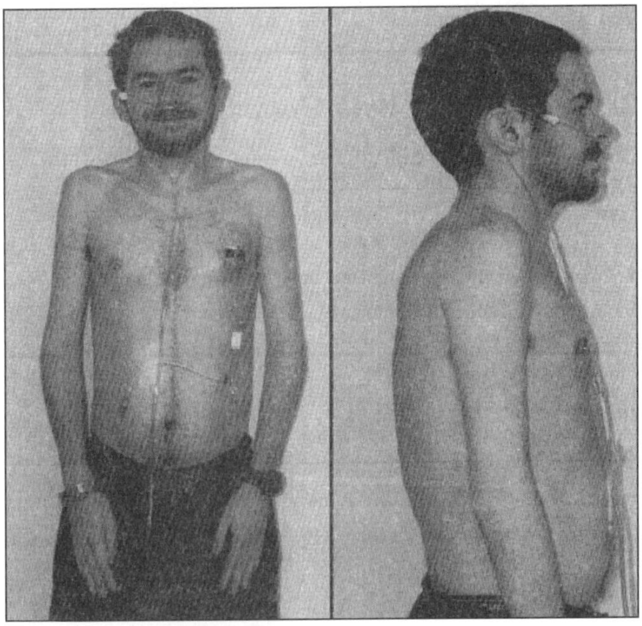

그림 7-1
낭성 섬유증 환자의 전면과 측면 모습

그림 7-2
낭성 섬유증 환자의 흉부 X-ray

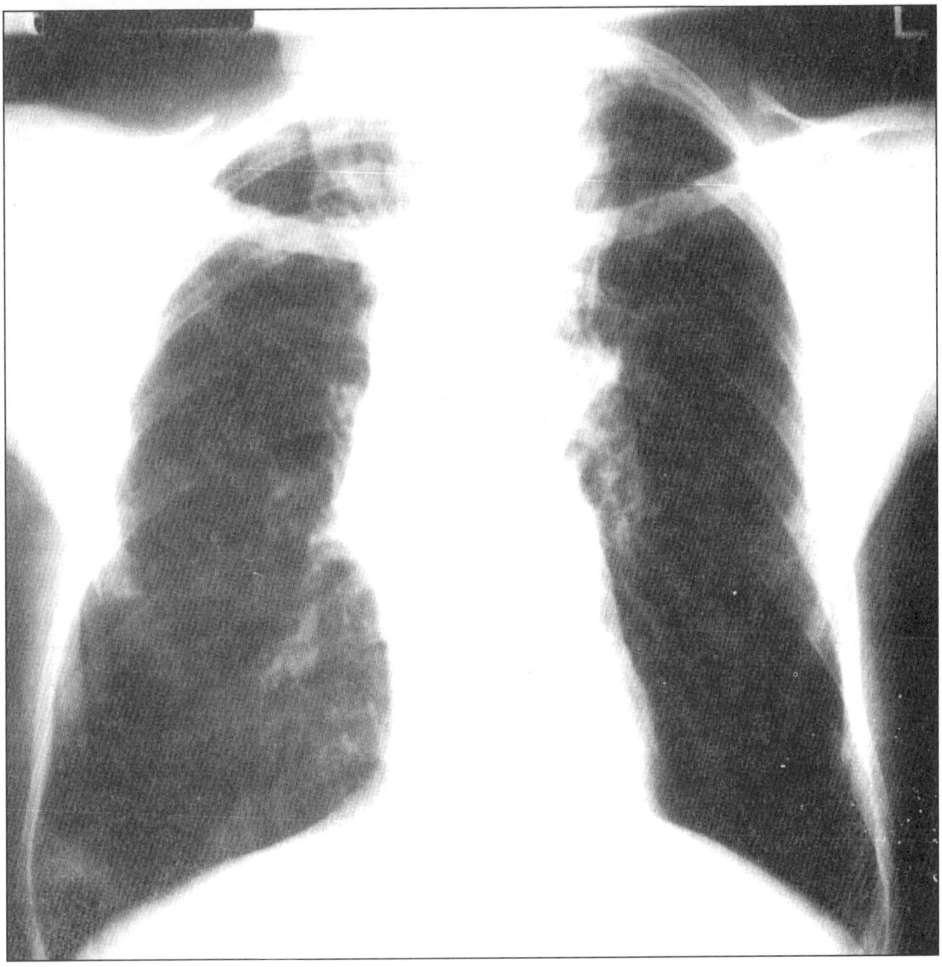

기 장애는 무엇인가? 대상작용이 있는가? 환자는 저산소증인가? 그렇다면 저산소증이 호흡의 저하 때문인가 또 다른 원인에 기인한 것인가?

pH 7.30 $PaCO_2$ 110 HCO_3^- 52 PaO_2 45

폐 기능 검사 (PULMONARY FUNCTION TESTS)

표 7-1의 환자 자료를 검토하라.

1. FEV_1, FVC, 그리고 FEV_1/FVC 비율에 의하면 어떤 종류의 폐질환인가?
2. 호흡용량 루프(flow-volume loop)는 어떤 곡선인가? 호흡량 곡선에서 특징적인 모양이 무엇인가?
3. 표 7-3의 호흡시간(flow-time) 곡선을 보라. 호흡 곡선이 왜 9초와 10초 사이에서 끝났다고 생각하는가?

물리치료 (PHYSICAL THERAPY MANAGEMENT)

1. 이 환자와 관련 있는 다른 의료종사자는 누구라 생각하는가? 왜 그런가?
2. 이 환자의 문제 목록과 치료 계획을 수립하라.

표 7-1. 낭성 섬유증 환자의 폐 기능 검사

시립병원 호흡기센터(CITY HOSPITAL RESPIRATORY SERVICES) 침상 폐활량 검사(BEDSIDE SPIROMETRY)

환자 :	키 : 178 cm	몸무게 : 64.2kg	
환자 번호 :	성별 : M	나이 : 22	
날짜 : Feb 15th	시간 : 13 : 37 : 15	흡인력 :	
직업 :	인증 : C		
의사 :	방법 : XYZ		

폐활량 측정	예측	투약 후(post-drug) 전	후%
FVC(L)	5.46	2.11	38
FEV_1 (L)	4.32	1.08	25
FEV_1 / FVC(%)	79	51	65
FEF_{25-75} (L/S)	4.59	0.40	8
FEFmax (L/S)	9.66	5.14	53
FEF_{50} (L/S)	6.15	0.52	8
FIF_{50} (L/S)		4.01	

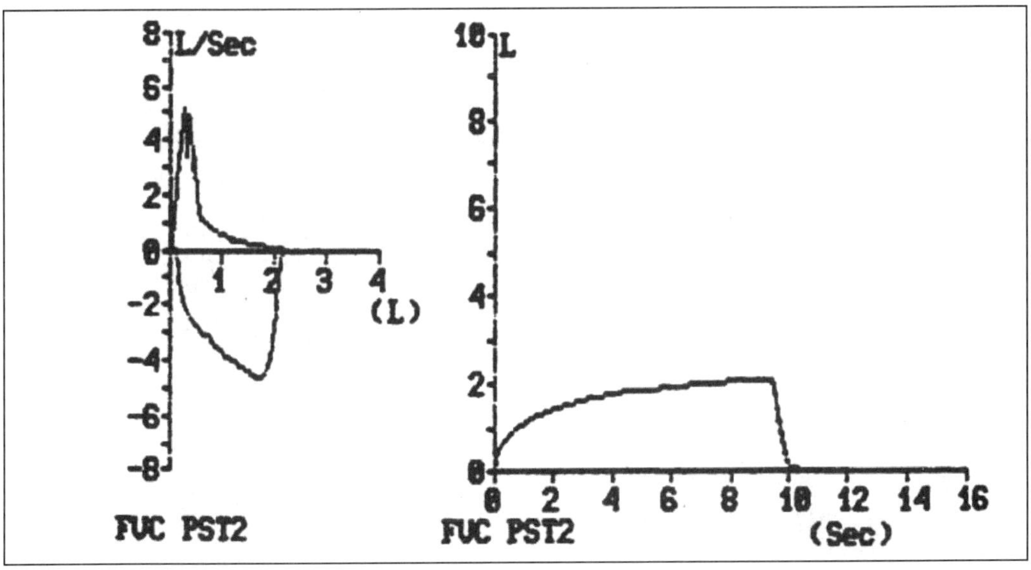

그림 7-3. 낭성 섬유증 환자의 호흡용량 곡선(flow-volume loop)과 폐활량측정(spirometry)

사례 8 천식 – 급성 악화 (Asthma-Acute Exacerbation)

병력/챠트 (HISTORY/CHART NOTES)

20세 여성은 마라톤 트랙에서 들것(stretcher)에 실려 병원으로 이송되어 물리치료실에 의뢰된 환자이다. 마라톤 동료들은 그녀가 800 m 계주 중 마지막 4바퀴 때 맥없이 쓰러졌다고 말하였다. 팀 동료들은 그녀가 보통 800 m는 잘 뛴다고 하였다. 사건 발생 시 그녀는 5분 동안 말을 전혀 할 수 없었으며, 얼굴이 창백해지고 가쁘게 숨을 몰아쉬었다고 하였다. 이 상태에서 회복하는데 약 25분이 소요되었다. 그의 동료들은 그녀가 결코 약물이나 어떤 치료를 받은 적이 없으며, "공항 발작(panic attacks)" 같다고 이야기하였다.

물리치료실에 치료사는 당신만 있다. 의사는 다른 손상자를 치료하기 위해 트랙에 나갔다. 그녀는 여전이 매우 숨이 찬 상태이지만, 동료들은 그녀가 조금 나아진 상태라고 말하였다.

질문(Questions)

1. 당신은 어떤 요소들을 우선 평가해야 하는가?
2. 그녀의 호흡과 심혈관계 상태를 완화시키거나 악화시키는 요소들은 무엇인가? 그녀의 최고 호기유속(PEFR)은 3.81 L/sec.이다. 같은 연령과 신장의 사람에서 예상되는 최고 호기유속은 8.87 L/sec.이다. 이 사람이 정말 공항발작이라고 생각되는가?

청진 (AUSCULTATION)

환자로부터 들을 수 있는 호흡음과 우발음(adventitious sounds)에 대해 기술하라.

흉부 엑스선 (CHEST X-RAY)

이런 상황에서 그녀는 응급실로 가 흉부 X-ray를 찍었다(그림 8-1). 이 사진에서 환자의 특이한 소견을 확인하라. 환자의 급박한 상황이 어느 정도 진정되었을 때, 환자의 폐 기능이 정상으로 회복되었다고 당신은 생각하는가?

표 8-1. 폐활량과 최고 호기유속율

	전 BD	예측	예측 %	후 BD	% Improvement
FEV_1	1.8	3.8L		3.0	
FVC	3.2	4.7		4.2	
FEV_1 / FVC	56%	80%		71%	
PEFR	3.81	8.87			

동맥혈 가스 (ARTERIAL BLOOD GASES)

응급실에서 그녀의 동맥혈 가스치(arterial blood gases)는,

pH 7.25 $PaCO_2$ 59 HCO_3^- 26 PaO_2 60이다.

산-염기 장애는 무엇인가? 대상작용이 있는가? 환자는 저산소증인가? 그렇다면 저산소증이 호흡의 저하 때문인가? 또 다른 원인에 기인한 것인가?

폐활량 측정과 호기유속율 (SPIROMETRY AND EXPIRATORY FLOW RATES)

기관지 확장제 사용 전 후의 환자의 폐활량 측정치와 최고 호기유속율을 표 8-1에서 정리하였다. 그녀의 신장은 180 cm이다. 폐활량 측정치를 해석하라. 폐의 어떠한 병리학적 양상을 보이는가? 기관지 확장제 처방 후, 예상 수치와 증가율을 %로 표에 채워 넣어라.

물리치료 (PHYSICAL THERAPY MANAGEMENT)

물리치료사로서 이 환자에게 조언할 사항은 무엇인가?

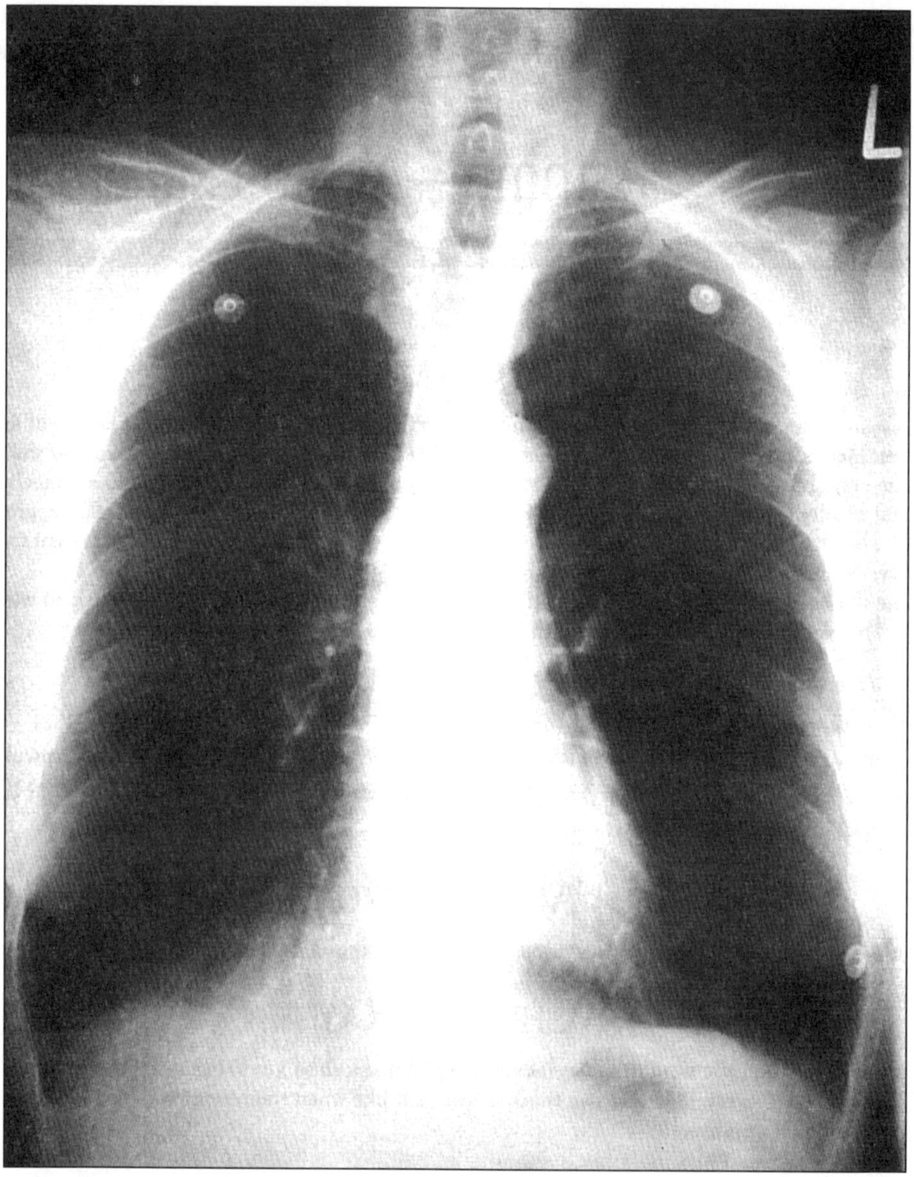

그림 8-1. 천식의 흉부 X-ray

사례 **9**

만성 폐쇄성 폐질환과 폐렴
(Chronic Obstructive Pulmonary Disease and Pneumonia)

병력/챠트 (HISTORY/CHART NOTES)

60세의 남성으로 열과 숨참의 증가 그리고 전신 약화를 호소하고 있다. 그는 이틀 전 주치의를 찾아가 항생제를 처방 받았다. 그렇지만 호흡이 호전되지 않고 설사를 한다고 불평하였다. 현재 기침을 할 때 많은 점액(mucus)을 내뱉지는 않는다. 하지만 오늘 아침 숨이 너무 차 병원에 입원하였다. 진단명 : 만성 폐쇄성 폐질환 / 폐렴을 동반한 폐공기증(폐기종, emphysema)

응급실에서 동맥혈을 샘플한 결과는,

pH 7.22　　$PaCO_2$ 50　　HCO_3^- 20　　PaO_2 50이다.

검진 시 그의 얼굴은 붉은색(홍조)을 띄고 있었으며, 발한상태였다. 이마 촉진 시 따뜻하였다. 그는 숨을 들여 마실 때 부근육(accessory muscle)을 사용하여 입으로 호흡하였다. 문진하는 동안에 숨을 돌리기 위해 모든 문장을 끊어서 말하여만 하였다. 또한 누워 있기보다는 앉아있기를 선호하였다. 숨을 들여 마시는 동안 흉곽 움직임의 저하와 함께 흉부 전후지름(A-P diameter) 커져있다. 뿐만 아니라 흡기 시 늑간근(intercostal muscle)을 약하게 끌어당기는(indrawing) 모습이 관찰되었다. 특히 오른쪽 기저부에서 바깥 늑골팽창(lateral costal expansion)의 약화를 보였다. 그의 손가락에 뚜렷한 니코틴 흔적(nicotine stains)이 있었으며, 양쪽 발목에 약간의 부종이 있다. 평가를 위해 당신에게 보내어졌다.

질문(Questions)

1. 환자의 급성 병력에 관련된 적합한 특징들을 나열하라.
2. 환자의 호흡상태 악화와 관련된 이학적 소견들을 나열하라.

이학적 소견 (PHYSICAL FEATURES)

그림 9-1에서 이 환자의 신체적 특징들을 관찰하라. 이 환자의 신체적 특징들과 만성 폐쇄성 폐질환과 일치하는 사항을 작성하라.

청진 (AUSCULTATION)

환자로부터 들을 수 있는 호흡음과 우발음(adventitious sounds)에 대해 기술하라.

흉부 엑스선 (CHEST X-RAY)

그림 9-2에서 만성폐쇄성 폐질환 및 폐렴과 일치하는 X-ray 소견들은 무엇인가? 실루엣 음영 징후(silhouette sign)를 고려하여, 폐렴이 존재하는 엽(lobes)을 찾아낼 수 있겠는가? 환자의 가슴을 가로 지르고 있는 튜빙(tubing)이 보이는가? 이 튜빙(tubing)이 무엇이라 생각하는가?

동맥혈 가스 (ARTERIAL BLOOD GASES)

병원에 입원했을 때 만성 폐쇄성 폐질환인 이 남성의 동맥혈 가스치(ABGs)이다.

pH 7.22 $PaCO_2$ 50 HCO_3^- 20 PaO_2 50

산-염기 장애는 무엇인가? 대상작용이 있는가? 환자는 저산소증인가? 그렇다면 저산소증이 호흡의 저하 때문인가 또 다른 원인에 기인한 것인가?

물리치료 (PHYSICAL THERAPY MANAGEMENT)

1. 이 환자의 문제점과 치료계획을 작성하라.
2. 유사한 폐렴의 젊은 사람과 비교하여 이 환자에 대한 치료계획이 다른 점이 있는가? 왜 그런가?

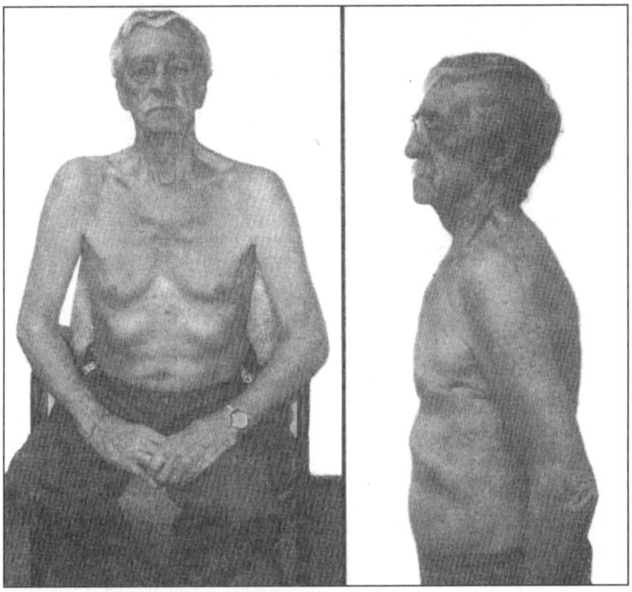

그림 9-1.
폐렴을 동반한 COPD 환자의 전면과 측면 모습

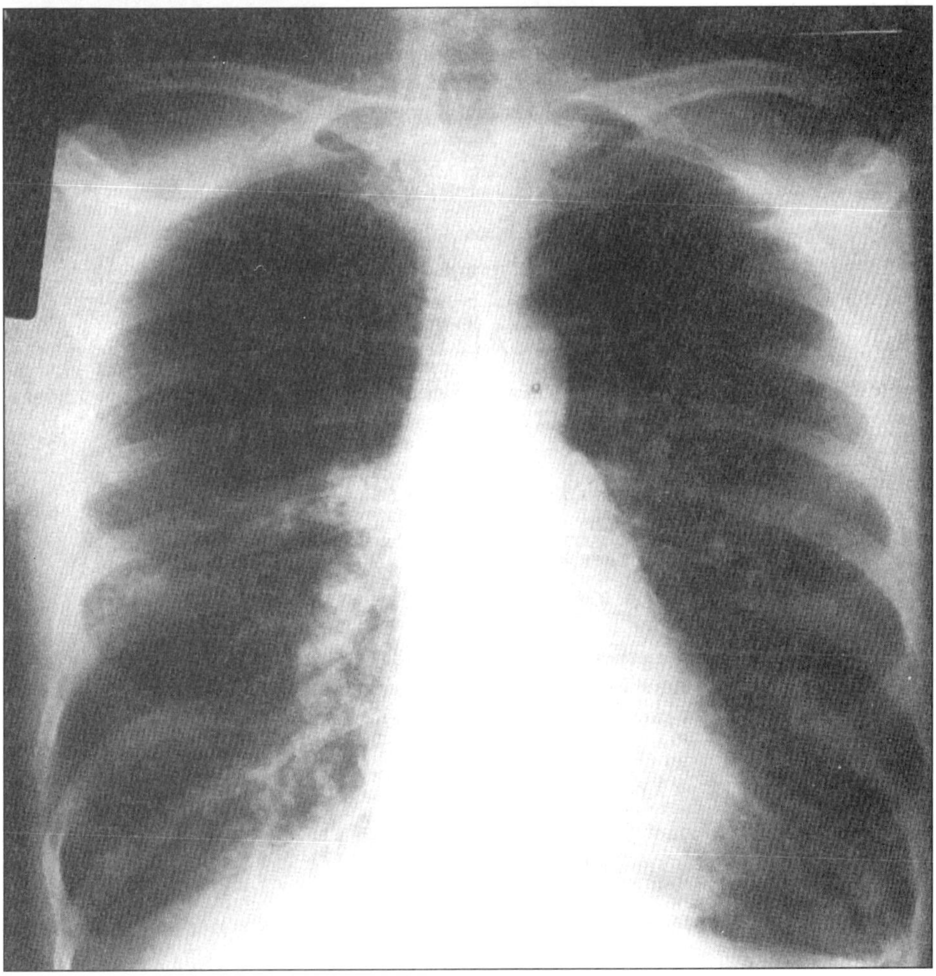

그림 9-2.
폐렴을 동반한 COPD 환자의 흉부 X-ray

사례 10 좌측 울혈성 심부전증-폐부종 (Left-Sided Congestive Heart Failure-Pulmonary Edema)

병력 (HISTORY)

62세의 남성으로서 승모판대치술(mitral valve replacement)을 받기 위해 3일 전에 입원한 환자이다. 어제 오후 수술을 받았다.

- *현재병력:* 이탈된 승모판(prolapsed mitral valve)에 대한 승모판 대치술을 어제 받았다. 수술 3시간 후, 심한 출혈로 다시 수술실로 되돌아왔다. 오늘 아침 7시에 삽관을 제거하였다.
- *과거력:*
  - 1년에 35갑 가량 흡연
  - 호흡질환 유무 확인되지 않음
  - 왼쪽 엉덩관절의 골관절염으로 절뚝거리며 보행
- *사회적 경력(Social history):*
  - 래드너(Ladner)읍내 2층 집에서 부인과 함께 살고 있음
  - 공장장으로 일함
  - 골프와 산책을 즐김

물리치료 의뢰됨

검진(On Examination)

수술 후 12시간 동안의 환자 상태

- 얼굴마스크(facemask)로 40% 중 SaO_2 93% 흡입
- 의식상태(LOC=Loss Of Consciousness): 명령에 잘 따름
- 혈압: 162/76
- 심박률(HR): 135 BPM, 호흡률(RR): 분당 27회
- 체온: 37.1°C(98.8°F)
- 피부상태: 차고 끈적거림
- 통증수준: 6/10
- 헤모글로빈(Hgb): 6.5 g/dL

- 청진: A/E t/o, ↓앉은자세에서의 흡기 끝부분에서 미세한 파열음이 양 기저부에서 들림
- 차트의 의사 처방 : "침상 안정, 물리치료"

질문(Questions)

1. 승모판 이탈로 혈액이 왜 역류 되는가? 혈액의 역류를 일으키는 승모판 이탈의 원인은 무엇인가? 승모판 이탈의 증상은 어떠한가?
2. 스타링 등식(Starling's equation)(18장 참조)과 모세혈관으로부터 액체의 유출 및 모세혈관 교환에 기여하는 요인들을 설명하라. 왼쪽 울혈성 심부전증에서 간질액(interstitial fluid)을 증가시키는 주된 요인은 무엇인가? 그림 10-1의 평형상태에 기여하는 요인들을 그렸다. 각 요인의 기여도를 표시하기 위해 다른 크기의 화살표를 사용하라.

수술 이틀 후 : 하루 동안 환자를 관찰하였다. 침상안정 처방은 오늘 해제되었다. 그리하여 환자를 평가한 결과, 다음과 같은 정보를 얻었다.

- 비강 산소연결관(nasal prongs)을 통해 2 L/min 산소에서 SaO_2 96% 흡입
- 의식상태(LOC): 명료하고, 판단력이 있음
- 혈압(BP): 누운 자세에서 128/67, 앉은 자세에서 90/50
- 심박률(HR): 85, 호흡율(RR): 26
- 체온: 36.9°C(98.4°F)
- 피부상태: 따뜻하며 건조함
- 통증수준: 휴식 시 3/10, 기침 시 7/10
- 기침: 적은 가래의 강한 기침
- 헤모글로빈(Hgb): 12.5 g/dL
- 청진: 앉은 자세의 흡기 끝에서 미세한 파열음이 왼쪽 아래엽(LLL)에서 들림
- 환자: 쉽게 피로를 느끼며, 메스꺼움을 동반한 가벼운 두통과 전신 기력이 떨어짐

3. 환자의 증상이 호전되었는가, 악화되었는가? 당신의 대답에 근거가 되는 정보는 무엇인가?

흉부 엑스선 (CHEST X-RAY)

흉부 X-ray를 면밀히 관찰하라(그림 10-2). 가장 두드러진 연부조직의 변화는 무엇인가? 당신은 폐에서 1개 이상의 병리학적 양상을 볼 수 있는가? 그것을 설명하라.

물리치료 (PHYSICAL THERAPY MANAGEMENT)

치료를 어떻게 바꿀 것인가? 환자의 증상이 호전될 때 당신의 치료를 어떻게 진전시킬 것인가?

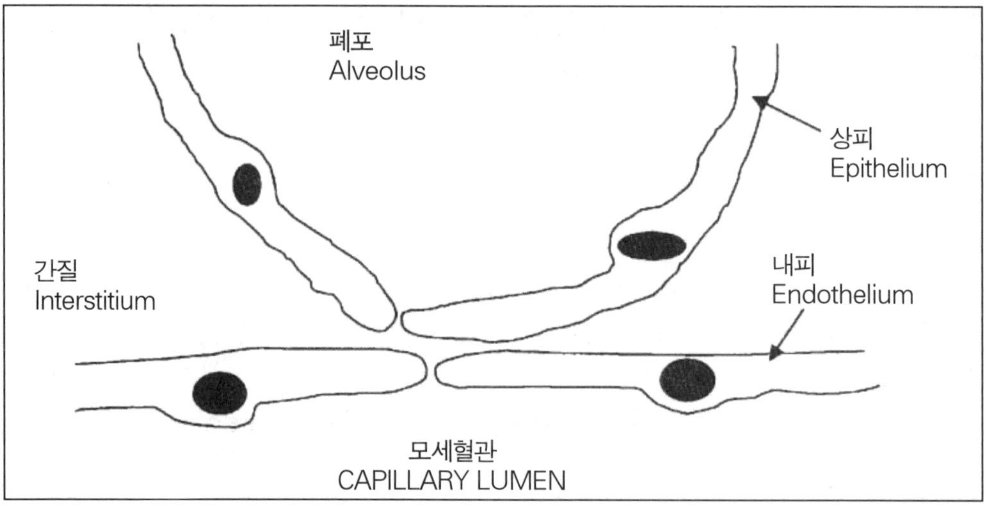

그림 10-1. 폐포-모세혈관막(alveolar-capillary membrane)의 모식도

참고문헌

1. Harrison TR. Harrison's principles of internal medicine. New York: McGraw Hill; 2001. (A good text to derive information about mitral valve prolapse)
2. http://www.merck.com/pubs/mmanual/

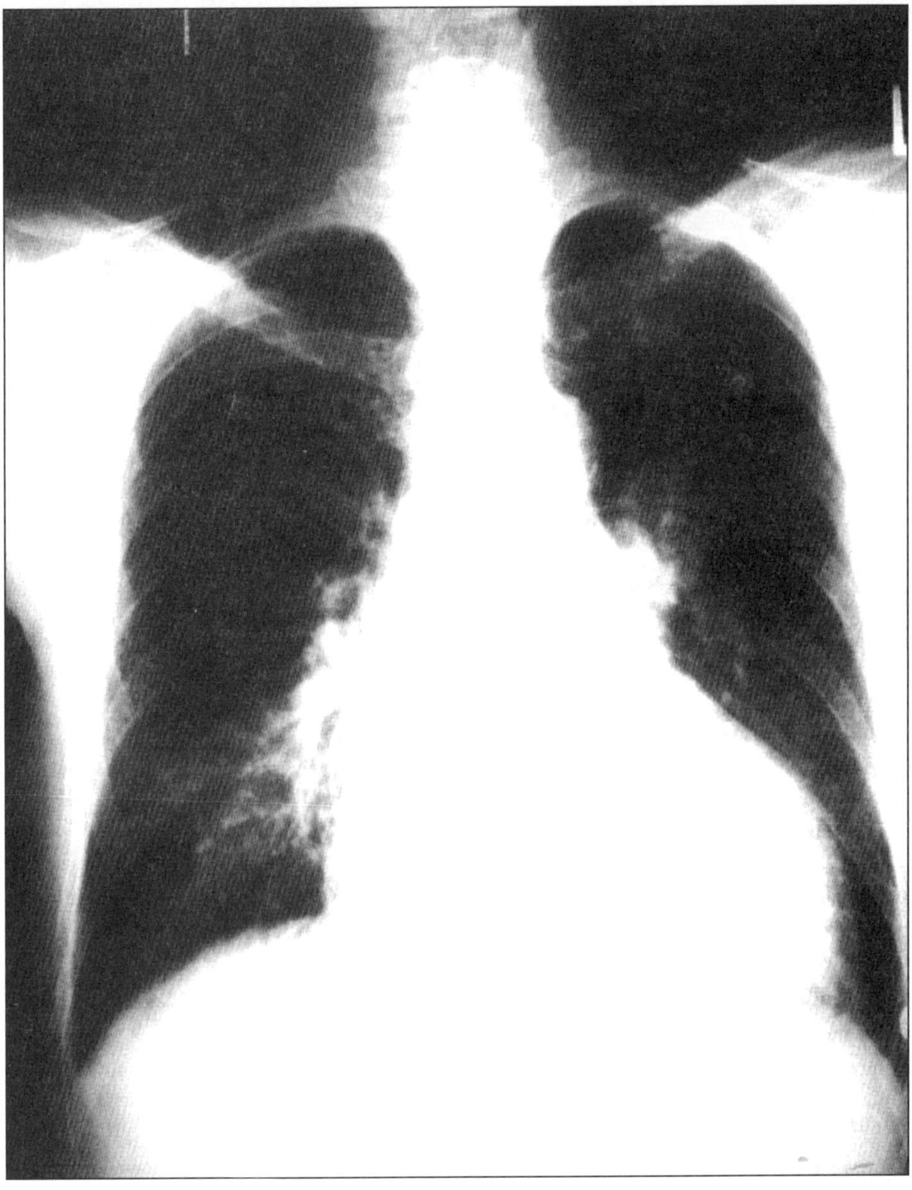

그림 10-2. 폐부종을 동반한 심부전증 환자의 흉부 X-ray

사례 11 급성 심근경색증 – 양호한 회복

(Acute Myocardial Infarction- Good recovery)

병력/챠트 (HISTORY/CHART NOTES)

- 병력 : G씨는 75세의 남성으로서 왼쪽 흉부의 통증이 겨드랑이까지 방사된다고 호소한다. 마치 누군가가 자신의 가슴 위에 앉아 있는 것 같다고 말한다. 이러한 통증이 식사 후 약 1시간 가량 지속된다.
- 진단명 : Q-파(Q-wave) 없는 전면 심근경색증
- 검사(Investigation) : 심전도 검사의 전흉부 유도(precordial leads) 곡선에서 ST의 하강이 보인다. 연속 트로포닌(troponin) I에서는 6시간 때에 10mg/L과 18시간 때 20mg/L으로 상승하였다. 심박률(HR)은 동방결절 리듬(sinus rhythm)에서 112이었고, 혈압은 145/100이었다.
- 과거력 : 충수돌기 절제술(appendectomy), 전립선 암(prostate cancer)

G씨의 심장 위험요인;

- 과거에 하루 4개의 담배를 피웠지만, 지난 해에는 하루 한갑 반으로 늘음.
- 때로 와인 한잔
- 당뇨 없음
- 고혈압 없음
- 콜레스테롤과 관련된 문제없음
- 약간 비만, 땀이 날 정도의 운동을 좋아하지 않음

질문(Questions)

1. 이 환자의 심장 위험요인들을 평가하고, 이차적 예방계획을 수립하라.

심전도 (ELECTROCARDIOGRAM)

심전도에서 V2와 V3 리드(leads) 곡선을 검토하라(그림 11-1). 이러한 리드(leads)에서 심근경색과 일치하는 특징들은 무엇인가?

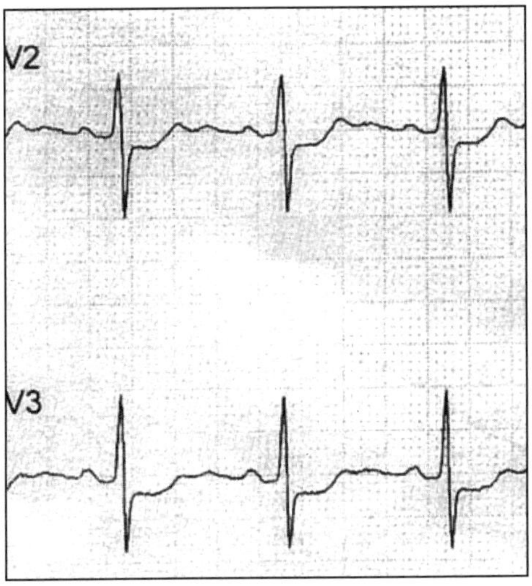

그림 11-1. 심전도(ECG)

물리치료 (PHYSICAL THERAPY MANAGEMENT)

1. 심근 경색 이틀 후, 환자는 안정되어 흉부외과 병동으로 옮겨졌다. 당신은 환자의 재활을 위해 G씨 만나볼 필요가 있다. 이 환자를 위해서 입원-환자 재활 계획을 세워보라.

사례 12 급성 심근경색증-관상동맥우회술 (Acute Myocardial Infarction-Coronary Artery Bypass Graft)

병력/챠트 (HISTORY/CHART NOTES)

- *병력 :* F씨는 운동부하 검사(stress test) 하는 동안 흉부통증이 발생하였다. 집중심장병동으로 이송된 후, 심도관 시술실(cardiac catheterization laboratory)로 옮겨졌다. 혈관성형술(angioplasty)과 스테닝(stenting)을 시행하였다. 하지만 환자는 밤새 심장의 증상을 호소하여, 오늘 아침 응급으로 관상동맥우회술(CABG)이 시행되었다.
- *부하검사(stress test) 결과 :* 브루스 지침(Bruse protocol)에 의거, 환자의 나이에 따른 목표 심박율(target heart rate)에 도달하기 위해 8분간 운동을 시행하였다. 운동시작 3분 후,환자의 ST는 하부 리드(inferior leads) 곡선이 점차 상승하기 시작하였다. 그런 다음 급성 하부경색(acute inferior infarct) 증세를 보여 부하검사를 중단하였다. 환자는 약한 흉부통증을 호소하였다.

질문(Questions)

1. 관상동맥우회술(CABG) 수술 후, 환자에게 가르쳐야 할 부상(wound) 예방과 흉골에 대한 주의점은 무엇인가? 그리고 왜 이런 주의사항을 환자에게 알려 주어야 하는가?

심전도 (ELECTROCARDIOGRAM)

심전도의 변화들을 확인하라.

물리치료 (PHYSICAL THERAPY MANAGEMENT)

1. 관상 동맥우회술 이틀 후, 환자는 안정되어 흉부외과 병동으로 옮겨졌다. 당신은 환자의 재활을 위해 F씨 만나볼 필요가 있다. 이 환자를 위해서 당신의 입원-환자 재활 계획을 세워보라.

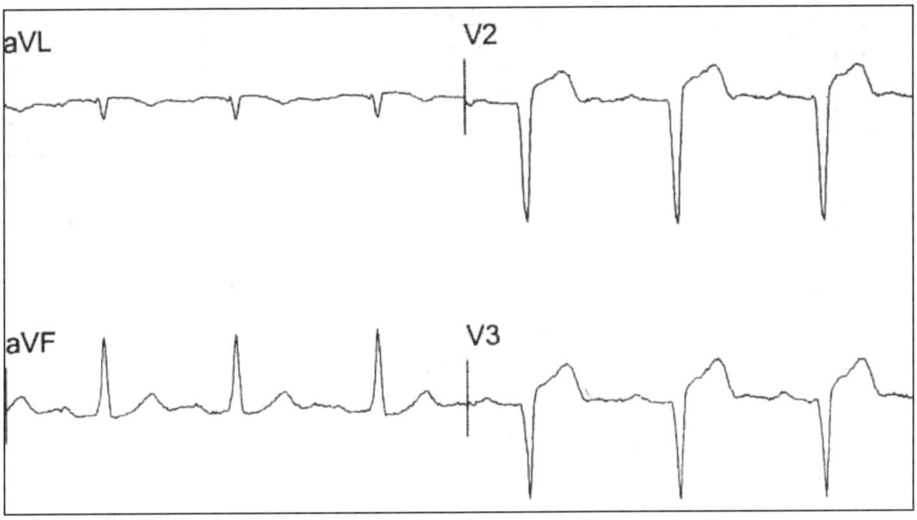

그림 12-1. 심전도

사례
13 만성 심부전증-심근병증
(Chronic Heart Failure - Cardiomyopathy)

병력/챠트 (HISTORY/CHART NOTES)

- *병력* : C씨는 59세의 남성으로서 일을 할 때 숨이 가프고, 마른 기침을 하며, 체중이 줄고 특히, 아침에 손과 발이 뻣뻣하다.
- *진단명* : 숨이 참(아직 진단되지 않았음)
- *과거력* : 고혈압과 충수돌기절제술. 환자는 심장의 병력을 부인하고 있으며, 비흡연가임. 1주일에 한번 약간의 와인 마심.
- *사회적 경력(Social and functional history)* : 부인과 함께 2층집에서 살고 있다. 작년 조립공장에서 조기 퇴직하였다. 잔디 다듬기와 집안 일이 점차 힘들어졌다. 정원 가꿀 때 쉽게 피로해진다. 어느 날은 층계 오르는 것도 쉬며 올라가야 했다. 그는 아침 산책을 부인과 함께 계속하려 했지만, 지난달에는 걷다가 중단하고 돌아와야만 하였다.
- *검진* : C씨는 앉은 자세(upright sitting)에서 검진을 받았다. 응급실에 들어 왔을 때 혈압은 151/95, 심박률은 105, 호흡률은 20 이상이었다. 그의 94% 산소포화도를 유지하기 위해서 분당 6L의 산소가 요구된다. 경정맥(jugualr veins)이 팽창되어 있고, 발목의 부종이 현저하다. 흡입 시 딱딱하는 파열음이 중-하 폐구역 후방에서 들린다.
- *검사(Investigation)* : 처음 혈액검사에서는 백혈구와 크레아티닌 수치가 정상이었다. 입원해서는 크레아틴 40, 트로포닌 I(troponin I)는 0.1이었다. 심전도 검사에서 동빈맥(sinus tachycardia)이 발견되었다. 추가적인 관상동맥 조영술과 좌심 도관법에 의해 특발성 심근병 확장증(idiopathic dilated cardiomyopathy)이 확인되었다.

질문(Questions)

1. 현재의 심부전증과 급성 관상동맥 증후군이 구별되는 특징은 무엇인가?
2. 주어진 임상 정보에서 입원하기 전 그의 심장기능은 어떠하였는가?

청진 (AUSCULTATION)

환자로부터 들을 수 있는 호흡음과 우발음(adventitious sounds)에 대해 기술하라.

물리치료 (PHYSICAL THERAPY MANAGEMENT)

환자의 기능과 상태가 어느 정도 호전된 후, 당신은 환자의 활동과 운동에 관하여 어떤 조언을 해 줄 수 있겠는가?

사례 14 만성 심부전증-심근경색 후 (Chronic Heart Failure-Post Myocardial Infarct)

병력/챠트 (HISTORY/CHART NOTES)

- *병력:* 74세인 H씨는 관상동맥질환(CAD)을 앓고 있다. 그녀는 약간의 작업에도 피곤함과 숨이 차며 마치 감기에 걸린 것 같은 증상이 나타났으며, 현재 1주일 이상 밤에 마른기침(dry cough)으로 고생하고 있다. 어제부터는 더 이상 집에서 관리할 수 없을 정도로 숨이 찼다.
- *진단명:* 만성 심부전증(Chronic heart failure), R/O 폐렴(Pneumonia).
- *과거력 :* 2년 전에 심근경색증 옴. 10년 전 담배 끊음. 폐부종으로 병원에 자주 입원함. 6개월 전 좌심실 박출율(left ventricular ejection fraction) 25%임. H씨는 당뇨가 있어 아침에는 50단위(units), 저녁에는 40단위(units)의 인슐린을 사용하고 있음.
- *사회적 경력 :* 정원이 있는 아파트에 혼자 살고 있다. 스스로 관리하나 집 청소를 할 때에는 도움이 필요하다. 좀처럼 외출하지 않으며, 나가더라도 2블록(block) 가량 걸을 수 있다.
- *검진 :* H씨는 앉은 자세(upright sitting)에서 검진을 받았다. 응급실에 들어 왔을 때 혈압은 121/90, 심박률은 118, 호흡률은 30대의 중간이었다. 그녀의 92% 산소포화도를 유지하기 위해 50%의 산소가 요구되었다. 경정맥(jugualr veins)이 팽창되어 있고, 발목의 부종이 현저하다. 팔 다리는 차고 냉한 상태이다. 흡입 시 딱딱 하는 파열음이 중-하 폐구역에서 들린다.
- *검사:* 초기 혈액검사에서는 백혈구와 크레아티닌 수치가 정상으로 판명되었다. 입원 당시 크레아틴은 40이었고, 트로포닌 I(troponin I)는 1.0이었다. 심전도 상 왼쪽 동맥이 확장되었었고, Q 파(wave) V_1-V_4 곡선에서 오래된 경색(old infarct)이 관찰되었으며, 지난 기록과 변화가 없었다.
- *동맥혈 가스치(arterial blood gases)는 :*

  pH 7.38 $PaCO_2$ 40 mmHg PaO_2 64 mmHg HCO_3^- 23 mmol/L이다.

- 의학적 처치(Medical management) : H씨에게 IV 라식스(lasix)와 모르핀(morphine)을 처방하였다. 니트로글리세린(nitroglycerin)을 설하동맥으로 투여하였다. 도뇨관(foley catheter)을 삽입시켰다. 산소섭취를 위해 고농도의 산소유입을 공급하였다. 환자를 심장질환 집중치료실로 이송한 후, 침상안정 시켰다.

질문(Questions)

1. 폐렴과 급성 심부전증이 구별되는 특징은 무엇인가?
2. 그녀의 임상정보로부터 입원 전 H씨의 심장기능 수준은 어떠한가?

동맥혈 가스 (ARTERIAL BLOOD GASES)

주된 산-염기 장애가 있는가? 환자는 저산소증인가?

pH 7.38 $PaCO_2$ 40 mmHg PaO_2 64 mmHg HCO_3^- 23 mmol/L

물리치료 (PHYSICAL THERAPY MANAGEMENT)

일단 환자의 의학적 상태가 만족할 만하고, 기능도 많이 회복되었다. 당신은 그녀의 활동과 운동에 관하여 어떤 조언을 해줄 수 있는가?

사례 15 외래환자 운동–부정맥과 저혈압
(Exercising Outpatient-Arrhythmia and Hypotension)

병력/챠트 (HISTORY/CHART NOTES)

"만성 피로증후군(chronic fatigue syndrome)"으로 시달리고 있는 54세의 여성에게 컨디션 조절 프로그램(conditioning program)에 참가하도록 권하였다. 그녀의 주치의가 운동을 적극적으로 추천하였다. 물리치료사가 ASCM 설문지(Exercise ASCM Screening Questionnaire)(9장 표 9-3 참조)를 사용하여 조사하였을 때, 그녀는 관절의 통증과 오고 갈 때 피곤을 호소하는 것을 제외하고는 모두 음성으로 대답하였다. 그녀에게 지침에 따른 사전 운동검사를 실시하지 않고, 아파트에서 할 수 있는 컨디션 조절운동 프로그램(conditioning program exercise)에 착수하였다.

아래는 그녀의 첫 평가 이후, 두 번째 실시한 물리치료 결과이다.

경사도가 없는 상태의 트레이드밀(treadmill)에서 2.0 mph의 운동을 5분간 실시한 후, 그녀는 가벼운 두통과 어지러움을 호소하였다. 운동 프로그램 시행하는 초기에서 맥박이 130RPM으로 증가하였고, 이후 규칙-불규칙 리듬의 80RPM으로 감소되었다.

질문(Questions)

치료사는 무엇을 해야 하나?

1. 환자에게 지시 할 사항은?
2. 모니터링 해야 할 것은?
3. 동료 의료진과 무엇을 논의해야 하는가?

심전도 (ELECTROCARDIOGRAM)

환자를 EKG 모니터에 연결시켰다. 변화된 V5의 곡선기록을 그림 15-1에서 볼 수 있다.

1. 비율과 리듬, 전도에서 무엇이 보이는가?
2. 환자가 심전도실에서 떠나기 전, 현재 이 시점에서 해야 할 것은?
3. 물리치료실에서 그녀를 다시 운동시키기에 앞서, 운동처방사에게 보낼 필요가 있겠는가?

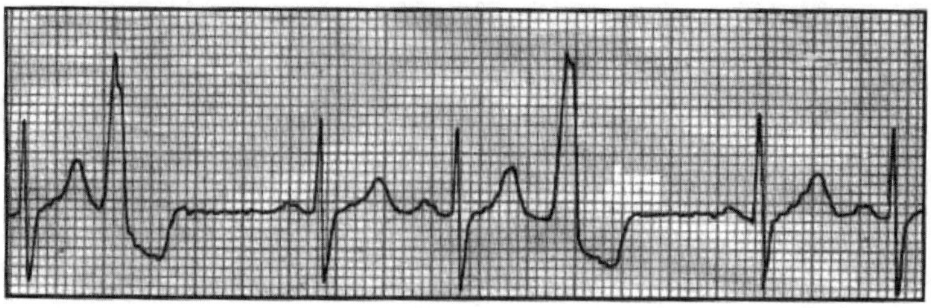

그림 15-1. EKG 상 변화된 V5 곡선

사례 16 무기폐-노인환자 수술 후-저혈압과 심방세동
(Atelectasis-Postoperatively in an Older Patient -Hypotensive and Atrial Fibrillation)

병력/챠트 (HISTORY/CHART NOTES)

- *병력 :* H씨는 78세 여성으로 오른쪽 결장 반절제술(hemicolectomy) 수술 중 과다한 출혈이 발생하였다. 그녀는 누운 자세로 수술대에서 2시간 30분을 있었으며, 2시간은 마취상태였다.
- *과거력 :* 자궁절제술(hysterectomy), 2년 전 심근경색증, 심방세동(atrial fibrillation)
- *사회적 경력 :* 남편과 함께 실버타운 아파트에서 거주하고 있으며, 아파트에 출입하려면 층계를 올라가야 함.
- *수술 하루 후 검진 :* 의식이 명료하고 판단력도 좋음. 얇고 빠른 호흡을 함. 병실에서 비위 튜브(NG tube), 외경막 주입(epidural infusion), 소변 카테터(urinary catheter)를 삽입하고 있다. 그녀의 호흡률은 분당 24번, 심박률은 90RPM, 혈압은 148/92, 체온은 38.4°C이다. 얼굴마스크(facemask)에 의해 40%의 산호호흡을 하고 있으며, 산소포화도는 97%이다.
- *청진 :* 폐저부에서 호흡음이 떨어짐. 할 수 있는 정도의 활동(activity)이 처방되었지만, 아직 침상 밖 활동은 하지 않음.

질문(Questions)

1. 심방세동(atrial fibrillation) 환자의 일반적인 임상소견들을 무엇인가?

심전도 (ELECTROCARDIOGRAM)

EKG의 급격한 변화들을 확인하라(그림 16-1).

물리치료 (PHYSICAL THERAPY MANAGEMENT)

수술 후 이틀째가 되자, 환자는 정맥주사 장대(IV pole)를 붙잡고 약간의 조력으로 80피트(feet) 이동이 가능하여졌다. 그러나 3일째에는 침상에서 피곤함과 어지러움, 빠른 맥동(palpitations)을 호소하셨다. 당신은 어떠한 심폐평가를 수행하겠는가?

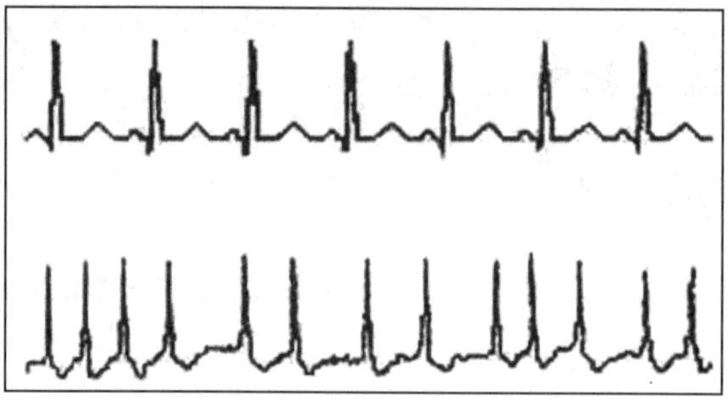

그림 16-1. EKG. 위 곡선과 아래 곡선을 비교하라.

사례 17 무기폐-비만환자 수술 후-폐색전증과 급성 동맥부전증 (Atelectasis-Postoperatively in an Obese Patient Pulmonary Embolus and Acute Arterial Insufficiency)

병력/챠트 (HISTORY/CHART NOTES)

- *병력 :* B씨는 55세 여성으로 구토, 설사와 함께 심한 복부통증으로 119 응급서비스를 요청하였다. 병원으로 이송 된 후, 장허혈(bowel ischemia)로 장절제술(bowel resection)을 응급으로 시행하였다. 그녀의 몬 무게는 360Ibs(162kg)이다.
- *과거력 :* 심근경색증 2번, 불안정한 협심증(angina), 급성 호흡부전(acute respiratory failure) 한번 입원한 경력 있음.
- *약물 :* (혈압조절을 위한) 니트로글리세린(nitroglycerin)과 딜티아젬(diltiazem) 복용. 수술 후 통증조절을 위한 진통제 복용.
- *사회적 경력 :* 엘리베이터가 있는 아파트에 혼자 살고 있으며 비흡연가이다.
- *검진 :* 그녀는 병적 비만인 환자로써, 30° 가량 머리가 올라간 침대에 누워 지냄. 매우 졸리는 듯한 상태(drowsy)이지만 의식은 있음(rousable). 그녀의 횡격막 움직임과 양쪽 늑골확장 능력이 떨어져 입 호흡(mouth breath)이 관찰됨. 왼쪽 팔에 정맥주사와 몰핀주사(PCA morphine)를 맞고 있음. 때로 25초 이상의 무호흡 상태를 보이며, 호흡률은 분당 8회 정도. 비강 프롱그(nasal prongs)를 통해 3L/min의 산소호흡을 하며, 산소포화도는 95%임. 심박률은 110RPM이고, 혈압은 165/86, 체온은 현재 정상임. 기침은 약하나, 소량의 맑은 점액을 분비함. 할 수 있는 정도의 활동(activity)이 처방되었지만, 수술 후 3일이 지나도록 침상 밖으로 나오지 않음.
- *현재 의학적 상태에 기초한 초기관리(entry from medical incident report):* 수술 후 3일째, 통상적인 수술 후 관리의 일부로써 물리치료사는 호흡운동을 가르쳤고, 정맥주사 장대(IV pole)를 잡고 20ft 걷도록 하였다. 보행 후 환자를 의자에 앉은 채로 두었다. 5분이 지나지 않아 환자는 갑작스럽게 숨이 차고 많은 땀을 흘렸으며, 전신이 가라앉는 느낌을 호소하였다.

질문(Questions)

1. 폐색전증(pulmonary embolus)의 가장 일반적인 원인과 양상은 무엇인가?
2. 동맥부전증(arterial insufficiency)과 정맥부전증(venous insufficiency)의 차이점은 무엇인가? 증상과 증후는 무엇인가? 당신이 수행해야 할 또 다른 검사가 있는가?

물리치료 (PHYSICAL THERAPY MANAGEMENT)

1. 호흡의 문제와 환자의 신체적 특징들과의 관련성을 설명하라.
2. 물리치료를 수행하는데 장애가 될 수술 후 문제점들을 작성하라.

사례
18 협심증을 동반한 엽폐렴
(Lobar Pneumonia with Angina)

병력/챠트 (HISTORY/CHART NOTES)

- *병력* : P씨는 62세의 여성으로 지난 3주간 활동 시 숨이 차고, 기침이 났었으며, 으스스한 느낌과 식욕감퇴, 체중 감소 그리고 가슴이 차가워져 응급실에 들어왔다. 처음에는 입의 분비물이 노란색이었다가 최근에는 초록색으로 변하였다. 뿐만 아니라 기침이 지속될 때에는 가슴에 통증과 배가 불편하다고 호소하였다.
- *과거력* : 협심증(angina)을 동반한 저온응집병(CAD). 관상동맥 혈관조영술 결과 기다림.
- *약물복용* : 니트로글리세린(nitroglycerin)과 혈압약.
- *검진* : 창백하고, 땀이 많은 노인 여성이다. 침상에 앉은 상태로 관찰하였다. 오른쪽 전완에 정맥주사를 맞고 있다. 호흡은 규칙적이나 횡격막의 움직임이 감소되어있다. 호흡률은 분당 22번이다. 비강 프롱그(nasal prongs)를 통해 분당 4 L/min의 산소를 공급받고 있으며, 산소포화는 96%이다. 체온은 38.5°C이다. 기침도 가라앉았고 통증도 주춤하다. 하지만 그녀는 피로와 숨참, 복근의 불편함으로 움직이기를 주저한다.

질문(Questions)

1. 협심증의 임상적 증상은 무엇인가?

흉부 엑스선(CHEST X-RAY)

이 여성은 구균성 폐렴(pneumococcal pneumonia)으로고 진단되었다. 흉부 X-ray를 살펴보라(그림 18-1A과 18-1B). 어떤 엽이 침범 받았는가? 흉부 X-ray 사진에서 폐렴의 주요 양상은 무엇인가?

청진(AUSCULTATION)

환자로부터 들을 수 있는 호흡음과 우발음은 무엇인가?

물리치료(PHYSICAL THERAPY MANAGEMENT)

1. 환자의 기침과 활동을 유도하기 위해 어떠한 조언을 해줄 것인가?
2. 치료효과를 재평가하기 위해 사용할 측정수단들을 작성해라.

환자의 머리를 아래로 한 자세에서 타진해보았을 때, 기침은 잘 유발되지만 가슴에 통증을 호소한다.

3. 이러한 환자를 어떻게 관리 할 것인가?
4. 이 환자를 위해 차기 치료를 어떻게 변화시킬 것인가?

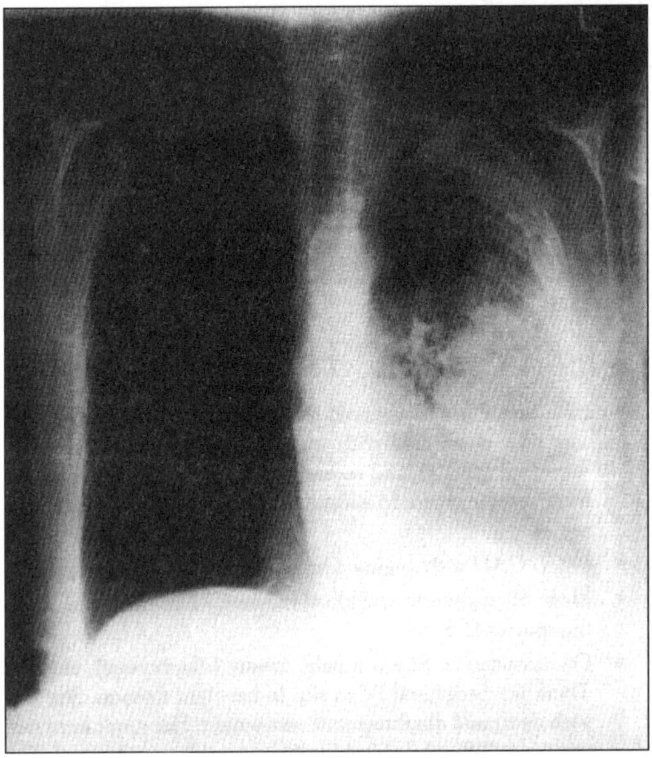

그림 18-1A.
흉부 X-ray - 전후 사진

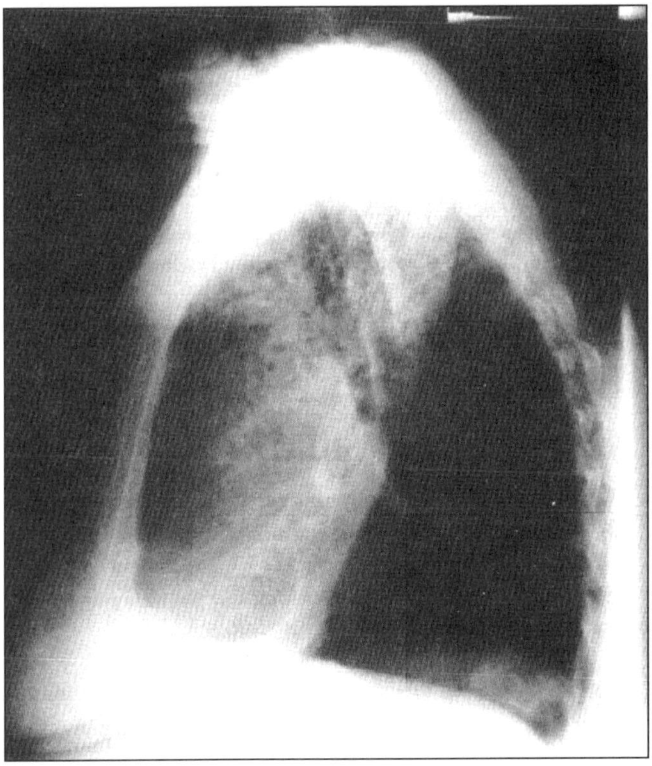

그림 18-1B.
흉부 X-ray - 측면 사진

사례 19 심장삼출증과 심장눌림증에 의해 악화된 흉막삼출 (Pleural Effusion Complicated By Cardiac Effusion and Cardiac Tamponade)

병력/챠트 (HISTORY/CHART NOTES)

- 병력 : P씨는 80세의 홀아비로서, 평생 애연가이었다. 그는 악성 흉막 및 심장 삼출증을 동반한 폐암으로 진단되었다. 그는 통증완화병동에서 삼출물의 배액과 증상 조절관리를 받을 예정이다. 당신에게 환자의 가동성과 퇴원 후 관리에 대해 물리치료를 의뢰받았다.
- 사회적 경력 : 그는 실버타운에서 혼자 살고 있다. 자신의 방으로 가려면 엘리베이터를 타야 하며, 식사 시에는 공동식당으로 걸어가야 한다.

질문(Questions)

1. 심장삼출증과 심장눌림증의 임상적 소견들은 무엇인가?

흉부 엑스선 (CHEST X-RAY)

흉부 X-ray를 살펴보라. 그림 19-1의 흉부 X-ray에서 보이는 폐부종과 일치하는 소견들은 무엇인가?

청진 (AUSCULTATION)

흉막삼출증인 환자에게서 들을 수 있는 호흡음을 이야기해 보라. 심막 마찰음(pericardial rub)과 흉막 마찰음(pleural rub)의 소리는 어떻게 다른가?

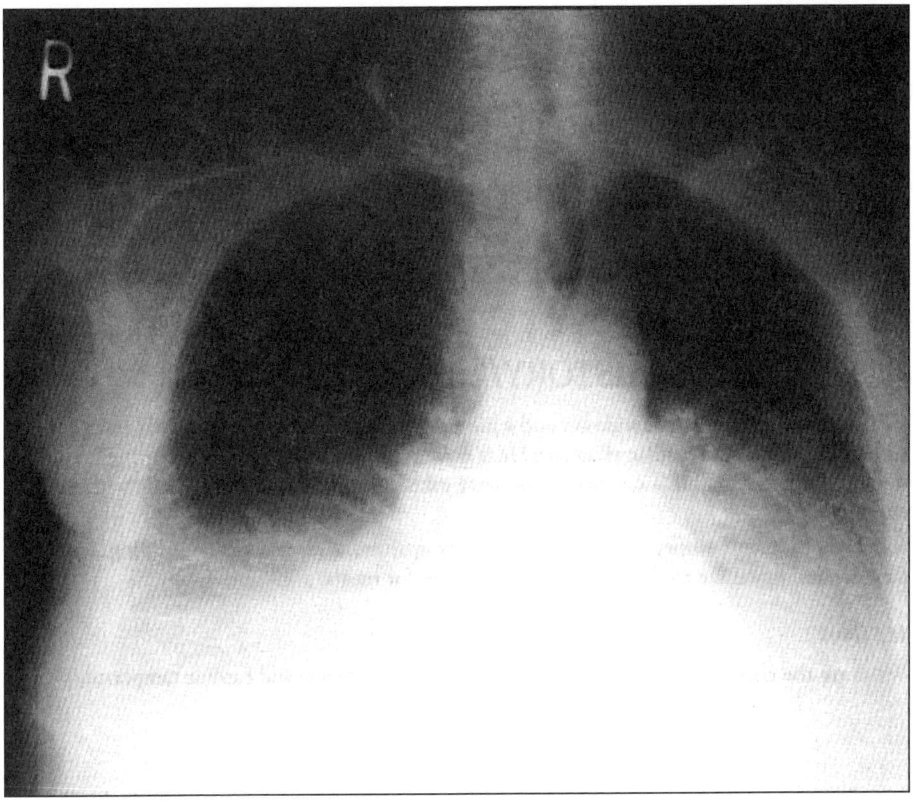

그림 19-1. 흉부 X-ray

제3부

답변 안내
(Answer Guides)

답변안내: 장
Answer Guides: Chapters

제 5 장 동맥혈액가스 해석
(Arterial Blood Gas Interpretation)

연습 (EXERCISE)

1. 산소해리곡선(PaO_2 대 SaO_2, 표 5-1)을 주의 깊게 검사하고 표 5-6을 완성하시오.

표 5-6. 산소포화도 수치와 산소의 동맥분압의 조화

산소해리곡선을 이용하여 그림 5-1에 있는 표를 완성한다. 이 수치들은 정상 체온과 pH를 가진 상태이어야 한다. 체온이 상승하면 수소지수(pH)가 낮아지고, 동맥혈장 산소분압(PaO_2)로 인해 동맥혈 산소포화도(SaO_2)가 낮아질 수 있다.

주의 : $SaO_2 \neq PaO_2$

SaO_2 (%)	PaO_2 (mmHg)
75	40
83	50
85	55
89	60
93	70

제 7 장 폐기능의 검사

(Pulmonary Function Testing)

연습 (EXERCISE)

1. 그림 7-1은 건강한 사람의 폐용량운동 기록을 나타낸다. 비슷한 체격의 중증성 폐쇄성폐질환 환자와 중증성 제한성폐질환 환자의 기록을 그려본다.
   - 폐쇄성폐질환이나 제한성폐질환환자의 기록은 아래 그림 7-1을 보시오.
2. 그림 7-2에 폐용적과 폐용량의 차이를 표시하시오.
   - 폐용적과 폐용량은 아래 그림 7-2를 보시오.

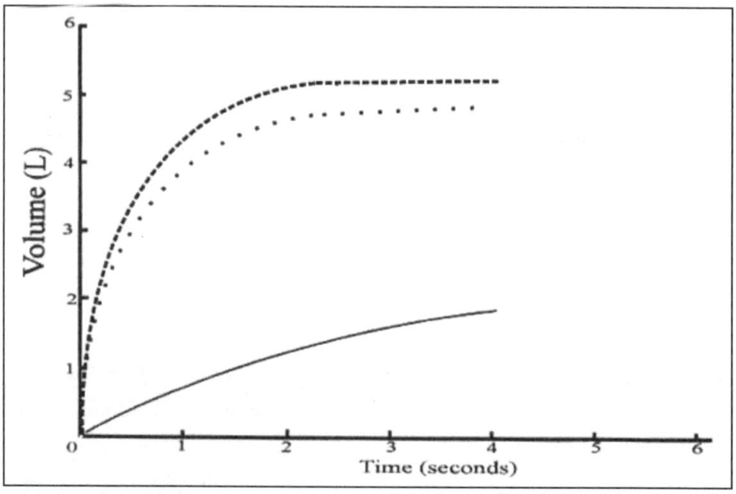

그림 7-1. 건강한 사람과 제한성폐질환, 폐쇄성폐질환환자의 폐용량운동기록. 기록은 52세에 6피트 신장을 가진 남성을 기초로 하였음.
낮은 선: 건강한 사람;
점선: 제한성폐질환;
굵은 점선: 폐쇄성폐질환

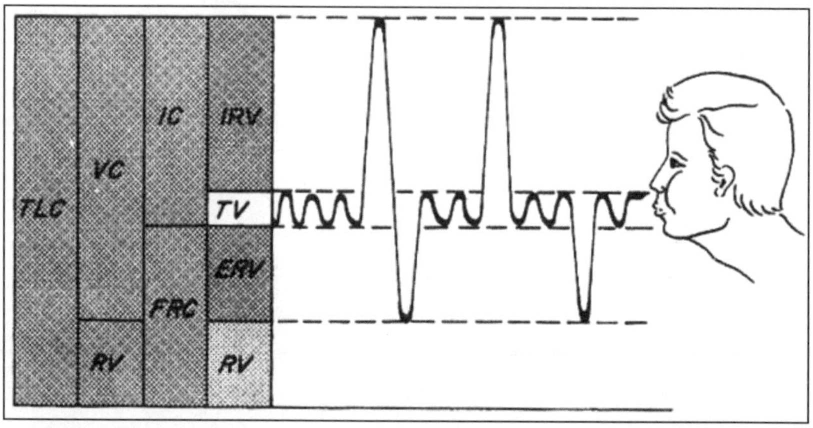

그림 7-2. 폐용적과 폐용량. ERV: 호흡예비용적; FRC: 기능적잔기용량; IC:흡기용량; IRV:흡기예비용적; RV: 잔기용적; TLC: 총폐용량; TV: 일회호흡량; VC: 폐용량.

제 13 장 자 세 (Positioning)

1. 외과수술환자에게 무기폐가 가장 많이 발생하는 곳은 어디인가?
   - 의존성 폐부위
2. 그 이유는?
   - 13장 그림 13-1의 FRC와 저폐용적에서의 환기분포를 참조하라.
3. 환기와 가스교환을 개선하기위해 환자의 자세는 어떻게 유지해야하나?
   - 환자를 똑바로 세우거나 무기폐 부위가 가장 상부로 오도록 한다.

제 18 장 호흡질환 (Respiratory Conditions)

질문 (QUESTION)

1. 물리치료로 변화 가능한 점은 무엇인가?
   - 물리치료를 실시하여 다른 호흡 질환의 요소를 변화시킬 수 있다.

질환	물리치료로 변화 가능한 병태생리
폐렴	없음. 물리치료는 분비물의 제거를 촉진할 수 있다.
무기폐	무기폐 팽창의 촉진
가슴부(가슴(흉)부)외상	무기폐 팽창의 촉진
가슴막염과 가슴막삼출	없음
폐농양	기도소통이 되지 않으면 불가능. 이러한 경우 물리치료로 분비물 제거를 촉진할 수 있다.
폐부종	없음
급성호흡곤란증후군	없음
제한성 가슴벽 장애	가슴벽의 유연성을 증가시킬 수 있고 장애로 인한 골격근 기능장애를 변화시키기 위한 운동프로그램 계획

제한성 폐질환	발생한 폐질환에 영향을 줄 수는 없지만 골격근 기능장애를 변화시키기위한 운동프로그램을 계획할 수 있다.
천식	발생한 폐질환에 영향을 줄 수는 없지만 운동유발성 천식(exercise-induced asthma)이 발생할 경우 적절한 운동프로그램 계획으로 자극을 피할 수 있다.
만성 폐쇄성 폐질환	발생한 폐질환에 영향을 줄 수는 없지만 골격근 기능장애를 변화시키기위한 운동프로그램을 계획할 수 있다.
기관지확장증	물리치료로 분비물을 제거할 수 있고 골격근기능장애를 변화시키기 위한 운동프로그램을 계획한다.
낭성 섬유증	물리치료로 분비물을 제거할 수 있고 골격근기능장애를 변화시키기 위한 운동프로그램을 계획한다.
폐암	없음
노화	활동불능으로 인한 근력, 운동범위, 이동성, 체력유지를 촉진할 수는 있지만 노화과정 자체에 영향을 줄 수 없다.
흡연	금연프로그램에 활발히 참여하도록 설득한다.
비만	체중감소 촉진을 위해 체력운동을 계획한다.

물리치료가 많은 호흡질환 중에서 폐질환의 병태생리학적인 요소를 직접적으로 변화시킬 수 없음을 인지해야한다. 치료의 초점은 폐와 심혈관기능을 최적화하고 합병증을 예방하며 위험요소를 변화시키고 전체적인 기능촉진과 퇴원계획을 잡는 것이다.

연습 (EXERCISE)

복사물의 표 18-3의 문제점과 연관된 결과측정(Problems and Associated Outcome Measures)에서 표 1에 급성호흡질환에 대해 작성하고 다른 표에는 만성호흡질환이 특정문제 치료 후 개선이 나타나는지 평가하기 위해 물리치료사가 사용할 수 있는 결과측정을 확인한다. 결과측정이 한 가지 문제에만 뚜렷하게 반영되지 않고 유사하거나 연관된 문제를 반영할 수 있으므로 문제점들은 그룹화 한다.

문제점과 연관된 결과측정(급성호흡질환)

문제점	결과측정
● 특히 저폐용적시 환측부의 가스교환 부족 (↑$PaCO_2$과 ↓PaO_2) ● 운동/이동성을 가진 불포화	SpO_2, 동맥혈액가스수치, 청진, 가슴(흉)벽운동성, 가슴(흉)부엑스레이, 청색증, 졸림증, 응집성
● 심혈관기능 부전 ● 심근허혈 ● 심박출량 감소 ● 말초혈관으로의 산소운반/순환 감소	심장질환이 동시에 나타나지 않으면 주기적으로 감시할 필요없다. 자세한 사항은 228쪽의 표를 참조하라. 체온과 말초부위의 청색증을 주기적으로 검사한다.
● 통증- 절개성 또는 외상성 ● 가슴(흉)부나 근골격 또는 말초혈관	시각상사척도, 안면표현, 움직임의 편안함, 약물종류와 투약방법.
● 운동성감소/ 운동지구력부족 ● 체력감소 ● 근력과 지구력감소	침상과 의복이동성, 거리에 따른 보행절차와 예상된 독립성.
● 분비물 지체/증가 ● 감염재발	배출된 가래검사, 청진, 기침, 체온, 가슴(흉)부엑스레이, 환자면담
● 호흡곤란 ● 호흡부담증가 ● 부수근육 사용의 증가	호흡률, 입술 오므리고 숨쉬기(pursed lip breathing), nostril flaring, indrawing, 비동시성 흉벽움직임.
● 심부정맥혈전증	장딴지근의 온도와 종창, Homan' s 징후
● 인지상태변화	환자면담
● 협응력과 균형감각변화	움직임 관찰
● 장폐색	장의 소리를 듣고 질문
● 뇨축적	관찰
● 자세불량	관찰
● 어깨(견)관절과 다른 연관된 관절의 운동범위 감소 ● 흉골부 제한	일반적 움직임을 관찰하지만 관절각도계는 사용하지 않음
● 영양부족	관찰, 차트기록, 영양에 관한 상담
● 질환에대한 이해와 치료, 자기관리의 부족	환자와 의논
● 행복/우울증에 관한 감각의 감소	면담, 다른 전문가와 상담
● 필요한 계획의 수행	환자, 보호자들과 면담

문제점과 연관된 결과측정(만성호흡질환)

문제점	결과측정
● 특히 저폐용적 시 환측부의 가스교환 부족 (↑$PaCO_2$과 ↓PaO_2) ● 운동/이동성을 가진 불포화	SpO_2, 청진, 흉벽운동성, 청색증, 졸림증, 응집성. 동맥혈액가스와 가슴(흉)부엑스레이는 정기적으로 하지 않음
● 심혈관기능 부전 ● 심근허혈 ● 심박출량 감소 ● 말초혈관으로의 산소운반/순환 감소	운동과 함께 수행. 십박수(HR), 혈압(BP), 호흡곤란, 어지럼증, 간헐성파행 같은 운동과 연관된 징후나 증상. 자세한 것은 9장을 참조
● 통증 – 절개성 또는 외상성 ● 흉부나 근골격 또는 말초혈관	가슴(흉)부, 근골격 또는 말초혈관통증에 관해 면담
● 운동성감소/ 운동지구력부족 ● 체력감소 ● 근력과 지구력감소	트레드밀, 에르고미터에서의 정식적인 운동검사와 6분간의 보행거리검사. 운동치료, 운동범위 근력강화활동의 수행
● 분비물 지체/증가 ● 감염재발	배출된 가래검사, 청진, 기침, 환자면담
● 호흡곤란 ● 호흡부담증가 ● 부수근육 사용의 증가	관찰, 분당 20에서 30회의 호흡률, 입술오므리고 호흡, nostril flaring, indrawing[갈비사이(늑간)근, 횡격막, 빗장뼈아래(쇄골하)근], 부수근작용 관찰, 안면표현, 비동시성 가슴(흉)벽움직임
● 심부정맥혈전증	장딴지근의 온도와 종창, Homan' s 징후
● 인지상태변화	면담
● 협응력과 균형성감각변화	관찰
● 자세불량	관찰
● 어깨(견)관절과 다른 연관된 관절의 운동범위 감소 ● 복잡뼈(흉골)부 제한	관찰과 면담; 정형물리치료나 문제의 정도에 따른 상세한 평가를 말함
●영양부족	면담, 관찰, 영양에 관한 상담
●질환에 대한 이해와 치료, 자기관리의 부족	면담과 의논, 인지도검사
●행복/우울증에 관한 감각의 감소	면담, 건강에 관련된 삶의 질이나 우울증 설문지와 같은 형식적인 설문조사

제 19 장 심혈관질환 (Cardiovascular Conditions)

연습 (EXERCISE)

1. 복사물 표 18-3의 문제점과 연관된 결과측정(problems and associated outcome measures)에서 심혈관질환에 대해 표를 완성하고 특정문제 치료 후 개선이 나타나는지 평가하기 위해 물리치료사가 사용할 수 있는 결과측정을 확인한다.

문제점과 연관된 결과측정(심혈관질환)

문제점	결과측정
● 특히, 저폐용적시 환측부의 가스교환 부족 (↑ $PaCO_2$과 ↓ PaO_2) ● 운동/이동성을 가진 불포화	SpO_2, 동맥혈액가스수치, 청진, 가슴(흉)벽운동성, 가슴(흉)부엑스레이, 청색증, 졸림증, 응집성
● 심혈관기능 부전 ● 심근허혈 ● 심박출량 감소 ● 말초혈관으로의 산소운반/순환 감소	혈류역학측정(예, BP, HR, 심박출량), EKG, 트로포닌 I, 심장초음파, 그 밖의 진단검사. 체온, 말초부위맥박, 말초부의 청색증을 정기적으로 검사
● 통증 – 절개성 또는 외상성 ● 가슴(흉)부나 근골격 또는 말초혈관	시각상사척도, 협심증척도, 안면표현, 움직임의 편안함, 통증발생 전 보행거리, 약물종류와 투약방법.
● 운동성감소/ 운동지구력 부족 ● 체력감소 ● 근력과 지구력 감소	침상이동성, 자가이동능력, 근력검사, 거리에 따른 보행절차와 예상된 독립성.
● 분비물 지체/증가 ● 감염재발	가래의 무게나 양, 청진, 기침, 체온, 가슴(흉)부엑스레이, 환자면담
● 호흡곤란 ● 호흡부담증가 ● 부수근육 사용의 증가	호흡수(RR), 호흡률, 입술 오므리고 숨쉬기(pursed lip breathing), nostril flaring, indrawing, 비동시성 흉벽움직임, 객관적 척도(예, 호흡곤란 자각의 Borg 척도)
● 심부정맥혈전증	장딴지근의 온도와 종창, Homan' s 징후, 수동발등굽힘(배측굴곡)에 따른 통증유발
● 인지상태변화	환자면담
● 협응력과 균형감각변화	관찰, 기능적 상태 평가, 객관적 균형척도 사용
● 자세불량	관찰
● 견관절과 다른 연관된 관절의 운동범위 감소 ● 복장뼈(흉골)부 제한	관찰, 관절가동(ROM)검사, 기능적 상태평가, 면담
● 영양부족	면담, 관찰, 체중과 식이요법의 변화
● 질환에 대한 이해와 치료, 자기관리의 부족	면담과 의논, 인지도검사
● 행복/우울증에 관한 감각의 감소	면담, 건강에 관련된 삶의 질이나 우울증 설문지와 같은 형식적인 설문조사

답변안내: 사례

Answer Guides: Cases

사례

1

노인환자의 무기폐 수술 후

(Atelectasis Postoperatively in an Older Patient)

병력/차트기록 (HISTORY/CHART NOTES)

이 환자의 수술 후 높은 심폐기관 합병증 위험은 여러 가지 요인이 있다.

- 환자와 관련된 것
  - 연령
  - 47년의 흡연경력
  - 높은 호흡률의 비정상적 호흡패턴
- 수술 절차와 관련된 것
  - 수술부위와 절개크기
  - 수술 테이블에서 3시간 동안 똑바로 누운자세, 2시간의 마취
  - 경막외 모르핀 주입

흉부 엑스선검사 (CHEST X-RAY)

흉부엑스선검사 결과는 무기폐와 일치한다:

- 오른아래(우하)부(RLL) 무기폐 쪽으로의 구조물 이동 — 즉, 기관, 심장, 종격이 오른쪽으로

이동함

- 오른쪽(우측) 비스듬 틈새(사열, oblique fissure) 아래쪽과 몸쪽으로 불투명성이 증가하며 뚜렷해짐
- 아래쪽 갈비뼈가로막(늑골횡격막)각은 뚜렷하지 않음

그 밖의 흥미로운 특징:

- 심장은 큰 심장 가슴(흉)부지수(cardiothoracic index)에 일치하여 커짐.
- 가슴음영은 오른쪽(우측)에서 편측가로막(횡격막) 오른쪽 아래쪽이 뚜렷해짐.
- 환자의 어깨부(상지대)는 거상됨.

폐기능 결과 (PULMONARY FUNCTIONAL RESULTS)

1. *이러한 수치가 폐의 병리적인 것을 나타내는가?*
   정상적인 폐기능 결과는 보통 예상수치의 5%에서 20%이내이다. REV1과 FVC의 병화가능성은 상낭히 작다 — 약 5%에서 8%. FVC는 정상이지만 FEV_1은 이 연령대에서 약간 비정상이다. 약간 낮아진 FEV_1은 약간의 병리학적인 변화나 노화과정의 정상적인 변화를 반영하는 것일 수 있다.
2. *유사한 신장이지만 훨씬 젊은 사람과 비교한 수치는 어떠한가?*
   FEV_1/FVC비율은 고령일수록 낮아진다. 이것은 폐의 탄성반동 손실이 높은 연령에서 동적인 압박으로 인한 기도폐쇄증가를 나타낸다.
3. *예상수치는 어떻게 결정되는가?*
   예상수치는 건강한 호흡기계를 가진 많은 사람으로부터 수집된 폐기능 자료로 결정된다. 어떤 요소가 유사한 성별이나 나이에 예상되는 수치에 도움을 줄 수 있는지 자료를 검토한다. 또한 주어진 연령의 평균수치도 결정된다. 회귀방정식과 계산도표는 이러한 대집 단의 연구에서 얻을 수 있다. 보통 성별, 나이, 신장은 정상평균수치예상을 결정하는 중 요한 요소이다.
4. *예상비율수치는 어떻게 계산하는가?*
   예상비율수치는 환자 검사에서 얻은 가장 높은 수치나 평균수치(FEV_1과 FVC경우에서 가장 좋은 수치)와 건강한 사람의 비슷한 연령, 성별, 신장을 나누어 계산한다.

$$예상\% = \frac{가장\ 좋은\ 환자결과}{건강한\ 표본의\ 평균수치} \times 100$$

그 밖의 질문(Other Questions)

5. *환자의 특징과 검사정보와 관련된 폐기능 보고(Pulmonary Function Report)에서 이끌어*

낼 수 있는 다른 정보는 무엇인가?

폐기능 보고에서 얻을 수 있는 그 밖의 정보는 다음과 같다:

- 환자 특성 — 이름, 나이, 성별, 신장, 체중, 인종(체중과 인종은 폐기능에 나이, 성별, 신장보다 적은 영향을 미친다).
- 검사정보- 검사일자와 시간, 전문가성명, 때로 이 보고서는 마지막 약물 복용시간을 포함한다. 이는 특히 기관지확장제를 복용하는 경우 중요하다.

6. *사례 1의 그림 1-2에서 나타난 2가지 추적검사는 무엇인가?*
   - 왼쪽은 수평축에서의 시간과 수직축에서의 양을 측정하기위한 전형적 폐용량추적검사이다. 점선은 비슷한 나이, 성명, 신장을 가진 건강한 사람의 검사결과를 나타내고 굵은선은 환자의 실행결과를 나타낸다. 환자의 FEV1와 FVC는 폐용량추적검사로 결정할 수 있다.
   - 오른쪽은 유량선을 나타내며; 이와 유사하게 점선은 비슷한 나이, 성별, 신장을 가진 건강한 사람의 예상결과를 나타내며 굵은선은 환자의 수행결과를 나타낸다. 유량선은 폐용량추적검사와 같은 강제호기방법으로 얻어졌다. 폐용량추적검사보다 유량추적검사는 폐용량 ÷ 시간으로 얻을 수 있다. 유량선은 안쪽(내)흉부 또는 바깥(외)흉부 폐색이 있는 경우 어떠한 병리적인 특징을 가진 모양을 나타낼 수 있다.

동맥혈액가스 (ARTERIAL BLOOD GASES)

수소지수(pH) 7.51	동맥이산화탄소분압($PaCO_2$) 27
동맥산소분압(PaO_2) 146	중탄산이온(HCO_3^-) 21

동맥혈액가스 수치는 어떠한 보상작용을 하는 호흡성알카리증과 일치한다.

엄지손가락 1의 법칙(5장, 표 5-5): HCO_3^-는 4 mEq/L까지 감소했다. HCO_3^-의 직접적인 변화는 호흡성알카리증과 일치하지만 4 mEq/L의 변화는 급성호흡성알카리증(2.6 mEq/L)에서 예상했던 것보다 큰 수치이다.

4 mEq/L로의 큰 감소는 호흡성알카리증의 반응인 신장/대사성 보상작용과 일치한다.

- 35%의 산소농도에서 건강한 사람의 예상되는 PaO_2는 220 mmHg이지만 이 사람의 PaO_2는 폐질환환자에 비해 훨씬 낮다.

$$PaO_2 \leq [35\% \times (P_{atm}\text{-}PH_{20})]\text{-}PaCO_2$$
$$PaO_2 \leq [35\% \times (760\text{-}47)]\text{-}27$$

엄지손가락 2법칙(5장, 표 5-5)은 환자가 호흡성알카리증이 있고 충분한 산소공급을 받고 있기 때문에 적용할 수 없다. 이 환자는 방에서 호흡했을 때 PaO_2의 원인이 되는 얼굴마스크를 통한 산소가 목표보다 더 증가했다.

물리치료 관리 (PHYSICAL THERAPY MANAGEMENT)

이 환자의 물리치료문제목록과 치료계획을 작성한다. 당신의 치료계획의 효과를 재평가하기 위한 치료결과를 알 수 있는가?

문제점	결과
통증	치료시기; 치료에 대한 환자의 반응; 진통제의 양과 종류
가스교환부족, 빠르고 얕은 비효율적 호흡패턴에 의한 무기폐 이동성 수준	SpO_2와 동맥혈액가스수치 청진결과 호흡률 체온 FiO_2
	이동성감소

치료계획(Treatment Plan)

문제점 1과 2. 심호흡운동〔가로막(횡격막), 바깥 갈비뼈(외측늑골), 최대 호흡 참기〕, 편안한 자세유지와 가스교환 최적화.

문제점 3. 가슴(흉)부 유동성운동, 이완기술, 환자와 함께 침상이동기술 검토(구르기와 보조베게를 이용한 누운 자세에서 앉은 자세로의 움직임). 아침에는 침대에 매달리고 오후에는 의자로 올라감, 그 다음날 보행시작, 수술 후 하지운동 검토, 물리치료와 합동으로 진통제 투약을 확실히 함.

사례 2 흡연자의 무기폐 수술 후

Atelectasis Postoperatively in a Smoker

병력/차트기록 (HISTORY/CHART NOTES)

1. *흡연과거와 연관된 환자의 특징을 간략히 묘사*
   - 30년 이상 하루 2-3갑 담배흡연
   - 만성 기침과 매일 아침 노란가래, 가끔 갈색 가래 나옴
   - 기관지염 진단을 받았으며 만성상태로 추정
2. *환자의 가슴(흉)부 감염과 무기폐의 임상적 징후 목록을 작성한다.*
   - 가슴(흉)부 감염의 징후는 환자가 열이 있고, 빠르고 얕은 호흡을 하며, 낮은 울혈성 기침을 하는 것이다. 청진기상에서는 기관지호흡소리가 들릴 수 있다. 가슴(흉)부 엑스선에 나타난 가슴(흉)부 감염은 폐렴의 유형에 따라 다른 분포를 보일 수 있는 혼탁을 증가시킨다.
   - 무기폐는 가슴(흉)부감염과는 다르지만 가슴(흉)부감염을 일으킬 수 있다. 무기폐의 징후: 호흡패턴불량, 청진시 중간이나 끝부분 흡기시 갈라지는 소리가 들리거나 기관지 호흡이 나타날 수 있다. 가슴(흉)부 엑스선 결과(아래와 같이)는 무기폐를 나타낸다.

가슴(흉)부 엑스선검사 (CHEST X-RAY)

무기폐 시 가슴(흉)부 엑스선검사 결과는 다음과 같다.

- 무기폐의 왼쪽아래엽으로 구조물이 이동 — 즉, 기관, 심장, 종격이 왼쪽으로 이동함.
- 왼쪽 비스듬 틈새(사열)는 심장의 음영 뒤로 뚜렷하고 무너진 왼쪽 아래엽은 왼쪽 편측가로막(횡격막)의 내측 음영을 없앤다.
- 왼쪽 편측가로막(횡격막)이 거상됨.

그 밖의 흥미로운 특징:

- 가슴 음영은 양측이 뚜렷이 보임

청진 (AUSCULATATION)

왼쪽아래엽 무기폐와 울혈이 있는 환자는 다음과 같은 것을 들을 수 있다:

- 기관지호흡/기관지호흡은 왼쪽아래엽(LLL)에 들리거나 오른쪽 기저에 감소된 공기출입/호

흡 소리가 들릴 수 있다.

- 미세한(중간에서 격한정도)중간 시작(mid-onset)이나 흡기 말기시 무기폐가 있는 부분에 갈라지는 소리가 들릴 수 있다.
- 낮은 정도의 새근거리는 소리나 거친 갈라지는 소리가 낮은 울혈로 인해 이차적으로 폐영역 전체에 들린다.

동맥혈액가스 (ARTERIAL BLOOD GASES)

수소지수(pH) 7.50 동맥이산화탄소분압($PaCO_2$) 32
동맥산소분압(PaO_2) 85 중탄산이온(HCO_3^-) 24.0

- 엄지손가락 1의 법칙(5장, 표 5-5): HCO_3^-는 1.0 mEq/L으로 평균수치보다 작고 정상범위 이내이다. 모든 수치는 급성 호흡성알카리증과 일치한다.
- 낮은 $PaCO_2$는 환기의 증가를 나타낸다. 만약 이 환자의 폐에 병리학적 증상이 없다면 높은 PaO_2를 기대할 수 있다.
- 엄지손가락 2의 법칙(5장, 표 5-5)은 환자가 호흡성알카리증이 발생하지 않았으므로 적용불가능하다.

물리치료 관리 (PHYSICAL THERAPY MANAGEMENT)

이 환자의 문제목록과 치료계획을 체계화한다.

문제목록(Problem List)

1. 분비물 지체
2. 통증
3. 낮은 호흡패턴
4. 가스교환 부족과 무기폐
5. 이동성 감소

치료계(Treatment Plan)

문제 1. ACBT와 같은 분비물제거 기법(상세한 사항은 15장 참조).

문제 2에서 4. 심호흡운동[가로막(횡격막), 바깥쪽 갈비뼈(외측늑골), 최대흡기유지], 편안한 자세, 가스교환 최적화. 물리치료와 협응하여 진통제 투약을 확실히 함.

문제 5. 인내력을 위한 가동성, 그러나 가슴(흉)부에 감염이 있다면 가슴(흉)부감염과 환자의 권태감이 개선될 때까지 적극적인 가동성운동은 추천되지 않음.

사례 3 흡인폐렴–노인
Aspiration Pneumonia – Elderly

병력/차트기록 (HISTORY/CHART NOTES)

1. 위흡인을 일으키는 과정
   - 최근 부인이 사망 → 우울증 → 자살시도
   - 응급실에서의 비협조 → 기도개방불가능 → 비강위튜브(nasogastric tube)삽입 시 토사 → 오른측 위아래엽으로의 위 내용물 흡인
2. 호흡손상과 관련된 물리적 결과
   - 열병
   - 졸림증
   - 호흡률 분당 26과 산소
   - 호흡시 부수근육 사용
   - 미세진동감과 느슨한 울혈 발생
   - 비정상적 청진과 가슴(흉)부 엑스선검사 결과는 아래를 보시오.

청진 (AUSCULATATION)

심한 흡인성 폐렴환자와 기계적 환기를 하는 환자에게서 들을 수 있는 소리:

- 매우 거친 호흡소리
- 기관지호흡/단단한 부위의 기관지호흡소리
- 거친/낮은음의 갈라지는 소리와 분비물 지체로 인한 문제로 몇몇의 폐부위에 들리는 쌔근거리는 소리
- 폐렴부위의 감소된 호흡소리

환자가 관을 제거했다면 청진결과는 기계적 환기동안에 특징적인 거친 호흡소리를 제외하고 비슷할 것이다.

가슴(흉)부 엑스선검사 (CHEST X-RAY)

가슴(흉)부 엑스선검사는 다음과 같이 흡인성 폐렴과 일치한다:

- 왼쪽 중간폐와 상부하부우폐영역의 모호한 불투명성 증가

오른위엽(RUL), 오른하엽(RLL)의 무기폐와 경화는 다음과 같이 뚜렷해진다:

- 수평열과 오른쪽사열은 각각 상하부로 불투명성이 증가함
- 수평열상부와 오른쪽비스듬 틈새(사열)하부의 불투명성 증가
- 기관, 종격, 심장의 오른쪽이동이 두드러짐
- 오른쪽횡격막의 윤곽과 늑횡격 각도의 상실

그 밖의 특징:

- EKG 전극의 EKG선
- 기관내튜브선
- 비강영양튜브선

동맥혈액가스 (ARTERIAL BLOOD GASES)

pH 7.2 $PaCO_2$ 40 PaO_2 60 HCO_3^- 15

동맥혈액가스수치는 대사성산증과 호흡성산증과 같다.

엄지손가락 1의 법칙(5장, 표 5-5): HCO_3^-는 pH의 감소와 함께 10 mEq/L로 감소하며 이는 대사성산증과 일치한다. 대사성산증으로 호흡보상작용이 상대적으로 빠른 발생함을 예상할 수 있다(약 1~ 2시간). PaO_2는 정상범위 내에 있으며 대사성산증에 대한 반응으로 일어나는 호흡보상작용에 따라 감소하는 경향을 보이지는 않는다. 따라서 호흡성산증을 일으키는 호흡장애가 있음이 확실하다. 이러한 환자의 경우 기계적환기가 필요한데 기계적환기장치가 호흡성산증을 자극하는 주요원인이 될 수 있다.

엄지손가락 2의 법칙(5장, 5-5): 환자가 기계적환기장치를 하고 있고 흡입산소농도(FiO_2) 수치가 방안의 공기보다 크기 때문에 적용이 불가능하다.

물리치료 관리 (PHYSICAL THERAPY MANAGEMENT)

1. *이 환자의 문제와 치료계획을 작성한다.*

문제목록(Problem List)

1. 가스교환부족과 무기폐
2. 분비물정체
3. 이동성감소

4. 통증과 불편함
5. 우울증이나 최근 가정생활의 변화

치료계획(Treatment Plan)

문제 1. 심호흡운동[가로막(횡격막), 바깥 갈비뼈(외측 늑골), 최대흡기유지), 편안한 자세, 가스 교환 최적화.

문제 2. 수정된 체위배액법과 도수 또는 기계적 진동과 같은 분비물제거기법. 기도청결기법이 필요한 환자의 상태는 비협조적일 수 있다.

문제 3. 참을 수 있을 만큼 움직인다. 도움이 필요한지 결정한다. 움직임의 중요성에 관해 설명하고 환자에게 동기를 부여한다.

문제 4. 치료동안 통증과 불편함을 감시하고 심한 통증을 느낄 경우 의사에게 알린다.

문제 5. 환자의 삶의 최근변화에 대해 민감해진다. 환자의 친구와 가족과 함께 협력한다. 환자가 상담을 위해 사회복지사나 다른 건강전문가를 원할 수 있다. 퇴원계획을 시작한다 — 즉, 환자가 퇴원 후 거처할 장소를 결정한다.

2. *환자가 자세를 잡을 때 필요한 면은 무엇인가? 환자를 어떻게 자세를 잡게 하고 자세 변화는 어떻게 시킬 것인가?*

자세는 다음을 기초로 한다.

- 기도청결을 촉진하는 방법
- 맥박산소계측기로 측정한 산소포화도(SpO_2)의 최적화
- 환자가 얼마나 편안해 하는가 — 즉, 통증, 호흡곤란

자세는 다음 요소를 조합한다

- 기도청결과 맥박산소계측기로 측정한 산소포화도(SpO_2)를 최적화하는 옆으로 누운자세
- 앉기
- 견딜 수 있을 만큼 보행 — 즉, 처음에 의자와 욕실에서 시작한 후 실외에서 실시한다. 환자의 자세는 참을 수 있을 정도로 자주 매 2시간마다 변경해준다.

사례 4 가슴(흉)부 외상-기흉/갈비뼈(늑골)골절
(Chest Trauma – Pneumothorax/Fractured Ribs)

병력/차트기록 (HISTORY/CHART NOTES)

1. *손상기전과 의학적 관리를 간략히 기록한다.*

   환자 스스로 손상을 당하는 경우.
   - 술에 취해 머리쪽과 왼쪽 가슴방향으로 넘어짐
   - 환자는 좌측의 늑골에 복합적인 골절을 입음

   의학적 관리:
   - 가슴(흉)부관의 삽입
   - 흉막강으로의 부피바카인(bupivacaine)을 포함한 빈번한 진통제 주사
2. *이 환자의 호흡을 어렵게 하는 신체검사결과를 설명함.*

   이 환자의 호흡을 어렵게 하는 신체검사결과는 다음을 포함한다:
   - 손가락의 니코틴 흔적은 환자가 흡연을 많이 하고 있음을 의미
   - 약간의 졸림증이 있으나 모든 영역으로 집중함.
   - 움직임이거나 심호흡 시 불편함
   - 경미한 타박상과 함께 왼쪽 가슴(흉)부의 피하폐기종
   - 비정상적 청진 결과. 상세한 것은 아래를 보시오.

신체검사-흉관의 그림 (PHYSICAL EXAM-PICTURES OF CHEST TUBE)

1. 가슴(흉)관삽입을 한 환자의 이동성 평가 시 주의사항 목록을 만든다.
   - 통증
     - 환자가 평가와 치료 전에 충분히 진통제를 복용하도록 함
     - 필요 시 흉관삽입부위를 지지해준다.
     - 적절한 자세와 이동기술을 선택한다.
   - 가슴(흉)관의 소통을 유지한다.
   - 환자가 보행 중 벽형석션기(wall suction)를 분리할 수 있는지 물어본다.

2. 가슴(흉)관을 구성하는 구조물을 기록한다.
   - 피부와 결합조직
   - 갈비뼈 사이근(늑간근)
   - 벽측가슴(흉)막

청진 (AUSCULATATION)

복합적 갈비뼈(늑골)골절과 기흉이 있는 환자에게서 들을 수 있는 소리:

- 기흉으로의 감소된 공기 출입/호흡소리와 환측폐부위가 무너졌거나 타박상을 입을 수 있음.
- 피하공기의 움직임이 다른 소리를 듣기 어렵게 하여 거칠게 갈라지는 소리.
- 왼쪽 가슴(흉)부의 흡기 시 갈라지는 소리와 함께 거친 가슴(흉)막마찰음.

가슴(흉)부 엑스선검사 (CHEST X-RAY)

가슴(흉)부 엑스선검사는 이 엑스선상의 기흉과 일치한다:

- 기흉의 측면으로 부터의 종격 이동 — 이 경우 우측으로 이동
- 폐의 손실은 좌폐영역에 표시됨
- 폐의 모양은 흉벽에 직접적으로 반대가 되지 않는다. 이 경우 좌폐의 모양은 좌폐영역의 중간에 뚜렷이 보이는데 이것은 매우 큰 기흉이다.

그 밖의 특징:

- 전면의 특징적인 갈비뼈(늑골)음영. 8, 9, 10번째 갈비뼈(늑골)이 왼(좌)편부가로막(횡격막)의 음영 외측절반을 나누는 것을 볼 수 있다.

동맥혈액가스 (ARTERIAL BLOOD GASES)

pH 7.21　　$PaCO_2$ 70　　PaO_2 55　　HCO_3^- 27

동맥혈액가스수치는 호흡성알카리와 일치한다.

엄지손가락 1법칙(5장, 표 5-5): HCO_3^-는 정상범위에서 가장 높아지고 급성 호흡성알카리와 일치하게 $PaCO_2$의 30 mmHg 증가와 연관되어 평균수치에서 2 mEq/L까지 증가한다.

엄지손가락 2법칙(5장, 표 5-5): 낮은 $PaCO_2$를 가진 환자. PaO_2와 $PaCO_2$는 PaO_2를 낮추는 주요원인이 되는 저환기와 일치하여 상호적인 변화(PaO_2 25에서 45 mmHg로 감소하고 $PaCO_2$는 30으로 증가)를 나타낸다.

물리치료 관리 (PHYSICAL THERAPY MANAGEMENT)

1. 문제점과 치료계획을 작성한다.

문제목록(PROBLEM LIST)

1. 환측 폐부위의 가스교환부족
2. 통증
3. 분비물지체가 발생할 수 있음
4. 이동성 감소

치료목표(Treatment Goals)

문제 1. 흡기를 유지하고 심호흡운동을 실시. 맥박산소계측기로 측정한 산소포화도(SpO_2)를 최적화하기 위한 자세.

문제 2. 효과적인 심호흡과 가동성운동을 수행하기위해 충분한 진통제를 투여

문제 3. 주의깊게 청진하고, 차트기록을 살피며, 환자를 포함한 치료팀과 검토를 함. 지시한 대로 치료하고 기침이나 가쁜 숨쉬기가 효과적이게 한다.

문제 4. 침상운동과 이동을 조기에 하도록 지시한다. 흉관배액기계 조작 시 충분히 주의를 가진다. 어깨(견)관절의 운동범위를 측정하고 어깨(견)관절의 움직임 운동을 지시한다.

2. 물리치료와 협력하게 주의깊게 해야 할 치료는 무엇인가?

주요 문제는 통증관리가 충분히 이루어지고 환자가 심호흡과 이동성운동을 효과적으로 수행하도록 유지시키는 것이다.

사례 5 제한성 폐질환

Restrictive Lung Disease

병력 (HISTORY)

1. 환자의 폐질환에 영향을 주는 병력의 주요특징은 무엇인가?
   2가지 주요 요소가 현재 폐질환에 영향을 줄 수 있다:
   - 장기간의 흡연 — 년간 104갑(52년×2ppd)
   - 장기간의 곡물창고에서의 일로 곡물먼지 흡입에 노출되었음.

청진 (AUSCULATATION)

제한성폐질환 환자에게서 들을 수 있는 것:

- 섬유성 폐포의 환기감소로 인한 기도출입/호흡소리 감소
- 미세한 마지막 흡기 시 높이 갈라지는 소리(벨크로를 뗄 때 나는 소리와 유사함(Velcro USA, Manchester, NH])

가슴(흉)부 엑스선검사 (CHEST X-RAY)

가슴(흉)부 엑스선검사는 제한성 폐질환과 일치한다:

- 작은 폐용적
- 폐부위의 간질양상

그 밖의 특징:

- 양측성으로 감소된 심횡격 각도
- 작은 심흉지수

동맥혈액가스 (ARTERIAL BLOOD GASES)

pH 7.32 $PaCO_2$ 70 PaO_2 47 HCO_3^- 30

엄지손가락 1법칙(5장, 표 5-5): 평균수치에서 HCO_3^-가 5 mEq/L로 증가하여 $PaCO_2$는 20으

로 증가. HCO_3^-는 보상적 또는 만성 호흡알카리와 연관되어 급성 호흡알카리와 관련되어 변화가 예상보다 더 증가함.

엄지손가락 2법칙(5장, 표 5-5): $PaCO_2$는 PaO_2가 53에서 33 mmHg 감소와 관련되어 20으로 증가한다. 따라서 PaO_2의 감소는 $PaCO_2$의 증가에 비해 너무 커서 저환기와 다른 저산소혈증을 일으키는 원인이 된다. 제한성 폐질환에서 낮은 PaO_2을 일으키는 주요원인은 확산 손상으로 인한 환기-관류불균형(ventilation-perfusion mismatch)이다.

폐기능검사 (PULMONARY FUNCTION TESTS)

1. 폐용량수치를 검사한다. 수치가 비정상인가? 비정상이면 만성폐질환에 일치하는 주요 범주는 무엇인가?
   FEV_1과 FVC 둘 다 다소 감소하지만(정상범위 ±5%) FEV_1/FVC 비율은 거의 정상이다. 이 양상은 제한성 폐질환과 일치한다.
2. ERV를 제외하고 모든 폐용량은 폐질환의 어떤 범주와 일치하는 변화를 보이는가?
   모든 폐용량은 ERV를 제외하고 감소한다. 정상폐용량범위는 평균수치의±20%이다. 감소된 폐용량은 제한성폐질환과 일치한다.
3. 흡기 또는 호기율은 낮음, 높음, 정상인가? 환자에게서 기대할 수 있는 것은 무엇인가? 수평차원(폐용량)에서 이 환자는 낮음, 높음, 정상인가? 이 환자에게서 기대할 수 있는 것은 무엇인가?
   흡기율과 호기율은 수직축에서 정상이었지만 수평차원에서 유량의 감소를 이 환자에게서 기대할 수 있다. 유량을 감소시키는 기도폐색은 없었지만 폐가 작아서 유량곡선의 수평축에서 보는 것처럼 폐용량의 감소를 가져왔다.

물리치료 관리 (PHYSICAL THERAPY MANAGEMENT)

물리치료와 폐재활치료로 해결할 수 있는 주요 불편함은 무엇인가?

- 피로증가와 일상활동의 무능력
  충분한 의학적 관리(약물, 산소치료)중과 후에 물리치료기법으로 운동지구력과 일상활동의 수행능력을 개선시킬 수 있다. 이 기법은 호흡조절, 운동훈련, 에너지보존기법, 이완자세, 그 밖의 환자교육이 있다.
- 호흡곤란
  호흡조절, 이완자세와 같은 기법이 단기간의 호흡곤란의 인지 감소에 도움을 준다. 운동 훈련, 에너지보존기법, 환자교육은 장기간동안 호흡곤란의 인지를 감소하는데 도움을 준다.

사례 6 안정성 만성 폐쇄성 폐질환
Stable Chronic Obstructive Pulmonary Disease

병력/차트기록 (HISTORY/CHART NOTES)

1. 이 환자의 기능적 과거력을 기록한다.
   - 지난 몇 년간 점진적으로 숨이 참이 나타났음
   - 현재 2블럭의 거리 보행이 어려움
   - 계단을 전혀 오를 수 없고 집 밖에 출입을 거의 하지 않음
   - 환자의 빨래와 집안일을 돕는 가정부가 있음.
2. 이 환자의 흡연력을 기록한다.
   - 44년 동안 하루 2갑의 담배흡연, 연간 약 88갑.
   - 6년 전 담배끊음.

청진 (AUSCULATATION)

안정성 만성폐쇄성폐질환(COPD) 환자에게서 들을 수 있는 소리:

- 대부분 매우 감소된 공기출입/호흡소리
- 적은 빈도로 중간이나 고음의 천명(wheeze)이 들림
- 미만성(diffu se) 기도폐색이 있는 경우, 조기 흡기 시 갈리지는 소리가 들릴 수 있음

가슴(흉)부 엑스선검사 (CHEST X-RAY)

가슴(흉)부 엑스선검사 결과는 중증 COPD와 일치한다:

- 큰 폐영역
- 작은 심흉지수와 함께 늘어난 종격
- 납작해진 가로막(횡격막)
- 수평모양의 늑골
- 혈관표시의 증가

그 밖의 특징:

- 가슴 음영이 양측으로 나타남

동맥혈액가스 (ARTERIAL BLOOD GASES)

pH 7.32 $PaCO_2$ 60 PaO_2 51 HCO_3^- 31

엄지손가락 1의 법칙(5장, 표 5-5): $PaCO_2$는 HCO_3^-가 평균수치에서 6으로 증가함에 따라 20 mmHg로 증가한다. HCO_3^-는 보상이나 만성 호흡성알카리와 일치하여 급성 호흡성알카리의 예상보다 더 증가한다. 또한 HCO_3 는 30 mEq/L보다 커지는데 이는 만성 호흡성알카리를 나타낸다.

엄지손가락 2법칙(5장, 표 5-5): $PaCO_2$는 PaO_2가 49에서 29 mmHg로 감소함에 따라 20 mmHg 증가한다. 따라서 PaO_2의 감소는 저환기와 다른 저산소혈증과 일치하는 $PaCO_2$의 증가보다 불균등하게 높다. 만성폐쇄성폐질환(COPD) 상태에서의 PaO_2감소 원인은 환기관류불균형(ventilation-perfusion mismatch)과 폐포저환기(alveolar hypoventilation)가 원인이다.

폐기능결과 (PULMORY FUNCTION RESULTS)

1. *FEV_1과 FVC, FEV_1/FVC 비율을 살펴본다. 이 결과에 제한할 수 있는 질병양상은 무엇인가?*
   이 결과는 만성폐쇄성폐질환을 제안할 수 있다.
   그 이유는?
   FEV_1과 FVC가 매우 크게 감소하였고, FEV_1은 큰 정도에 영향을 미치기 때문이다.
   기관지확장제에 대한 반응이 있었는가? 어떻게 알수 있는가?
   매우 큰 기관지확장제 반응이 있었다. FEV_1가 14%에서 15%로 증가한 것은 임상적으로 큰 개선이 있음을 의미한다. FEV_1수치의 개선은 치료 후와 %변화로 나타난다.
2. *폐용적을 보아라. 어떤 양상의 폐질환을 제안할 수 있는가?*
   이 결과는 만성폐쇄성폐질환을 제안할 수 있다.
   이러한 큰 폐용적에 영향을 주는 병태생리학적 요인은 무엇인가?
   증가된 기도저항이 동적인 압박을 가져와 가스폐색과 더 큰 폐용적을 발생시킨다.

물리치료 관리 (PHYSICAL THERAPY MANAGEMENT)

1. *이 환자의 문제목록과 치료계획을 작성한다.*

문제목록(Problem List)

1. 호흡곤란
2. 감소된 운동지구력
3. 질환과 자기관리에 대한 이해부족

치료계획(Treatment Plan)

문제 1. 호흡조절, 이완자세와 같은 기법은 단기간의 호흡곤란 인지를 감소시킬 수 있다. 운동훈련, 에너지보존기법, 환자교육은 장기간의 호흡곤란 인지를 감소시킬 수 있다.

문제 2. 환자에게 호흡조절, 운동훈련, 에너지보존기법을 가르친다.

문제 3. 환자가 필요한 것을 결정하고 환자에게 도움이 되는 교육지역을 지시한다.

2. *이 환자가 정기적으로 호흡재활프로그램에 참여하는데 극복해야 할 문제나 장애가 있다면 무엇이라고 생각하는가? 환자가 재활프로그램에 참가하도록 촉진시켜야 할 점은 무엇인가?*

   장애물과 문제는 환자의 생활, 운전 불가능과 피로이다. 치료사는 친구나 가족으로부터의 지지, 재활프로그램에 대한 태도와 지식정도에 대해 알고 싶어 한다.

   치료사는 환자가 장애인 운송수단을 알려주고 치료시간이 환자가 가장 좋은 시간에 맞도록 치료프로그램을 조정가능하게 하여 재활프로그램에 참가하도록 환자의 능력을 촉진시킬 수 있다.

사례 7 낭성 섬유증
Cystic Fibrosis

병력/차트기록 (HISTORY/CHART NOTES)

1. 이 사례 이외에 초기평가 시 알고 싶은 다른 정보는 무엇인가?

현재질환의 병력(History of Present Illnbess)

객혈(hemoptysis): 양이 어느 정도인가? 즉, 가래의 무늬; 피의 색깔은? 마지막은 언제인가?

타진법과 체위배액법은 객혈이 있는 경우 다른 질환을 일으킬 수 있기 때문에 금기시된다. 물리치료사는 이 치료를 시작하기 전에 호흡계전문가와 이 문제를 명백하게 해야한다.

가래: 환자는 기침을 얼마나 많이 하는가? 농도는 어느 정도인가? 색깔은 어떠한가?

이것은 환자상태가 급성악화인지를 결정하고 환자의 경과를 평가하기 위해 참고할 수 있으므로 중요하다.

열: 낭성 섬유증 환자는 보통 열이 내리지 않으면 운동을 실지하지 않는다.

과거치료병력(Previous Medical History)

마지막 입원: 입원빈도는 어느 정도인가? 입원기간은 어느 정도인가?

병원에서 일반적 치료(물리치료)를 받았는가: 환자는 어느 쪽 폐가 나쁜지 알고 있는가?

그 밖의 질환: 당뇨병? 낭성 섬유증에 췌장의 요소가 있는가?

활동수준: 어떤 것을 얼마나 많이 할 수 있는가? 기도청결에 보조기를 사용하는가?

기관지 위생: 환자가 기도청결을 위해 일반적으로 하는 것은 무엇인가?

사회적 병력: 이 환자는 혼자 살고 있는가? 친구나 가족들의 보호를 받고 있는가? 환자가 즐기는 활동은 무엇인가?

2. *낭성 섬유증이 있는 22세 남성의 특징관찰을 사례 7의 그림 7-1에 조사하시오. 이 남성의 호흡손상과 낭성 섬유증에 일치하는 특징을 기록하시오.*

일반적 외모:

- 작은 체격, 영양결핍, 근육쇠약

흉벽:

- 어깨부위(상지대)가 올라가고 부수근의 돌출이 증가
- 갈비뼈사이늑간근의 비끌림(indrawing)
- 외측면의 가슴(흉)부가 뚜렷함

감시장치와 선(lines):

- 비강 삽입관의 산소공급
- 약물투여를 위한 정맥선(central line)

말초부위:

- 곤봉형 손가락

사진상 명확하지 않지만 관찰할 수 있는 이 환자의 다른 특징:

호흡패턴과 흉벽운동:

- 코벌림/입술 오므리고 호흡
- 호흡곤란
- 보조근(부수근) 사용 증가
- 가슴(흉)부 팽창감소

청진 (AUSCALTATION)

낭성 섬유증 환자에게서 들을 수 있는 소리:

- 환측 폐부위의 감소된 공기출입/호흡소리
- 중간과 낮은 크기의 천명(wheeze), 점액이 기도를 부분적으로 막을 경우 갈라지는 소리
- 천식요소가 있을 경우 높은 크기의 천명(wheeze)

가슴(흉)부 엑스선검사 (CHEST X-RAY)

가슴(흉)부 엑스선검사 결과는 낭성 섬유증과 일치한다:

- 골격구조의 비정상. 늑골의 비대칭에 주목
- 편측횡격막이 납작해짐
- 늘어난 종격과 작은 심흉지수
- 흉터에 일치하는 증가된 간질표시

동맥혈액가스 (ARTERIAL BLOOD GASES)

pH 7.30 $PaCO_2$ 110 HCO_3^- 52 PaO_2 45

엄지손가락 1법칙(5장, 표 5-5): $PaCO_2$는 HCO_3^-가 27 mEq/L로 증가함에 따라 70 mmHg 증가한다. HCO_3^-는 보상적 또는 만성 호흡성알카리와 일치하여 급성 호흡성알카리의 예상보다 더 증가한다. 임상일지: 52.5의 HCO_3^-는 정상보상작용보다 크다. 이 환자는 또한 대사성 알카리증이 있을 수 있다.

엄지손가락 2법칙(5장, 표 5-5): $PaCO_2$는 PaO_2가 55에서 35 mmHg로 감소함에 따라 70 mmHg 증가한다. 이 환자는 O_2 공급을 받고 있으므로 이 엄지손가락 법칙은 적용되지 않는다. 환자는 병적인 정도가 심하며 기계적 환기를 하고 있다.

폐기능 (PULMONARY FUNCTION)

1. *FEV_1과 FVC, FEV_1/FVC 비율에서 나타나는 폐질환 양상은 어떤 종류인가?*
   FEV_1과 FVC, FEV_1/FVC는 모두 정상치보다 감소했고 폐질환의 폐쇄적 양상과 일치한다.
2. *유량용량선(flow-volume loop)에서 나타나는 특징적인 모양은 무엇인가? 어떤 곡선이 유량용량선인가?*
   유량용량선은 좌측의 곡선이다. 상부 절반은 호기시 유량을 나타내며 아래 절반은 흡기 시 유량을 나타낸다. 상부 절반은 부채꼴 모양이 특징적이며 폐쇄성 폐질환과 일치한다.
3. 오는')측 *하부의 유량-시간곡선(flow-time curve)을 보시오. 유량-시간곡선이 9초와 10초 사이에 끝나는 이유는 무엇이라고 생각하는가?*
   강제호기기법은 환자가 호흡이 어렵다고 느끼고 다른 호흡수단이 필요하기 때문에 중간에서 심한 정도의 환자에게만 실시한다.

물리치료 관리 (PHYSICAL THERAPY MANAGEMENT)

1. *이 환자와 관되어 예상할 수 있는 다른 건강전문가는 누구인가?*
   - 호흡계전문가와 전공의: 환자관리자로서 역할; 검사지시, 조사, 절차, 약물치료, 그 밖의 건강전문가를 말함
   - 사회복지사: 행정업무와 제 3자 자금발행관리를 함; 상담가로서의 역할
   - 정신과의사: 환자의 질환경과가 나빠지는 경우와 관련있음
   - 영양사: 환자의 필요한 영양과 관련이 있으며 호흡계전문가에게 관에 삽입할 음식에 대한 조언을 함
   - 간호: 매일 환자의 보호
   - 진료협력자(clinic coordinator): 환자가 낭성 섬유증(CF) 진료부가 있는 병원에 입원한 경우 진료협력자가 환자의 관심사에 관해 도움을 줄 것이다.

- 호흡기계 치료사: 폐기능검사 관리, 동맥혈액검사, 동맥혈산소포화도(SaO_2감시, 입원환자와 외래환자의 산소요구를 처리

2. *문제목록과 치료계획*

문제목록(PROBLEM LIST)

1. 분비물 증가와 가슴(흉)부감염
2. 운동인내력 부족
3. 확실한 기도청결 교육과 가정에서의 운동실시

치료계획(TREATMENT PLAN)

문제 1. 기도청결기법은 환자가 퇴원 후 자기관리 기법지침 사용 후 나타나는 급성병세악화관리를 위해 실시한다.

문제 2. 운동지구력을 향상시키기 위한 유산소 요소. 이 환자군의 골다공증을 최소화하기 위한 고충격 또는 고강도 훈련을 강조한다.

문제 3. 환자가 가정에서 실시할 수 있는 기도청결과 운동기법 교육에 초점을 맞춘다. 환자가 퇴원 후 기도청결 관리를 독립적으로 실시할 수 없다면 가정 물리치료사를 배치할 수 있다.

사례 8

천식-급성 악화

Asthma - Acute Exacerbation

병력/차트기록 (HISTORY/CHART NOTES)

1. *감시를 위한 평가지표는 무엇인가?*
    - 생체징후(Vitals): HR, RR, BP, SaO_2 산소측정기(oximeter)는 사용가능하지만, 보통 이 시점에서는 이용되지 않음
    - 청색증
    - 호흡곤란; 숨가쁨으로 인해 대화가 어려움; indrawing(상부늑골, 늑간근, 횡격막)
    - 자세
    - 원통형 흉곽인가?
    - 보조근(부수근, accessory muscle) 사용
    - 비정상적 청진결과
    - PEFR 그러나 최대유량계(peak flow meter)는 아님
2. *환자의 호흡과 심혈관상태가 악화되거나 개선을 나타내는 요소는 무엇인가?*
    - 상태악화는 생체징후(vitals)가 정상범위에서 벗어나는 것, 청색증증가, 호흡곤란증가, indrawing 증가, 청진결과의 악화가 있다.
    - 개선은 생체징후(vitals)가 정상범위에 있는 것, 평정상태유지, 호흡곤란감소, 청진결과 개선이 있다.

청진 (AUSCULATATION)

천식이 있는 환자에게서 들을 수 있는 소리:

- 보통 흡기와 호기단계 모두 높거나 중간음의 천명(wheeze)이 들림. 천명은 음이 다양할 수 있다.

가슴(흉)부 엑스선검사 최대호기류율(최대호기류 PEER)

가슴(흉)부엑스선검사결과는 급성천식과 일치한다:

- 큰 폐영역
- 수평으로된 갈비뼈(늑골)
- 늘어난 종격과 작은 심흉지수(cardiothoracic index)
- 편측가로횡(격)막의 납작함

그 밖의 특징:

- EKG 전극
- 양측성의 가슴음영

가끔 천식이 있는 환자의 가슴(흉)부 엑스선은 급성병세악화(acute exacerbation)가 없으면 정상일 수 있다.

동맥혈액가스 (ARTERIAL BLOOD GASES)

pH 7.25 $PaCO_2$ 59 HCO_3^- 25 PaO_2 60

엄지손가락 1 법칙(5장, 표 5-5): $PaCO_2$는 19 증가하며 HCO_3^-에는 큰 변화가 없음. HCO_3^-는 환자의 HCO_3^-가 보통 23 mEq/L이면 2 mEq/L이 증가할 수 있음. HCO_3^-는 정상범위에 있으며 급성 호흡알카리증과 일치할 수 있다.

엄지손가락 2 법칙(5장, 표 5-5): $PaCO_2$는 저환기와 다른 저산소증의 원인과 일치하여 PaO_2가 40에서 20 mmHg로 감소함에 따라 19로 증가한다.

폐용량측정법과 최고호기유속 (SPIROMETRY AND PEAK EXPRITAT)

폐용량측정 수치를 해석한다.

이 환자의 FEV_1, FVC, PEFR은 유사한 나이, 성별, 신장을 가진 건강한 사람의 예상수치에 비하여 감소한다. 이 결과의 비정상을 평가하는 더 정확한 평가는 예상비율수치(percent-predicted value) 계산으로 결정할 수 있다(아래 참조).

폐에 나타난 병적인 양상은 무엇인가?

FEV_1과 FVC가 모두 감소했으므로 폐쇄성 양상과 일치한다.

표를 완성하고 예상 %수치와 기관지확장제 투약 후 개선된 %를 계산한다.

예상 %수치 계산법: 환자의 결과 ÷ 예상수치 × 100 = 예상 %

FEV_1의 큰 개선과 함께 기관지확장제에 큰 반응이 나타났다. 기관지확장제 투약후의 FEV_1의 비율변화는 다음과 같이 계산할 수 있다:

= (후-전) ÷ 전 × 100

= (3.0 - 1.8) ÷ 1.8 × 100 =67% 변화

기관지확장제 투여 후 15%에서 14% 또는 그 이상의 FEV_1변화는 임상적으로 중요하게 간주된다.

사례 8의 폐용량측정수치와 최고흡기율 수치의 계산:

	전 BD(L)	예측	예측 %	후 BD(L)	향상 %
FEV_1	1.8	3.8	47	3.0	67
FVC	3.2	4.7	68	4.2	
FEV_1/FVC	56%	80%	70	71%	
PEER	3.81	8.87	43		

약어: Pre BD: before bronchodilator(기관지확장제 투여 전); Pred: predicted(예상); Post BD: after bronchodilator(기관지확장제 투여 후).

물리치료 관리 (PHYSICAL THERAPY MANAGEMENT)

어떤 건강전문가에게 이 환자의 진찰을 맡길 것인가?

특히 환자의 천식을 진단하여 의학적 관점에서 최적으로 관리될 수 있도록 의사의 진찰이 필요하다. 이것은 일반개원의사(general practitioner), 호흡기전문의사(pulmonologist), 스포츠의학의사가 될 수 있다. 환자의 증세가 중증일 때 천식을 관리할 수 있도록 약물에 대한 특별한 조언이 필요할 수 있다. 어떤 처방약은 운동선수의 약물검사 때 양성으로 기록된다.

사례 9 만성 폐쇄성 폐질환과 폐렴
Chronic Obstructive Pulmonary Disease And Pneumonia

병력/차트기록 (HISTORY/CHART NOTES)

1. *급성병세악화(acute exacerbation)의 과거력과 관련된 특징을 기록한다.*
   - 해열, 숨가쁨의 증가, 근력약화 호소
   - 2일전 항생제 처방
   - 호흡이 좋아지지 않고 설사 발생
   - 점액이 많은 기침은 없음
   - 오늘 아침 숨가쁨이 더 심해져 내원 함
2. *환자의 호흡상태 악화와 관련된 신체검사결과를 기록한다.*
   - 안면의 홍조와 발한(diaphoretic)
   - 주로 입호흡(mouth breather)을 하며 보조(부수)근육의 사용
   - 숨이 차기 때문에 말을 자주 멈춤
   - 눕는 것보다 앉아있으려고 함
   - 가슴(흉)부나 원통형 흉곽의 AP 직경 증가
   - 바깥갈비뼈(외측 늑골)의 움직임 감소
   - 갈비뼈사이(늑간근)의 비끌림(indrawing)
   - 손가락의 뚜렷한 니코틴 자국

신체특징 (PHYSICAL FEATURES)

이 환자의 신체특징은 사례 9의 그림 9-1에 있으며 호흡계손상과 COPD와 일치한다:

- 돌출된 보조(부수)근육 — 즉, 등세모근(승모근), 목빗(흉쇄유돌)근
- 어깨(상지대)의 거상
- 원통형가슴 — 특히 외측면에서 뚜렷함
- 전면과 측면의 하부갈비뼈(늑골) 뚜렷이 보임
- 몇몇 근육의 쇠약

청진 (AUSCULATATION)

COPD와 폐렴환자는 다음과 같은 소리가 들린다:

- COPD로 인한 매우 감소된 기도출입/호흡소리
- 폐렴이 기관지경련(bronchospasm)을 일으킨 경우 중간과 높은 음의 천명(wheeze)
- 폐렴으로 인해 분비물이 증가할 경우 거친(중간 또는 낮은 음) 갈라지는 소리
- 경화가 발생한 폐부위의 기관지호흡; 그러나 폐렴이 있는 환자는 더 광범위 함(가슴(흉)부 엑스선 참고)

가슴(흉)부 엑스선 (CHEST X-RAY)

가슴(흉)부 엑스선 결과:

- 폐렴:
  - ○ 폐 영역 특히 오른측 중엽(RML)과 오른측 하엽(RLL)에 광범위한 불투명성 증가
  - ○ 이두운 심가로(횡격)각도와 두드러지지 않은 갈비가로늑횡격 각도.
- 만성폐쇄성폐질환(COPD):
  - ○ 큰 폐영역
  - ○ 종격의 신장과 작은 심흉지수
  - ○ 수평이된 갈비뼈(늑골)
- 환자의 가슴(흉)부를 가로지르는 관은 산소공급을 위한 코안(비강)으로 삽입한 것임

동맥혈액가스 (ARTERIAL BLOOD GASES)

pH 7.22 $PaCO_2$ 50 HCO_3^- 20 PaO_2 50

$PaCO_2$와 pH는 호흡성 알카리증을 나타냄

엄지손가락 1 법칙(5장, 표 5-5): PaO_2가 60에서 30 mmHg로 감소함에 따라 $PaCO_2$는 10mmHg 증가하며 저환기와 다른 저산소증의 원인이 될 수 있다. 이같은 변화들은 HCO3-. pH 그리고 P aCo^2 호흡과 산서증(acidosis)이 일치한다.

엄지손가락 2 법칙(5장, 표 5-5): The PaO_2는 $PaCO_2$가 30애서 50을 감소함에 따라 10mmHg 증가하도록 이는 저환기와 또다른 저산소등의 원인과 일치하는 것이다.

물리치료 관리 관리 (PHYSICAL THERAPY MANAGEMENT)

1. *이 환자의 문제목록과 치료계획을 기록한다.*

문제목록(PROBLEM LIST)

1. 가스교환 부족
2. 분비물 지체
3. 이동성과 운동지구력 감소
4. 질환에 대한 이해와 자기관리능력의 부족

치료계획(TREATMENT PLAN)

문제 1. 호흡조절과 코로 숨들여 마시기(pursed lip breathing), 호흡곤란감소를 위한 자세, 가스교환 최적화. 처방대로 산소공급을 확실하게 한다.

문제 2. 주의깊게 평가하고 계속 감시한다. 폐렴은 분비물 초과가 나타나지 않을 수도 있고 환자가 기도청결기법이 필요한 단계가 올 수 있다.

문제 3. 참을 수 있는 만큼 이동한다. 보조가 필요한지를 결정하며 가동성운동과 지구력운동 개선의 중요성에 관해 교육한다. 폐기능 재활프로그램 참여가능성에 관해 의논한다.

문제 4. 필요한 대로 필요한 평가와 환자교육에 초점을 둔다. 퇴원 후 환자의 폐기능 재활 가능성에 관해 검진한다. 사회활동을 포함한 가정상태에 관한 세부사항을 결정한다. 퇴원계획을 시작한다.

2. *이 환자에 대한 당신의 치료계획은 비슷한 폐렴이 있는 젊은 환자와 비교하여 다른점이 있는가? 그 이유는?*

   다르다. 이 환자의 치료계획은 비슷한 폐렴이 있는 젊은 환자와 다르다.

   이 환자는 다음과 같다:

   - 폐렴이 더 큰 정도와 치료의 위험성이 더 커서 만성폐쇄성폐질환(COPD) 환자를 손상시키기 때문에 더 우선이 되어야 한다.
   - 호흡기법에 관해 더 특별한 지시와 감시가 필요하며 가스교환을 최적화하고 호흡곤란을 최소화하기 위한 자세가 요구된다.
   - 분비물이 문제가 되는지 주의깊은 감시가 필요하며 기도청결기법을 지시한다.

사례 10 왼측 울혈성 심부전-폐부종
Left-Sided Congestive Heart Failure – Pulmonary Edema

병력 (HISTORY)

1. *승모판탈출증(mitral valve prolapse)이 역류(regurgitation)를 일으키는 이유는 무엇인가? 승모판탈출증의 징후와 증상은 무엇인가?*
   승모판탈출증은 판막이 늘어나 기능을 하지 못하고 역류가 발생하는 것이다. 대부분 그 원인은 알려지지 않았다. 승모판탈출증은 류머티스성열, 허혈성심장질환, 심근병증(cardiomyopathies)의 원인이 될 수 있으며 증상이 나타나지 않는다. 판막의 기능이 더 저하되면 부정맥(arrhythmia), 심계항진(palpitation), 현기증(lightheadedness), 실신(syncope), 일과성허혈발작(transient ischemic attacks), 피로, 호흡곤란, 객혈(hemoptysis)과 같은 징후와 증상이 발생할 수 있다.
2. *스탈링의 방정식(18장 호흡질환의 폐부종)을 조사하고 모세혈관 교환을 일으키는 요인과 모세혈관으로부터 나가는 순수유량을 조사한다. 왼(좌)측심장 부전의 간질액수준을 증가시키는 주요 요인은 무엇인가? 10장의 그림 10-1 방정식에 이 요인을 구체화하여라. 다른 크기의 화살표를 사용하여 각각의 요인에 관련된 것들을 표시하여라.*
   왼측심부전의 간질액수준을 증가시키는 주요요인은 모세혈관내의 정수압이다. 좌측심부전에 폐부종을 일으키는 요인은 248쪽의 그림 10-1에 나온다.
3. *환자는 개선되었는가 쇠약해졌는가? 당신 답의 기본정보는 무엇인가?*
   환자는 다음과 같은 변화로 개선되었다:
   - 맥박산소계측기로 측정한 산소포화도(SpO_2)는 예비산소의 낮은 유속전달체계로 높아짐 (안면 마스크에 비강으로 분당 2 L씩 40% 산소 공급)
   - 혈압과 심박수는 똑바로 누울 때 낮아짐
   - 체온은 약간 감소
   - 통증감소
   - 헤모글로빈수치가 거의 두 배로 증가
   - 피부가 차갑고 습하지 않고 따뜻하고 건조함
   - 하엽의 양측보다 왼(좌)하엽의 공기출입이 감소

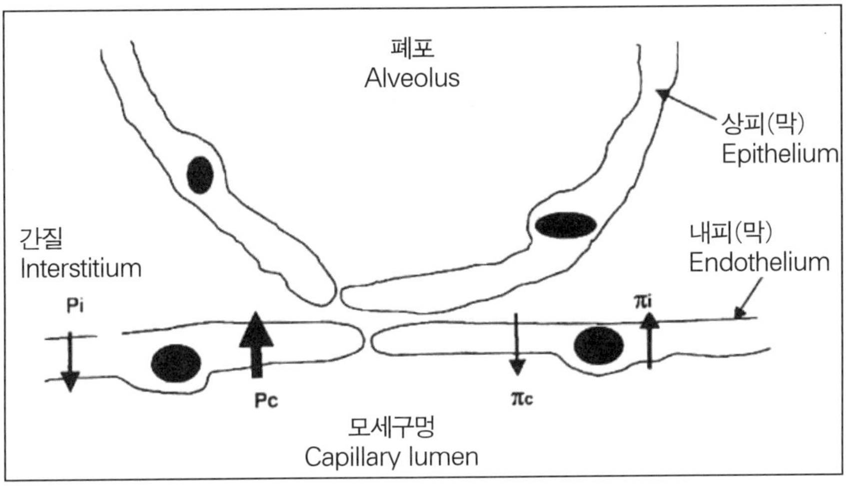

그림 10-1. 왼측 심부전을 일으키는 요소.

가슴(흉)부 엑스선검사 (CHEST X-RAY)

가슴(흉)부 엑스선검사결과는 왼측의 울혈성 심부전과 폐부종이 나타났다:

- 큰 심흉지수와 일치하는 매우 큰 심장
- 증가된 혈관표시가 종격에 가장 두드러지며 폐의 말초부 바깥쪽으로 방사됨
- 폐부위의 간질증가
- 수평열의 윤곽

EKG 전극도 심장질환이 있는 환자에게 나타날 수 있다.

물리치료 관리 (PHYSICAL THERAPY MANAGEMENT)

당신의 물리치료접근을 어떻게 변화시킬 것인가? 환자의 증상이 호전되면 치료과정은 어떻게 진전시킬 것인가?

치료접근은 4가지 주요문제가 변할 것이다.

- 가스교환부족: 정상수치에 도달할 때까지 주의를 한다. 필요시 기침과 함께 호흡운동을 실시한다. 가능한 한 바른자세로 하면 가동성이 증가될 것이다.
- 이동성감소:
    - ○ 저혈압이 있으므로 체위변경마다 멈추면서 느리게 움직이도록 지시한다. 침상이동에서 의자에 앉기, 방안에서의 보행, 다음으로 복도에서의 보행으로 발전시킨다. 독립의 시간과 정도는 증가할 것이다.

- ○ 상지의 가동범위운동을 가운데 복장골(정중흉골)절개술의 한계부위 이내에서 실시한다 (답변지침 사례 12의 표를 참조).
- ○ 옷입기, 계단오르기 같은 기능적 활동을 참을 수 있을 만큼 실시한다.
- ○ 예후는 환자의 통증과 피로 정도 범위 내에서 나타날 것이다.

- 통증은 감소하지만 여전히 많은 상태이다. 물리치료사는 진통제가 충분이 투여되도록 확인한다. 보조적 기침을 하도록 한다.
- 퇴원계획은 현재 가정생활에 요구되는 기능적능력의 평가를 실시하며 집에 돌아갈 수 있도록 추가적인 보조가 필요한지 필요하지 않은지 결정한다.

사례 11 급성심근경색-양호한 회복
Acute Myocardial Infarction – Good Recovery

병력/차트기록 (HISTORY/CHART NOTES)

1. 이 환자의 심장 위험요인을 평가하고 2차 예방계획을 세운다.
   앞으로의 심근경색 위험을 감소하기위해 환자에게 생활방식을 바꾸도록 충고한다. 지역 협력단체, 웹사이트, 지역심장병협회, 책자, 비디오자료를 연결시켜준다. 금연은 이환자에게 가장 중요하다. 식습관 변화와 상담이 필요하다. 보행운동, 실내 쇼핑몰에 간다거나 외부 보행 시에 활동수준을 증가시키게 한다.

   심장질환 환자의 금기증
   - 불안정한 협심증
   - 휴식시수축기 혈압 〉200 mmHg 또는 확장기혈압 〉 110 mmHg
   - 운동시 혈압 〉 20 mmHg의 증후성 하락
   - 중간에서 심한 정도의 대동맥협착
   - 그 밖의 질환이나 열
   - 억제되지 않은 심방 또는 심실부정맥
   - 억제되지 않은 빠른 맥(빈맥, tachycardia) 또는 3도 심장차단(third degree heart block)
   - 억제되지 않은 만성심장기능상실(CHF), 당뇨
   - 활성 심막염, 심근염, 최근의 색전증 또는 혈정정맥염
   - 휴식시 ST분절변화 〉 2 mm
   - 창백, 식은땀, 현기증, 심한 호흡곤란과 같은 임상적 징후

심전도검사 (ELECTROCARDIOGRAM)

이 환자의 V2와 V3 도출 근전도를 검토하여라. 이 도출에서 심근경색과 일치하는 주요 특징은 무엇인가?

심근경색(MI)과 일치하는 근전도의 주요 특징은 V2와 V3도출에서의 ST분절 하락이며, 이는 심근경색의 Q파이다. 심근경색의 부위, 진단, 임상적 특징은 19장, 표 19-5를 참조하여라.

물리치료 관리 (PHYSICAL THERAPY MANAGEMENT)

1. *심근경색 2일 후 환자는 안정을 되찾아 심장병동으로 이송되었다. 의사 G가 재활에 관해 당신에게 물어보았다. 이 환자의 입원환자 재활계획을 세워라.*

   이 환자의 심장재활 동안 운동과 운동단계의 금기증에 관한 사항은 상부 "병력/차트 기록"에 있으며 심장재활단계는 다음과 같다:

   - 단계 Ⅰ - 급성/입원단계

     환자가 의학적으로 안정적일 때 시작한다

     - 1 단계(1 METs)

       침상안정을 취하지만 부드러운 팔 · 다리(상 · 하지) 능동가동범위운동을 실시한다. 그러나 심장개방수술을 한 복장뼈(흉골) 절개환자는 복장뼈(흉골) 부위에 주의를 기울여야 한다.
     - 2 단계(2 METs)

       의자에 앉은 채 식사를 하며 하루 몇 번 정도 화장실이나 병실 안을 걷게 한다(50 피트까지). 일상생활동작을 수행하도록 하며 능동가동범위운동 반복횟수를 증가시킨다.
     - 3 단계(3 METs)

       앉은 채 샤워수행. 하루 250피트씩 3~4회 보행
     - 4 단계(4 METs)

       독립적인 일상생활활동수행과 하루 1000피트씩 3~4회 보행

       계단 1개 오름
   - 단계 Ⅱ - 아급성/퇴원 후 단계

     보통 6주 동안 입원했던 병원 퇴원 후 시작한다. 조건화운동(conditioning exercise)은 면밀한 심장기능 감시와 함께 수행한다. 시작하지 않았으면 위험요소 감소에 관해 교육한다.
   - 단계 Ⅲ - 집중재활

     단계 Ⅱ의 완료 후 환자를 큰 그룹에서 운동을 하게 한다. 이 단계 동안 저항훈련을 시작한다.
   - 단계 Ⅳ - 유지단계

     그룹의 운동 훈련을 계속 진행하거나 자기감시 프로그램 실시

상세한 것은 9장을 보시오.

일반적으로:

- 근전도를 포함한 환자의 휴식 시 생체징후를 알아둔다.
- 환자가 활동 중 특이한 근전도 변화가 원격 측정되는 경우 모니터를 주시하거나 심장병동 간호사에게 알린다.
- 방문목적, 재활의 이점과 위험에 관해 설명한다. 환자에게 재활치료는 면밀한 감독과 필요 시 의료적 도움이 가능한 안전한 환경에서 이루어짐을 재확인시킨다.
- 환자의 이전 기능적 수준을 고려하며 환자의 능력에 맞게 재활치료를 설정한다.
- 활동을 견디지 못하는 징후가 있는지 살핀다.
- 치료형태, 빈도, 강도, 기간을 포함하여 환자가 해야 할 재활치료를 상세하게 알려준다.
- 운동 중 심박수와 근전도 이외에 협심증통증척도(angina pain scale), 호흡곤란척도, 맥박산소측정법(pulse oximetry), 혈압수준과 같이 부가적인 객관적 수단을 사용한다.
- 외래환자 심장재활을 위해 건강관리팀과 접촉한다.

관련도서 (BIBLOGRAPHY)

American College of Sports Medicine. *Guidelines for Exercise. Testing and Prescription.* 5th ed. Philadelphia: Lea & Febiger; 1995.

사례 12 급성 심근경색-심장(관상)동맥우회술

Acute Myocardial Infarction – Coronary Artery Bypass Graft

병력/차트기록 (HISTORY/CHART NOTES)

1. 관상동맥우회이식술 후 환자에게 상처와 복잡뼈(흉골)에 관하여 어떤 주의사항을 알려야 하며 왜 이러한 지시가 필요한가?

   상처와 복잡뼈(흉골)치료:

   - 절개부위가 건조하고 치유가 되면 사워를 해도 된다(10분 이내).
   - 지나치게 높은 온도의 물은 피한다.
   - 비누와 물로 부드럽게 닦고 피부가 완전히 나을 때까지 문지르지 않는다.
   - 로션이나 연고는 바르지 않는 것이 좋다.
   - 절개부위의 약간의 가려움증, 무감각, 긴장감은 정상적인 증상이다.
   - 복잡뼈(흉골)은 완치되는데 6주에서 8주 정도 소요된다. 10파운드가 넘는 물건을 들지 말고 복잡뼈(흉골)에 딸깍거리는 소리를 일으키는 활동은 피한다. 가끔씩 나는 소리는 정상이다.
   - 기침이나 재채기시 베개를 복잡뼈(흉골)부위에 고정한다.
   - 목부위(경부), 팔(상지대도 포함), 몸통(체간) 가동범위운동을 실시한다.
   - 대칭적이고 적절한 자세는 필수적이다.
   - 침대나 의자에서 이동시 팔을 미는 동작을 하지 않는다.
   - 침대에 엎드린 자세는 피한다.
   - 다리정맥이 이식에 사용되었다면, 그 부위의 다리를 거상해주고 지지스타킹을 착용한다.

   환자가 다음과 같은 감염 증후가 있다면 의사에게 통보한다:

   - 절개부위의 배액유출이나 개방증가
   - 절개부위의 홍조나 열감의 증가
   - 열 $\geq$ 38°C 또는 100°F

   흉골절제부위의 손상을 피하고, 통증관리, 손상부위가 적절히 치유되도록 흉골부위의 주의사항에 대해 환자에게 가르쳐준다.

근전도검사 (ELECTROCARDIOGRAM)

1. *급성 근전도 변화를 확인한다.*
   환자는 전면부 경색으로 복잡뼈(흉골)분절 거상에 고통을 느낀다. 전층(transmural)에 증상이 있으며, 왼쪽 전면으로 하강하는 관상동맥폐색이 있다. 초급성(hyperacute) 단계 동안 복잡뼈(흉골) 분절의 거상이 중요하다.
   급성단계 시 근전도변화는 사례 12의 그림 12-1에 설명하였다. 명확한 Q파가 RS 굴절없이 나타난다. Q파는 괴사를 나타낸다. 지속적인 복잡뼈(흉골)의 거상과 T파가 수직으로 나타나는데 이 단계의 전형적인 징후이다.
   아급성단계 후 복잡뼈(흉골)분절 거상은 급성단계보다 감소했으며, T파가 반대로 바뀌고 QRS복합체는 넓어질 것이다. 만성단계에서 복잡뼈(흉골)분절의 변화는 최소화 되거나 정상으로 되돌아간다. Q파는 큰 경색(작은 경색으로 변함)과 함께 지속되며 QRS복합체는 넓게 나타나고 T파는 보통 수직배치로 되돌아간다.

물리치료 관리 (PHYSICAL THERAPY MANAGEMENT)

1. *심장(관상)동맥우회이식술(CABG) 2일 후 환자는 안정을 되찾아 심장병동으로 이송되었다. 의사 G가 재활에 관해 당신에게 물어보았다. 이 환자의 입원환자재활계획을 세워라.*
   심장질환 환자의 운동에 관한 금기증과 심장재활단계 답변지침 사례11에 관해 알아두며 입원환자 재활시작 전에 상처와 복잡뼈(흉골)부위의 치료를 검토한다. 환자는 다음을 수행한다:
   - 복잡뼈(흉골)부위 주의사항을 지킨다.
   - 팔을 위로 올리는 동작을 삼간다.
   - 침대와 의자에서 움직이고 계단을 오를 때 팔을 사용하지 않는다.
   - 심호흡운동을 수행하고 기침 시 베게를 복잡뼈(흉골)부에 지지한다. 치료사는 환자의 자기관리와 보행의 수준을 점차 증가시킨다.

   환자는 심장(관상)동맥우회이식술(CABG)후 입원환자 운동에 참여해야 한다. 운동프로그램은 보통 다음으로 구성된다:
   - 준비운동: 심호흡, 이완, 부드러운 순환운동
   - 핵심운동프로그램: 목부위(경부), 어깨부(견갑대), 양측성의 팔(상지)운동, 몸통(체간), 다리(하지) 가동범위운동
   - 마무리단계: 심호흡, 이완, 부드러운 순환운동
   - 의자에서 운동실시
   - 가동범위운동은 환자가 참을 수 있는 만큼 수행한다(즉, 과도한 불편함과 복잡뼈(흉골)

소리가 없어야 함).

- 환자에게 맞는 비율로 운동을 실시한다. 다른 날짜의 심장(관상)동맥우회이식술(CABG)환자는 같은 운동집단에 참여하기 때문에 자신의 몸에 관해 듣도록 해야 한다. 다른 운동집단의 환자들이 하는 것을 반드시 할 필요가 없다.

주의: 복잡뼈(흉골)절개술은 보통 가슴(흉)부절개술보다 통증이 심하지 않고 더 참을만 하다. 폐기관 합병증율과 심장개방술 후 평균 입원기간은 상복부와 가슴(흉)부 수술 후 보다 더 적다.

관련도서 (BIBLIOGRAPHY)

Charlson ME. Isom OW. Care after coronary-artery bypass surgery. *N Engl J Med.* 2003;348:1456-1463.

Eagle KA, Guyton RA. ACC/AHA Guidelines for SABG surgery. JACC. 1999;34:1262-1347. Available from: http://www.acc/org/clinical/guidelines/bypass/dirIndex.htm

사례 13 만성심부전–심근병증
Chronic Heart Failure – Cardiomyopathy

병력/차트기록 (HISTORY/CHART NOTES)

1. *이러한 형태의 심부전과 급성심장(관상)동맥증후군과의 구별되는 특징은 무엇인가?*
   이 환자는 고혈압과 낮은 심장(관상)동맥질환(CAD) 위험과는 별개로 심장질환 병력이 없다. 가슴 통증(흉통) 호소도 없었다. 또한 입원 시 트로포닌 I 단계, 심전도, 연속적 검사 같은 실험검사는 음성으로 나타났다.
   그러나 Mr. C가 경험한 징후와 증상은 심부전과 일치한다. 상세한 내용은 19장의 울혈성심부전을 검토하여라.
2. *주어진 임상정보에서 환자의 입원 전 심장기능은 어떠한가?*
   환자는 계단에서 느리게 보행할 수 있고, 정원일도 하며 좋은 시기에는 산책을 할 수 있었다. 환자는 최소에서 경도의 증상이 있었고 뉴욕심장협회(New York Heart Association) 심혈관장애의 기능적 분류(Functional Classification of Cardiovascular Disability)와 특정활동척도(Specific Activity Scale)상 Ⅰ/Ⅱ 등급 정도이다.

등급	중증도	특징	활동척도
I	최소	심장질환이 있음 신체활동에 제한이 없음 신체활동에 약간의 제한	7 METs까지 활동가능
II	가벼움	휴식시 편안해짐 보통의 활동이 피로, 두근거림, 호흡곤란, 협심증통을 유발	〉5 METs 활동수행가능하지만 〉7 METs는 불가능
III	중간	신체활동에 두드러진 제한 휴식 시 편안해짐 보통 이하 수준의 활동이 피로, 두근거림, 호흡곤란, 협심증통을 유발	〉2 METs 활동수행가능하지만 〉5 METs는 불가능
IV	심함	불편함 없이 신체활동수행이 불가능 심부전증 증상이 휴식시 발생할 수 있음	〉2 METs의 활동수항 불가능

청진 (AUSCULATATION)

이 환자에게서 들을 수 있는 호흡음과 우발적인 소리는 무엇인가?

증상이 나타났을 때 흡기시 마찰음이 들릴 수 있다. 이러한 우발적인 소리는 심호흡 후에는 분명하지 않다.

물리치료 관리 (PHYSICAL THERAPY MANAGEMENT)

환자의 의학적 상태가 최적화되고 환자의 기능적 병력이 주어진 후 활동과 운동에 관해 환자에게 해줄 충고는 무엇인가?

환자는 인내력에 맞게 운동과 활동수준을 점차 증가시킨다.

- 운동프로그램의 일반적 개관
  운동은 심부전환자의 삶의 질과 건강을 개선시킬 수 있다. 단기간의 침상휴식에도 몸이 약해질 수 있다. 운동은 심장과 심혈관계를 강화시켜주며 유산소운동훈련은 심장이 더 효율적으로 박동하게 해준다. 훈련, 휴식, 운동으로 인해 심박수가 감소하고 심장 박동 시 더 많은 혈액을 보내게 된다. 물리치료사나 의사는 운동과정을 계획하고 퇴원에 앞서 피해야 할 활동을 작성해야 한다. 진행사항을 기록하고 심장상태를 추적하기 위해 일일운동기간, 강도, 반응의 기록이 이루어져야 한다.
- 추천활동:
  환자가 즐길 수 있는 활동을 추천한다. 보행도 프로그램의 일부에 포함된다. 자전거 타기와 수영은 환자가 이전에 신체적으로 활발했다면 효과적일 수 있다. 느리게 시작하도록 지시하며 환자가 느끼는 만큼 활동 길이나 강도를 증가시킨다. 환자에게 몸상태를 확인하도록 가르쳐주며 숨가쁨, 현기증, 가슴 통증(흉통), 오심 또는 식은땀이 발생하면 운동을 멈춘다. 환자에게 운동 후 충전을 위해 휴식을 취하도록 지시한다.
- 환자에게 유용한 몇 가지 운동법:
  - 운동시작 시 스트레칭으로 준비운동을 한다.
  - 동료와 함께 운동한다.
  - 빠른 에너지 분출을 요하는 운동은 피한다.
  - 숨가쁨, 가슴 통증(흉통), 현기증을 일으키는 운동을 피한다.
  - 장기간 음식을 먹지 못했을 경우 운동을 하지 않는다.
  - 가벼운 식사 후 1시간에서 2시간 운동한다.
  - 좋지 않은 날씨에는 운동을 피한다.
  - 맥박과 활동인지수준을 감시한다.
  - 치료사나 의사가 추천한 수준으로 운동한다.

근접활동대사비용(approximate metabolic cost of activities):

에너지 소비	일상생활동작	여가와 훈련
1.5에서 2 METs	빨래, 면도, 책상업무, 글쓰기, 설거지, 바느질, 뜨개질, 운전.	원반치기놀이, 당구, 화살쏘기, 1mph로 걷기, 매우 낮은 저항으로 고정자전거 타기
2에서 5 METs	30 lbs 나르기, 창문청소, 낙엽모으기, 잡초제거, 가벼운 물건쌓기, 가벼운 목수일, 자동차 수리, 페인트칠.	골프, 배타기, 테니스(복식), 4 mph로 걷기, 8 mph로 자전거 타기, 탁구, 춤(fox-trot)
5에서 7 METs	60 lbs 나르기, 계단느리게 오르기, 정원 구덩이 천천히 파기, 목수일, 공기연장(pneumatic tools)사용.	배드민턴, 테니스(단식), 스키타기, 스케이트타기, 5 mph로 걷기, 10 mph로 자전거타기, 평영수영, 스퀘어댄스
7에서 8 METs	80 lbs 나르기, 중간속도로 계단오르기, 눈치우기, 배수구 파기	스키, 농구, 스쿼시, 5 mph의 조깅/보행, 12 mph로 자전거타기, 아이스하키, 등산, 크롤수영.

참고문헌 (REFERENCE)

Goldman L, Hashimto B, et al. Comparative repoducibility and validity of systems for assessing cardiovascular functional class: advantages of a new specific activity scale. Circulation. 1981;64:1227-34.

사례 14 만성 심부전-심근경색 이후

Chronic Heart Failure-Post Myocardial Infarct

병력/차트기록 (HISTORY/CHART NOTES)

1. *폐렴과 급성심부전의 구별되는 특징은 무엇인가?*

   폐렴은 감염으로 일어난다. 심부전과 구별되는 임상적 징후는 다음과 같다:

   - 체온상승
   - 고름가래(purulent sputum)가 발생하는 기침
   - 흡기 시 마찰음, 기관지호흡소리, 타진부위의 둔탁음, 기관지소리를 포함한 관련부위의 신체검사결과
   - 양성 객담배양
   - 백혈구와 특정 백혈구형태의 수 증가와 같은 실험검사결과
   - 특정폐분절 또는 엽의 국소 가슴(흉)부 엑스선결과

2. *주어진 임상정보로 보아 환자의 입원 전 심장기능수준은 어떠했는가?*

   환자는 빈번히 왼(좌)측 심부전을 일으키는 큰 전면부의 경색이 있었다. 환자는 중간에서 심한 증상이 있고 뉴욕심장협회(New York Heart Association) 심혈관장애의 기능적 분류(Functional Classification of Cardiovascular Disability)상 Ⅲ/Ⅳ단계이다(답변지침서의 사례 13 참조).

   환자는 박출율(ejection fraction)과 말초관류 감소시 왼(좌)측의 수축기 부전징후가 발생했다. 또한 양심실부전의 임상적 징후도 나타났다. 심장초음파검사(echocardiography)나 방사핵심실조영술(radionuclide ventriculography)은 환자의 좌심실 수행능력 평가를 위해 자주 사용된다. 고혈압, 차단된 대동맥판 또는 유전학적 비정상 같은 질병은 확장증 없이 심실벽을 동심원으로 두껍게 한다. 그 결과 심장충만이 손상되고 심장이 비효과적으로 작용하여 박출률 감소를 가져온다.

동맥혈액가스 (ARTERIAL BLOOD GASES)

1. 주요 산-염기이상이 있는가? 저산소혈증이 있는가?

   pH 7.38 $PaCO_2$ 40 mmHg PaO_2 64 mmHg HCO_3^- 23 mmol/L

엄지손가락 1법칙(5장, 표 5-5): 이 환자의 $PaCO_2$, pH, HCO_3^-는 정상 제한범위내에 있다. 이산화탄소수준과 중탄산염 수준은 적절한 상태이며 혼합된 질환이 발생하지 않음을 의미한다.

그러나 $PaCO_2$ 수준은 환자가 50%의 산소를 공급받는 것을 감안하면 특히 낮다. 환기수준($PaCO_2$)이 정상이기 때문에 환자의 저산소혈증은 가스교환장애가 원인이다〔환기관류불균형(ventilation perfusion mismatch)과 션트(shunting)〕.

물리치료 관리 (PHYSICAL THERAPY MANAGEMENT)

환자의 의학적상태가 최적화되고, 기능적 과거력이 주어진다면, 활동과 운동의 조건에 대해 할 수 있는 충고는 무엇인가?

환자는 집안일을 관리할 수 있지만 어려운 가사일은 도움이 필요하다. 환자의 실외활동도 매우 제한되어 있는 상태이다. 환자의 임상적, 기능적 과거력이 중간에서 심한 정도의 만성심부전을 나타내기 때문에 느린 활동프로그램이 필요하다. 자세한 내용은 답변지침서 사례 13을 참조하여라. 퇴원 후 환자는 가정부가 더 많은 도움을 줄 것이며 환자의 활동과 운동프로그램과 관련하여 가정물리치료를 실시할 것이다.

사례 15 외래환자 운동–부정맥과 저혈압
Exercising Outpatient–Arrhythmia and Hypotension

병력/차트기록 (HISTORY/CHART NOTES)

치료사가 해야 할 것은 무엇인가?

1. *치료사는 환자에게 무엇을 지시해야 하는가?*
   환자는 즉시 진정을 취하도록 지시받아야 한다. 치료사는 가장 느린 속도나 약 1mph의 속도로 트레드밀의 속도를 줄여야 한다.
2. *무엇을 감시해야 하는가?*
   치료사는 환자의 행복을 지속적으로 감시해야한다. 치료사는 조용한 싱태에서 환자와 대화를 나누어 환자가 변덕을 더 부리게 될지를 확인한다. 치료사는 심박율(HR)과 혈압(BP)를 포함 한 생체징후를 감시해야한다.
3. *가까운 동료와 어떤 사항을 교환해야 하나?*
   근처동료에게 환자가 변덕스러워질 수 있음을 알려 필요 시 도움을 줄 수 있도록 알린다.

근전도 (ELECTROCARDIOGRAM)

근전도 감시장치는 그 부서에 있으며 치료사는 즉시 환자를 감시장치에 연결시킨다.
변경된 V5 기록은 사례 15의 그림 15-1에 있다.

1. *비율, 리듬, 이상전도는 어떻게 나타나는가?*
   비율: 82 BPM
   리듬: 규칙-불규칙
   이상전도: 정상적인 동율동이 이상한 QRS 수치와 함께 퍼져있으며 이는 조기심실 수축이다(PVCs). 조기심실수축(PVC)후 정지는 보상적인 것이다—즉, 정상 박동, 조기심실수축(PVC), 그다음 정상박동 거리는 2RR 간격이다. 매 3번째 박동은 조기심실수축으로 삼단맥(trigeminy)으로 알려져 있다.
2. *이 시점에서 환자가 떠나기 전 무엇을 해야 하나?*
   치료사는 환자가 안정 상태인지 결정하고 근전도는 동율동으로 돌려놓는다. 환자는 이전의 두근거림 증상과 운동이나 다른 심혈관계 스트레스로 발생하는 현기증에 관해 의문을 가질 수 있다.

3. *물리치료실에서 환자가 운동을 다시 하기 전에 다른 건강전문가를 언급할 것인가?*
부서의 의사와의 관계에 따라 환자는 가능하면, 의사를 언급할지도 모른다. 아니면 환자는 운동프로그램을 다시 하기 전에 가능한 한 빨리 의사 진찰을 받아야한다.

사례 16 무기폐-수술 후 노인 환자-저혈압과 심방세동

Atelectasis-Postoperatively in an Older Patient-Hypotensive and Atrial Fibrillation

병력/차트기록 (HISTORY/CHART NOTES)

심방세동 환자의 임상적 결과는 무엇인가?

공통적인 결과:

- 심계항진, 정맥류, 호흡곤란, 가슴(흉)부불편감, 현기증
- 심박출량 감소로 인한 권태감
- 빠르거나 불규칙한 심장박동에 따른 불안
- 심장질환 환자는 보통 합병증 없이 심방세동을 견디기 어렵다.

심방세동(AF)의 증상은 전반적인 심장기능의 저하를 의미하며 심방세동을 잘 참을 수 있는 환자도 있다. 그러나 심실기능이 손상된 환자는 협조적인 심방펌프질이 필요하다. 그렇지 않으면 박출량의 감소가 발생한다. 이런 유형의 환자는 심방세동에 고통이 나타나는 경향이 있다.

근전도 (ELECTROCARDIOGRAM)

급성 근전도변화를 확인한다.

상부패널은 정상적인 근전도 추적의 예이다. 하부패널은 근전도추적의 심방세동 예이다. 하부추적에서 QRS복합체를 앞서는 복합적인 P파가 있다. 이것은 모양(불규칙한 기준선처럼 보임)과 빈도가 불규칙하다. 이는 복합 P파의 모양과 빈도가 유사할 때의 심방조동(atrial flutter)과는 다르다.

물리치료 관리 (PHYSICAL THERAPY MANAGEMENT)

수술 2일 후 환자는 폴대를 가지고 보조하여 80피트를 이동할 수 있었다. 그러나 수술 3일 후 침대에 있을 때 피로감과 현기증을 호소하였고, 심계항진이 나타났다. 당신은 어떤 심폐평가절차를 수행할 것인가?

환자의 맥박, 혈압, 산소측정, 청진을 정기적으로 검사한다. 환자에게 불규칙적인 심장박동이나 심계항진이 있는지 물어본다.

사례 17 무기폐-수술 후 비민환자-폐색전과 급성 동맥부전증

Atelectasis-Postoperatively in an Obese Patient-Pulmonary Embolus and Acute Artial Insufficiency

병력/차트기록 (HISTORY/CHART NOTES)

1. *폐색전의 가장 큰 원인과 증상은 무엇인가?*
   폐색전(PE)의 가장 흔한 원인은 심부혈관혈전증(DVT)이다. 19장에 DVT의 임상적 징후에 관한 말초혈관질환 장을 참조한다. 하지만 전형적인 임상징후가 나타나는 모든 환자에게서 DVT가 발생하지는 않으며 그 반대가 맞을 수 있다. 폐색전은 수술 4일에서 6일 후 빈번히 발생한다. 환자들은 수술 후 시점에 움직이려는 경향이 있다; 환자들은 활동 후 증상이 갑작스럽게 나타난다.
2. *동맥부전증과 정맥부전증은 어떻게 구별하는가? 어떤 징후나 증상을 검사해야하는가? 그 밖에 다른 검사수행도 있는가?*
   사지부위의 동맥부전증 특히 완전히 발생한다면 즉시 의료적 또는 수술적 개입이 필요하다. 허혈성 통증은 활동 후 악화된다. 정맥부전증은 부종과 피부변화를 동반하여 더 만성적인 증상을 보인다. 말초혈관질환의 특징구분에 관한 더 자세한 사항은 아래에 있다:

특징	부분동맥폐쇄	완전동맥폐쇄	만성정맥부전증
통증형태	허혈성	허혈성, 매우 심한 통증	없거나 최소의 통증
악화요소	보행과 같은 대사요구증가	지속적이며 약해지지 않음	환측사지의 늘어뜨림
경감방법	휴식	없음	거상 압박스타킹. 아침에 더 편하게 함
환측부위의 맥박	약함	없음	정상이거나 종창으로 인해 촉지가 어려움
피부색깔과 온도	창백, 흰색, 차가움, 피부는 윤이 나고 부드러우며 털이 없다. 궤양, 상처치유 감소, 진균/박테리아감염이 흔함	반점형성, 푸른색, 자줏빛, 차가움. 시간이 지나면 검은색과 괴저성으로 진전	약간의 홍조가 시작되나 바뀜(갈색). 피부는 두껍고 탄력이 있다. 심한 경우 장액배출이 흔히 발생
부종	없거나 최소	없거나 최소	돌출되고 어떤 경우 덩어리가 발생. 저녁때나 의존적자세로 사지를 유지한 후 악화됨
신경학적 기능	운동근력이 통증으로 제한	약화와 이상감각의 갑작스런 발생	운동과 감각기능의 경미한 변화

신체검사 (PHYSICAL EXAMINATION)

1. *환자의 신체적 특징과 관련하여 호흡기계의 손상가능성이 있다.*

   고도비만이 발생시키는 것:

   - 흉벽운동제한
   - 호흡부담 증가
   - 무기폐 발생이 쉬움
   - 비만에 따른 흉벽제한으로 인한 폐용적 감소
   - 머리를 숙이는 자세를 오래 참을 수 없음

2. *물리치료가 필요한 수술 후 문제목록.*

   - 침상이동, 이동, 보행능력 감소(외래환자의 문제에 관한 상세한 내용은 표 19-7을 보시오).
   - 흡기능력의 감소와 통증 또는 약화로 인한 기침
   - 이동성 감소에 이차적으로 발생하는 순환감소
   - 고정에 따른 전신약화가 더 발생하기 쉽고 평균체중환자보다 결과가 더 나쁨

사례
18 협심증을 동반한 엽폐렴
Lobar Pneumonia With Angina

병력/차트기록 (HISTORY/CHART NOTES)

1. 협심증의 흔한 임상증상은 무엇인가?
   가슴(흉통) 통증은 가장 흔한 징후이다. 환자가 현재 협심증이 있으면 통증이 있는지 점검하고 협심증이 보통의 통증양상과 다르게 나타나는지 확인한다. 협심증과 그 밖의 가슴(흉)부 국소통증 형태의 특징구분은 19장의 표 19-3을 참조하여라.
   협심증환자는 협심증의 양상에 관해 알아두어야 한다. 특히:
   - 협심증 발생의 원인이 무엇인가?
   - 어떤 느낌이 드는가?
   - 증상은 보통 얼마나 지속되는가?
   - 약물치료가 발작을 경감시켜 주는가?
   - 양상의 변화가 크게 발생하면 환자는 즉시 의학적 주의를 받아야 한다.

가슴(흉)부 엑스선검사 (CHEST X-RAY)

이 환자는 폐렴구균성폐렴(pneumococcal pneumonia)으로 진단받았다. 가슴(흉)부 엑스선 사진을 보아라. 어느 것이 문제가 있는 엽인가? 이 가슴(흉)부 엑스선 사진상에 나타나는 폐렴의 주요특징은 무엇인가?

가슴(흉)부 엑스선 결과는 후-전(PA)면에서 나타난 엽폐렴과 일치한다:
- 왼(좌)측 폐영역의 모호한 불투명도 증가
- 왼(좌)측 편측횡격막의 거상과 좌측 폐로의 종격이동, 좌측면의 용적손실
- 왼(좌)측 편측횡격막은 분명히 나타나며 이것은 좌측상부폐영역의 병리적인 증상을 의미
- 오른(좌)측 폐영역의 방사선투과성이 증가하며 이것은 가슴(흉)부 엑스선의 과다노출 때문일 수 있다. 외측면 사진은 불투명도 증가가 상부엽에 위치함을 나타낸다.

청진 (AUSCULATATION)

청진 시 어떤 호흡음과 우발음이 예상되는가?

엽폐렴 시 기관지호흡/호흡소리 또는 감소된 기도출입/호흡소리가 환측엽에서 들린다. 중간 크기의 마찰음이 폐렴의 회복기동안 들릴 수 있다.

물리치료 관리 (PHYSICAL THERAPY MANAGEMENT)

1. *기침과 가동성을 촉진하기 위해 이 환자에게 어떤 충고를 할 것인가?*
   환자에게 능동주기호흡기법(15장 참조)을 수행하도록 지시한다. 심폐계의 과도한 스트레스를 피하기 위해 더 늘어난 호흡조절기간이 필요할 수도 있다. 의사의 확실한 지시가 있을 때 활동을 시작한다. 활동을 점차 늘리며 환자에게 니트로글리세린을 가지고 다니도록 지시한다.
2. *치료효과의 재평가를 위한 결과 측정을 만들어라*
   이동의 정도, 앉아있는 기간, 보행거리, 심박율, 호흡율, 산소섭취포화도, 실효활동을 위한 Borg 척도, 니트로글리세린의 사용, 통증척도와 같은 객관적인 결과측정을 생각한다.
3. *환자가 머리를 아래로 한 자세에서 당신은 환자를 타진하고 있다. 환자는 처음에 기침을 하다가 현재는 흉통을 호소하고 있다. 이 환자를 어떻게 관리할 것인가?*
   치료를 중지한다. 환자를 똑바로 앉게 자세를 바꾸고 휴식을 취하게 한다. 산소보충을 실시하며 환자가 전에 처방받은 적이 있는 경우 니트로글리세린을 주사한다. 의사와 간호사에게 주의를 준다. 맥박, 산소, 혈압, 청진을 점검한다. 환자가 기침을 하면 안정을 취하고 호흡조절운동을 하게한다.
4. *이 환자에 관한 당신의 이후 치료변경은 어떻게 할 것인가?*
   환자가 전에 협심증이 없었다면 물리치료개입 전에 의사에게 말한다. 환자의 엽폐렴의 물리치료 재시작이 의학적으로 명확해지면 기도청결기법의 이점과 위험도를 충분히 비교해 본다. 면밀한 감시를 하고 더 긴 호흡조절기간을 가지며 앉는 것이 안전할 수 있다. 치료동안에 적절한 산소공급을 확실하게 한다. 필요하면 변경된 체위배액법이 사용 될 수 있다. 특히 부정맥 또는 부정맥이 발생하기 쉬운 환자의 좌측 가슴(흉)부 타진은 피한다. 가동화운동은 중요하지만 환자의 회복시간을 위해 다른 물리치료와 동시에 실시하지 않는다. 다량의 객담(copious expectoration)과 분비물 지체가 문제가 되지 않으면 호흡운동과 가동화운동만이 필요한 치료가 된다.

사례 19 심장삼출증과 심장눌림증으로 악화된 흉막삼출

Pleural Effusion Complicated by Cardiac Effusion and Cardiac Tamponade

병력/차트기록 (HISTORY/CHART NOTES)

1. *심장삼출과 눌림증의 공통 징후와 증상은 무엇인가?*
   통증, 호흡곤란, 심장막마찰음과 같은 증상이 처음 많이 발생한다. 상태가 진전되면 심장 눌림증의 징후와 증상은 다음과 같이 나타난다:
   - 경정맥 팽창, 저혈압, 약해진 심장소리.
   - 기이맥(pulsus paradoxus). 박동이 호기 시 들리고 흡기 시 사라지면 그 시점의 혈압계 수치를 기록한다. 두 번째 기록은 호흡주기 동안 박동이 들릴 때 작성한다. 10 mmHg 이상의 차이를 기이맥으로 정의한다.
   - 청색증, 의식수준 감소, 쇼크.

가슴(흉)부 엑스선검사 (CHEST X-RAY)

가슴(흉)부 엑스선 사진을 검토하여라. 사례 19, 그림 19-1의 가슴(흉)부 엑스선 사진에 나타나는 폐부종과 일치하는 특징은 무엇인가?

환자가 200 mL 이상의 느린 액체축적이 있다면 가슴(흉)부 엑스선 사진상 확대된 심장모양이 나타날 것이다. 그러나 빠른 액체축적이 있으면 심장모양은 정상일 것이다. 사례 19, 그림 12-1의 가슴(흉)부엑스선 사진에서 가장 두드러진 특징은 다음의 그림자를 지워서 폐의 기저영역의 불투명도가 증가한 것이다:

- 편측가로(횡격)막
- 심횡격각도와 늑횡격각도

청진 (AUSCULATATION)

흉막삼출환자에게서 들을 수 있는 소리를 설명하여라. 심막마찰음과 흉막마찰음은 어떤차이가 있는가?

삼출이 있는 폐부위는 호흡소리가 감소하거나 소실된다. 심막마찰음은 흉막마찰음과 유사하다(2개의 주머니가 문지르는 소리). 구별되는 특징은 호흡시 위치와 의존성이다. 호흡 중 흉막마찰은 심장박동으로 흉막마찰이 일어나는 동안 발생한다

제4부

부 록
Appendices

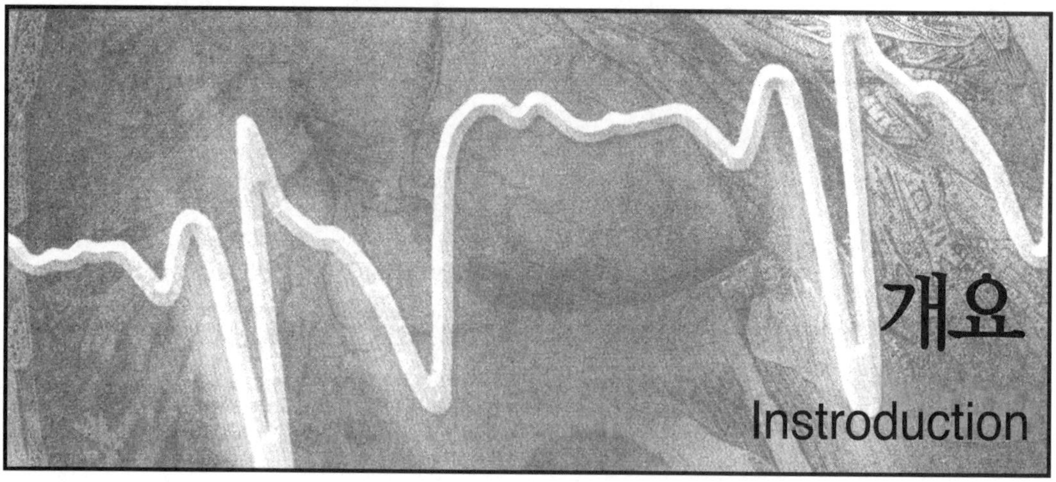

개요
Instroduction

임상가들은 오늘날 곤경에 처해있다. 시간적요구의 증가는 학문에 뒤떨어지지 않고 비평적으로 읽혀지지 않기 위해 여러 기회를 짜내고 있는 실정이다. 몇몇 연구결과에서 현대 치료지식과 의대졸업후의 시간사이에 반비례 관계가 있음을 설명하였다.[1,2] 의학교육 과정의 특정시간 참석이 자격유지에 필수적이다. 그러나 이 환자치료[3,4]를 위한 이러한 과정의 참석이 불가능하면 독서를 통한 자발적인 학습의 중요성이 강조된다. 실제로 많은 임상가들이 의학 자료를 비판적으로 읽을 자격이 없다고 알려져 있다.[5] 과학문맹은 의학교육의 주요 실패원인이다.[6]

Lancet. 2002;359:57-617.[7]

임상가들은 빈번히 상기에 설명한 대로 되고 있다. 이 책의 목적 중 하나는 부족함을 채우고 물리치료사의 임상적 욕구를 충족하기 위함이다. 우리는 교과서나 잡지논문이 임상정보와 임상실습에 필요한 지침서가 되길 바란다. 하지만 실상은 우리의 기대와는 멀리 떨어져 있다. 최근 이야기에서 Ching and Reid는 다음과 같이 밝혔다:

- 통계학정 중요성, 수학적 결정이 필수적이지만 임상적인 중요성과 같은 개념은 아니다.
- 임상적 중요성의 결정은 결과측정과 특정 상황에 따라 변한다.
- 임상시험에서 나타난 정보가 항상 유용한 것은 아니다.
- 작가는 임상가들이 연구논문을 대충 훑어보고 표면적인 결론을 받아들이지 않도록 결론을 짓는다.

발행된 임상시험, 수행지침, 체계적 검토의 유용성뿐만 아니라,[8-10] 저작자의 신뢰성도 발행한다.[11-12] Cochrane Database of Systematic Reviews는 리뷰에서 많은 수의 명예작가와 대작작가를 사용했다.[12] 신문 헤드라인은 과학모임에서의 발행되지 않은 정보를 기초로 한 새로운 의학적 발견을 보고하기도 한다.[13] 동시에 작가는 호의적이지 않거나 인기없는 생각들을 싣거나 발행하지 않을 수 있다.[14,15] Lancet의 편집자는 검열비판, 분명치 않은 모임, 함축의 혼동된 평가의 증거를 발견했고 연구논문이 연구에 참여한 모든 투고자의 입장을 나타내지 않음을 발견했다.[15] 중요한 결과의 가능성 증가를 위한 표본획득을 위해 연구자들은 국내나 국외의 다른 곳에서도 연구를 해야 한다. 잠재적인 이질성, 편견, 혼란요소, 연관된 지점간의 변경효과가 제시되어야 한다.[16] 과학논문의 진실은 얼마나 오래 남을 것인가? 과학논문의 진실성반감기는 45년이다.[17,18] 메타분석으로 얻은 결론의 20년 생존은 비무작위성 연구나 무작위실험(각각 87%, 85%)보다 더 낮다(57%).[17] 무작위실험에서 50년 생존율은 긍정적 결론(14%)보다 부정적 결론(68%)이 더 높다.

인식되고 좋은 방법론을 기초로 한 결론은 분명한 생존 이점을 가지고 있지는 않다. 또한 측정수단의 질은 실제로 치료효과의 힘과 연관이 없다.

> *Karl Popper의 가설적 추론모델에서 "사실과 일치하거나 부합되면 주장은 사실이다." 라고 주장하였다.[20] 그 이유는 "사실"은 시간이 지나면 변하는 상대적인 것이기 때문이다. 이러한 사실의 관점에서 과학은 그것이 더 좋은 진실의 접근으로 대치될 때까지 진실을 담고 있는 일련의 이론이 진전되는 것이다.[21]*
>
> Lancet. 1997;350:175-218.[18]

"진실"이나 "사실"은 변하는 목표이다. 이러한 문제에도 불구하고 이 책 대부분 내용은 최근의 임상시험을 기초로 하고 있으며 작가는 모든 검토를 하고 이 책에 인용된 참고문헌을 비평을 수록했다. 사실 전체로서 물리치료연구는 여전히 초기단계이다. 심폐물리치료 영역에는 매우 적은 무작위성조절실험이 있다. 이러한 적은 실험에서 그룹 당 표본크기는 매우 작다(〈50 대상자). 설득력이 적은 임상실험은 임상적인 가치도 한정적이고 희귀질환이나 실험연구를 제외하면 비윤리적인 것으로 간주된다.[22]

이러한 논문의 단점에도 불구하고, 치료원리를 제공하기 위해 연구, 최근의 임상무작위조절실험의 정보, 비무작위성실험, 반복측정실험을 이 책에 포함하였다. 작가는 무작위성실험과 비무작위성실험의 결과가 서로 연관이 있더라도 비무작위성실험이 치료효과가 과장되는 경향이 있고, 때로는 무작위성실험과 비교하여 논쟁이 발생됨을 알아야 한다.[23] 불확실한 원리로 인해 독자는 어떤 간행물을 읽을 때 신중해야 한다.

참고문헌 (REFERENCES)

1. Ramsey PG, Carline JD, Inui TS, et al. Changes over time in the knowledge base of practicing internists. *JAMA*. 1991;266:1103-1107.
2. Evans CE, Haynes RB, Birkett NJ, et al. Does a mailed continuing education program improve physician performance? Results of a randomized trial in antihypertensive care. *JAMA*. 1986;255:501-504.

3. Davis DA, Thomson MA, Oxman AD, Haynes RB. Changing physician performance: a systematic review of the effect of continuing medical education strategies. *JAMA*. 1995;274:700-705.
4. Sibley JC, Sackett DL, Neufeld V, et al. A randomized trial of continuing medical education. *N Engl J Med*. 1982;306:511-515.
5. Olatunbosun OA, Edouard L, Pierson RA. Physicians' attitudes toward evidence based obstetric practice: a questionnaire survey. *BMJ*. 1998;316:365-366.
6. Grimes DA, Bachicha JA, Learman LA. Teaching critical appraisal to medical students in obstetrics and gynecology. *Obstet Gynecol*. 1998;92:877-882.
7. Grimes DA, Schulz KF. An overview of clinical research: the lay of the land. *Lancet*. 2002;359:57-61.
8. Chung F, Reid WD. Evidence based practice: assess the quality of the evidence part I: applied statistics. *Cardiopul Phys Ther*. 2001;12:112-116.
9. Chung F, Reid WD. Evidence based practice: assess the quality of the evidence part II: grading the evidence. *Cardiopul Phys Ther*. 2001;12:117-122.
10. Hopayian K. The need for caution in interpreting high quality systematic reviews. *BMJ*. 2001;323:681-684.
11. Davidoff F, DeAngelis CD, Drazen JM, et al. Sponsorship, authorship, and accountability. *JAMA*. 2001;286:1232-1233.
12. Mowatt G, Shirran L, Grimshaw JM, et al. Prevalence of honorary and ghost authorships in Cochrane Reviews. *JAMA*. 2002;287:2769-2771.
13. Schwartz LM, Woloshin S, Baczek L. Media coverage of scientific meetings. Too much, too soon? *JAMA*. 2002;287:2859-2863.
14. Blumenthal D, Campbell EG, Anderson MS, et al. Withholding research results in academic life science: evidence from a national survey of faculty. *JAMA*. 1997;277:1224-1228.
15. Horton R. The hidden research paper. *JAMA*. 2002;287:2775-2778.
16. Localio R, Berlin JA, Ten Have TR, et al. Adjustments for center in multicenter studies: An overview. *Ann Intern Med*. 2001;135:112-123.
17. Poynard T, Munteanu M, Ratziu V, et al. Truth survival in clinical research: an evidence-based requiem? *Ann Intern Med*. 2002;136:888-895.
18. Hall JC, Platell C. Half-life of truth in surgical literature. *Lancet*. 1997;350:1752.
19. Balk EM, Bonis PA, Moskowitz H, et al. Correlation of quality measures with estimates of treatment effect in meta-analyses of randomized controlled trials. *JAMA*. 2002; 287:2973-2982.
20. Popper KR. *The Myth of Framework: In Defence of Science and Rationality*. London & New York: Routledge; 1994:174.
21. Polanyi M. *Science, Faith and Society*. Chicago and London: The University of Chicago Press; 1946.
22. Halpern SD, Karlawish JHT, Berlin JA. The continuing unethical conduct of underpowered clinical trials. *JAMA*. 2002; 288:358-362.
23. Ioannidis JPA, Haidich AB, Pappa M, et al. Comparison of evidence of treatment effects in randomized and nonrandomized studies. *JAMA*. 2001;286:821-830.

A

부록

자세에 따른 임상실험

Clinical Trials On Positioning

이 부록의 목적은 자세에 따른 임상실험을 검토하기 위한 것이다. 13장의 자세에 따른 증거의 수준과 요약은 이 검토와 다른 체계적 검토에 기초를 두고 있다.

표 A-1. 바로누운자세와 바로 선자세에서의 임상실험

참조	샘플 표본크기	RCT	대상	결과
			산소공급의 효과	
Am J Respir Crit Care Med. 1999; 159: 1070-1073[1]	28	없음	eisenmenger증후군	PaO_2와 SaO_2의 큰 감소는 환자가 앉은 자세에서 바로누운 자세로 바꿀 때 나타남
Anaesthesia 1996; 51:225-227[2]	12	없음	개복술후	SaO_2는 바로누운자세와 비교하여 수술후 1일과 4일 후 앉은 자세와 선자세에서 크게 증가
Anaesthesia. 1997; 52:589-592[3]	13	없음	주요복부수술 후	각각의 평균 SaO_2는 바로누운 자세와 옆으로 누운 자세간의 차이 없이 수훌 후 감소. 발작적 불포화는 수술 전보다 바로누운자세에서 더 빈번히 발생.
J Gerontol A biol Sci Med Sci. 2000; 55:M239-244[4]	12에서 17	없음	경미에서 중증도의 뇌졸중 후 처음 72 시간	모든 환자의 평균 SaO_2는 각각의 검사 자세에서 보낸 시간동안 90% 이상. 검사자세에 따른 SaO_2의 변화는 없었음(침대를 45° 올리고 옆으로 누운자세에서 침대를 70° 올리고 앉은자세로 변경하고 팔걸이 의자에 앉음).
Respiration. 2002; 69:123-128[5]	46	없음	건강한 노인	바로누운자세보다 앉은 자세에서 PaO_2 (5 mmHg)의 상승이 관찰
Zhonghua Yi Xue Za Zhi(Taipei). 1993; 51:183-192[6]	15	없음	상복부수술후의 비만환자	임상적으로 큰 불포화는 없었음, 15°의 트란델렌버그, 외측으로 누운자세, 수술 후 침대에 외측으로 누운자세

(계속)

표 A-1. 바로누운자세와 바로 선자세에서의 임상실험 *(계속)*

참조	샘플 표본크기	RCT	대상	결과
			다른 효과	
Blood Press. 1999; 8:220-226[7]	163	NA	30세, 50세, 60세의 건강한 남자	50세와 60세에의 바로누운 자세에서 일어났을 때 수축기 혈압의 일시적인 감소와 30세에서 일시적인 증가가 보고됨. 확장기혈압은 모든 연령군에서 증가했지만 젊은사람과 비교하여 나이 많은 사람이 더 작음. HR은 모든 연령군에서 선자세에서 바로누운자세로 변경시 유사한 정도로 증가.
Gerontology. 1996; 42:46-53[8]	17	없음	요양원주거자(평균 나이 80세)	앉은 자세에 비하여 똑바로 누운자세에서 FEV1, FVC, PEF의 급격한 감소.

표 A-2. 양측성 폐질환이 있는 환자의 외측자세에서의 임상실험

참조	샘플 표본크기	RCT	대상	결과
Am J Crit Care. 2002;11:65-75[9]	15	없음	한쪽 폐이식	한쪽 폐이식 시 수술 후 기간에 산소공급을 최대화 하는 단일 자세(바로누운자세, 동종이식 폐를 아래로 한 자세)자세는 없음
Am J Respir Crit Care Mde. 2000; 161:1957-62[10]	44	없음	양측성 폐질환	26명의 환자에게서 PaO_2는 질환이 있는 폐보다 의존적인 자세의 정상폐에서 더 높음; 18명의 환자는 이와 반대. 16명의 환자는 모든 자료가 적용가능하며 이들 중 5/16은 바로누운자세에서 가장 높은 PaO_2가 발생.
Chest. 1993;103: 787-791[11]	35	없음	양측성 폐질환	폐포-동맥 O_2 차이는 환측폐 또는 건측폐가 의존적인지 비교시 차이가 없음이 보고됨.
Respir Med. 1995; 89:297-301[12]	30	없음	양측성 흉막삼출	건측을 아래로 한 자세와 삼출물측을 아래로 한 자세사이의 PaO_2에 차이가 없었음. 30명의 환자중 22명의 환자에게서 삼출물측을 아래로 한 자세보다 건측을 아래로 한 자세에서 PaO_2가 더 높았고(관습적), 8명의 환자는 낮았음(역설적).

표 A-3. 기계적 환기환자의 자세에 따른 임상실험

참조	샘플 표본크기	RCT	대상	결과
Am J Grit Care. 1996;5:121-126[13]	120	없음	CABG	우외측이나 바로누운자세보다 좌외측자사의 평균 PaO_2가 더 낮음. 자세와 pH, $PaCO_2$, PvO_2, $PvCO_2$, 또는 중탄산염의 큰 효과는 나타나지 않음.
Am J Crit Care. 1997;6:132-40[14]	57	없음	질환이 심한 남성	우측으로 도는 것보다 좌측으로 돌리는 것이 혼합정맥산소포화가 감소됨. 산소포화는 5분 내 간격으로 임상적으로 수용가능한 범위로 회복
Am Surg. 1996; 62:1038-1041[15]	16	없음	급성폐손상	산소공급은 개선되지 않고 순응도는 바로누운자세와 비교하여 바로선자세에 큰 영향을 미침.
Anesth Analg. 1995;80:955-960[16]	17	없음	Under GA	엎드린 자세는 호흡기계와 폐용적개선, 산소공급에 부정적인 영향을 주지 않는다.
Anesth Analg. 1996;83:578-583[17]	10	없음	Under GA	마취와 마비가 된 비만환자는 엎드린자세가 폐기능, FRC 증가, 폐탄성, 산소공급을 개선시킴.
Ann Emerg Med. 1994;23:564-56[718]	8	없음	혈량저하증 수술후	평균동맥혈압, 폐동맥쐐기압, 전신혈관저항의 증가가 바로누운자세에서 트렌델렌버그 자세로 바꿀 때 나타남. 그러나 심장지수, 산소운반, 산소소비나 산소추출비율에는 큰 변화가 없음.
Heart Lung.2001;30:269-276[19]	12	없음	질환이 심한 환자	자세변화 (외측과 바로누운자세로 좌우 45°)는 심장기능, 산소공급 또는 젖산수준의 변화를 가져오지 않음.
Heart Lung. 1992;21:448-456[20]	30	없음	CABG	PaO_2와 폐문합은 바로누운자세와 30° 좌우측 옆으로 누운자세 간에 차이가 없었음
J Clin Anesth. 1996;8:236-244[21]	15	없음	Under GA	총호흡 E&R (탄력과 저항)은 폐 E&R의 증가로 인해 바로누운자세와 비교하여 머리를 아래로 할 때 증가; 그러나 흉벽 E&R는 변화 없음. 폐와 흉벽 E&R은 바로누운자세에서 머리를 든 자세로 이동 시 영향을 미치지 않음
Lancet 1999; 354:1851-1858[22]	86	있음	환기환자	임상적으로 의심되는 병원내 폐렴의 빈도는 바로누운자세군보다 반좌위에서 더 낮아짐 [39명 중 3명(8%) vs 47명 중 16(34&)]. 바로누운자세와 내부영양공급은 독립적 위험요소이며 이 위험은 장기간의 기계적환기와 LOC로 인해 증가함

약어: GA(general anesthesia: 전신 마취; LOC(level of consciousness): 의식수준; PvcO2: mixed venous carbon dioxide partial pressure; PvO2: mixed venous dioxide partial pressure

표 A-4. 기계적 환기 환자의 지속적 회전 임상실험

참조	샘플 표본크기	RCT	대상	결과
Arch Surg. 1989; 124:352-355[23]	10	없음	급성폐질환 (환기기)	네 그룹간 큰 혈류역학적 또는 환기적 차이는 없음(바로누운자세, 오른쪽으로 누운자세, 왼쪽으로 누운자세, 회전자세). 6명 중 5명의 환자에게서 옆으로 누운 자세간의 PaO_2차이가 있었음. 지속적인 회전은 이 환자의 바로누운자세수치에서의 PaO_2를 크게 바꾸지 못함.
Chest. 1999;115: 1658-66[24]	24	있음	혼합된 비환기환자와 환기환자	KT(각 면에 지속적으로 40° 이상의 환자 회전)와 기계적 타진치료는 전통적인 치료와 비교하여 무기폐의 부분적 또는 완전한 해결을 가져왔음(매 2시간마다 회전하고 도수타진). 산소공급의 개선에 통계학적 중요성이 일반적인 추세임(아래의 토의 참조).
Crit Care.2001; 5:81-87[25]	19	없음	ARDS(환기기)	24시간의 연구기간에 6시간 동안의 회전과 분비물관리 방법:(1) 좌측에서 우측으로 매 2시간마다 주기적으로 회전; (2) 15분의 P&PD를 포함한 좌측에서 우측으로 매 2시간마다 주기적으로 회전; (3) 좌측에서 우측으로 지속적으로 외회전(CLR)하며 각 자세에서 2분간 멈춤; (4) 지속적 외회전과 매 2시간마다 침상에서의 기계적타진 15분 실시. 가래배출은 (1)보다 (3)과 (4)에서 더 높음. 그러나 4명의 환자에게서 일일 가래량은 40 ml 이상이었으며, P&PD는 가래량을 크게 증가시킴.
Crit Care Med. 2001; 29:51-56[26]	26	있음	ARDS(환기기)	중증 폐손상시, 지속적회전치료(최대각도 124°)는 엎드린자세와 비슷하게 효과가 지속되며 엎드린자세가 불가능할 경우 대안으로 수행할 수 있음
Intensive Care Med. 1998;24:132-137[27]	10	없음	급성폐손상(환기기)	지속적 축회전은 내부폐문합과 일반적 V/Q의 불일치를 감소시키지만 바로누운자세와 비교하여 동맥산소공급을 개선시킴. 지속적 축회전은 후기나 진행성 ARDS에 효과적이지 않음
J Crit Care.1998; 13:119-125[28]	13	없음	환기환자	지속적 외회전치료(<40°)는 중증질환환자 폐의 큰 점액제거를 자극하지 못하고 역효과도 나타나지 않음.

약어: P&PD: 타진과 체위배액법(percussion and postural drainage); V/Q: ventilation perfusion

지속적 회전의 효과에 대한 무작위성 조절시험의 비평
(CRITIQUE OF A RANDOMIZED CONTROL TRIAL ON THE EFFECT OF CONTINUOUS ROTATION)

이 연구[24]는 지속적 회전이 몇 가지 아래와 같이 주요 방법론적 문제를 가지고 있음을 강하게 증명한다:

- 관련된 의사는 실험에 대해 모르는 것이 아니므로 치료와 관련된 결정시 지속적 회전군에 유리하게 편견이 발생할 수 있다.
- 환자는 회전침대에 있는 기간이 더 김
- 그룹간의 표본크기는 동일하지 않고 몇몇 사례에서 표준편차는 지속적 회전그룹이 몇 배나 더 컸다. 적절한 통계적 분석은 이러한 동일하지 않은 표본크기와 다양성을 고려하는데 사용되지 않는다.

참고문헌 (REFERENCES)

1. Sandoval J, Alvarado P, Martinez-Guerra ML, et al. Effect of body position changes on pulmonary gas exchange in Eisenmenger's syndrome. *Am J Respir Crit Care Med.* 1999;159:1070-1073.
2. Mynster T, Jensen LM, Jensen FG, et al. The effect of posture on late postoperative oxygenation. *Anaesthesia.* 1996;51:225-227.
3. Rosenberg-Adamsen S, Stausholm K, Edvardsen L, et al. Body position and late postoperative nocturnal hypoxaemia. *Anaesthesia.* 1997;52:589-592.
4. Chatterton HJ, Pomeroy VM, Connolly MJ, et al. The effect of body position on arterial oxygen saturation in acute stroke. *J Gerontol A Biol Sci Med Sci.* 2000;55:M239-244.
5. Hardie JA, Morkve O, Ellingsen I. Effect of body position on arterial oxygen tension in the elderly. *Respiration.* 2002;69:123-128.
6. Bien MY, Ządai CC, Kigin CM, et al. The effect of selective drainage positions on oxygen saturation in obese patients after upper abdominal surgery. *Zhonghua Yi Xue Za Zhi (Taipei).* 1993;51:183-192.
7. Hofsten A, Elmfeldt D, Svardsudd K. Age-related differences in blood pressure and heart rate responses to changes in body position: results from a study with serial measurements in the supine and standing positions in 30-, 50- and 60-year-old men. *Blood Press.* 1999;8:220-226.
8. Vitacca M, Clini E, Spassini W, et al. Does the supine position worsen respiratory function in elderly subjects? *Gerontology.* 1996;42:46-53.
9. George EL, Hoffman LA, Boujoukos A, et al. Effect of positioning on oxygenation in single-lung transplant recipients. *Am J Crit Care.* 2002;11:65-75.
10. Choe KH, Kim YT, Shim TS, et al. Closing volume influences the postural effect on oxygenation in unilateral lung disease. *Am J Respir Crit Care Med.* 2000;161:1957-1962.
11. Chang SC, Chang HI, Shiao GM, et al. Effect of body position on gas exchange in patients with unilateral central airway lesions. Down with the good lung? *Chest.* 1993;103:787-791.
12. Romero S, Martin C, Hernandez L. Effect of body position on gas exchange in patients with unilateral pleural effusion: influence of effusion volume. *Respir Med.* 1995;89:297-301.
13. Banasik JL, Emerson RJ. Effect of lateral position on arterial and venous blood gases in postoperative cardiac surgery patients. *Am J Crit Care.* 1996;5:121-126.
14. Lewis P, Nichols E, Mackey G, et al. The effect of turning and backrub on mixed venous oxygen saturation in critically ill patients. *Am J Crit Care.* 1997;6:132-140.

15. Bittner E, Chendrasekhar A, Pillai S, et al. Changes in oxygenation and compliance as related to body position in acute lung injury. *Am Surg*. 1996;62:1038-1041.
16. Pelosi P, Croci M, Calappi E, et al. The prone positioning during general anesthesia minimally affects respiratory mechanics while improving functional residual capacity and increasing oxygen tension. *Anesth Analg*. 1995;80:955-960.
17. Pelosi P, Croci M, Calappi E, et al. Prone positioning improves pulmonary function in obese patients during general anesthesia. *Anesth Analg*. 1996;83:578-583.
18. Sing RF, O'Hara D, Sawyer MA, et al. Trendelenburg position and oxygen transport in hypovolemic adults. *Ann Emerg Med*. 1994;23:564-567.
19. Banasik JL, Emerson RJ. Effect of lateral positions on tissue oxygenation in the critically ill. *Heart Lung*. 2001;30:269-276.
20. Chan M, Jensen L. Positioning effects on arterial oxygen and relative pulmonary shunt in patients receiving mechanical ventilation after CABG. *Heart Lung*. 1992;21:448-456.
21. Fahy BG, Barnas GM, Nagle SE, et al. Effects of Trendelenburg and reverse Trendelenburg postures on lung and chest wall mechanics. *J Clin Anesth*. 1996;8:236-244.
22. Drakulovic MB, Torres A, Bauer TT. Supine body position as a risk factor for nosocomial pneumonia in mechanically ventilated patients: a randomised trial. *Lancet*. 1999;354:1851-1858.
23. Nelson LD, Anderson HB. Physiologic effects of steep positioning in the surgical intensive care unit. *Arch Surg*. 1989;124:352-355.
24. Raoof S, Chowdhrey N, Raoof S, et al. Effect of combined kinetic therapy and percussion therapy on the resolution of atelectasis in critically ill patients. *Chest*. 1999;115:1658-66.
25. Davis K Jr, Johannigman JA, Campbell RS, et al. The acute effects of body position strategies and respiratory therapy in paralyzed patients with acute lung injury. *Crit Care*. 2001;5:81-87.
26. Staudinger T, Kofler J, Mullner M, et al. Comparison of prone positioning and continuous rotation of patients with adult respiratory distress syndrome: results of a pilot study. *Crit Care Med*. 2001;29:51-56.
27. Bein T, Reber A, Metz C, et al. Acute effects of continuous rotational therapy on ventilation-perfusion inequality in lung injury. *Intensive Care Med*. 1998;24:132-137.
28. Dolovich M, Rushbrook J, Churchill E, et al. Effect of continuous lateral rotational therapy on lung mucus transport in mechanically ventilated patients. *J Crit Care*. 1998;13:119-125.

B
부록

엎드린 자세에서의 임상실험

Clinical Trials on Prone Lying

이 부록의 목적은 엎드린 자세에서의 임상실험검토를 하기 위한 것이다. 13장의 엎드린자세에 대한 증거수준과 요약은 이 검토와 다른 체계적 검토에 기초를 두고 있다.

표 B-1. 엎드린 자세에서의 임상실험

참조	샘플 표본크기	RCT	대상	결과
Am J Respir Crit Care Med. 1997;155:473-478[1]	32	없음	ARDS	PaO_2는 바로누운자세에서 엎드린자세로 할 때 증가. 환자의 78%는 엎드린 자세에서 반응을 보임.
Am J Respir Crit Care Med. 1998;157:580-585[2]	14	없음	ARDS	ARDS환자에게서 산화질소 흡입 없이 엎드린 자세와 비교하여 엎드린 자세에서의 산화질소 흡입으로 산소공급이 개선되며 바로누운자세보다 산화질소 흡입이 더 좋아짐.
Anesth Analg. 1996; 83:1206-1211[3]	20	없음	ARDS	PaO_2와 $(A\text{-}a)PO_2$는 바로누운자세에서 엎드린 자세로 변경 시 폐내문합이 감소되는 동안에 증가함. 환자는 20시간 동안 엎드린 자세유지.
Anesthesiology. 1998;89:1401-1406[4]	47	없음	ARDS	ARDS환자에게서 산화질소 흡입 없이 엎드린 자세와 비교하여 엎드린 자세에서의 산화질소 흡입으로 산소공급이 개선되며 바로누운자세보다 산화질소 흡입이 더 좋아짐.
Chest. 1988;94: 103-107[5]	13	없음	ARDS	PaO_2는 바로누운자세에서 엎드린 자세로 변경시 증가. 62%의 환자가 엎드린 자세에 반응을 보임.
Chest. 1994;106: 1511-1516[6]	12	없음	ARDS	PaO_2는 바로누운자세에서 엎드린 자세로 변경시 증가함. 67%의 환자가 엎드린 자세에 반응을 보임

(계속)

표 B-1. 엎드린 자세에서의 임상실험 *(계속)*

참조	샘플 표본크기	RCT	대상	결과
Crit Care Med. 1997;25:1539-1544[7]	13	없음	급성폐손상	PaO_2/FiO_2와 (A-a) PO_2는 바로누운자세에서 엎드린 자세로 변경 시 증가. 92%의 환자가 엎드린 자세에 반응을 보임.
Crit Care Med. 1998;26:1977-1985[8]	19	없음	ARDS	반응자중 계속적인 엎드린 자세가 71%의 긍정적인 반응을 나타냈다. 비반응자중 계속적인 엎드린 자세는 25%의 긍정적인 반응을 나타냈다. PaO_2/FiO_2 비율은 바로누운자세에서 엎드린 자세로 변경시 정맥혈혼합이 감소하는 동안 증가한다. 환자는 12시간 동안 엎드린 자세를 유지한다.
Intensive Care Med. 1996;22:1105-1111[9]	15	없음	ARDS	(A-a)PO_2는 바로누운자세에서 엎드린 자세로 변경할 때 증가한다. 60%의 환자가 엎드린 자세에 반응을 보였다.
Intensive Caare Med. 1997;23:1033-1039[10]	23	없음	ARDS	PaO_2/FiO_2/비율과 호흡계순응도는 바로누운자세에서 엎드린 자세로 변경할 때 폐내문합이 감소하는 동안 증가했다. 심박출량과 그 밖의 혈류역학지표는 영향을 미치지 않았다. 70%의 환자가 엎드린 자세에 반응을 보였다. 자료상으로 볼 때 ARDS단계의 초기에 엎드린 자세를 수행해야 함을 말해준다.
Intensive Care Med. 1999;25:29-36[11]	14	없음	ARDS	PaO_2/FiO_2 비율은 바로 누운 자세에서 엎드린 자세로 변경할 때 정맥혈혼합이 감소하는 동안 증가한다. 바로누운자세에서 산화질소의 흡입은 PaO_2 / FiO_2를 개선시켰고 정맥혈혼합의 감소는 엎드린 자세만 했을때보다 정도가 더 적었다. 산화질소와 엎드린 자세의 혼합은 PaO_2/FiO_2증가와 정맥혈혼합의 감소를 촉진시켰다. 71%의 환자가 엎드린 자세에서 반응을 보였다.
Am J Respir Crit Care Med.2000;161:360-368[12]	39	있음	수압폐부종, ARDS, 폐섬유증	PaO_2/FiO_2는 HPE(100% 반응자)와 ARDS (75% 반응자)환자가 바로누운자세에서 엎드린 자세로 변경시 증가했다. PF환자가 바로누운자세에서 엎드린 자세로 변경 시 PaO_2/FiO_2의 개선은 나타나지 않았다. 초기 ARDS와 HPE로 인한 폐부종 출현시 가스교환에 엎드린 자세가 효과가 있음을 예상한다. 반대로 후기 ARDS와 폐섬유증에 따른 섬유증의 출현은 엎드린 자세에서 무반응이 되기 쉽다.

(계속)

표 B-1. 엎드린 자세에서의 임상실험 *(계속)*

참조	샘플 표본크기	RCT	대상	결과
Intensive Care Med. 2002;28:564-569[13]	51	있음	환기성 혼수상태환자	바로누운 자세군(50%)보다 엎드린 자세군(12%)에서 폐악화 발생이 낮아졌다. 엎드린 자세로 인한 심각한 합병증은 없었지만 두개내압의 현저한 증가가 있었다.
N Engl J Med. 2001;345:568-573[14]	304	있음	급성폐손상과 ARDS	PaO_2/FiO_2는 바로누운자세에서 엎드린 자세로 변경시 증가했다. 그러나 바로누운자세군과 엎드린자세군간의 환자생존에는 차이가 없었다 (다음의 이 연구에 관한 비판적 검토를 참조).

약어:(A-a) PO2 : alveolar arterial oxygen partial pressure difference; HPE: hydrostatic pulmonary edema(정수학적 폐부종); PF : pulmonary fibrosis(폐섬유증).

급성호흡부전 생존자의 엎드린 자세 효과에 관한 무작위조절실험의 비판 (CRITIQUE OF A RANDOMIZED CONTROL TRIAL ON THE EFFECT OF PRONE POSITIONING ON THE SURVIVAL OF PATIENTS WITH ACUTE RSPIRATORY FAILURE)

ARDS환자의 대다수는 저산소혈증이 아닌 다발성장기부전으로 사망한다. 다발성장기부전을 일으키는 기전은 다인성이지만 기계적환기로 인한 폐손상이 염증성세포질분열(proinflammatory cytokines)을 포함한 여러 매개체의 확산을 가져온다는 증거가 있다. 이러한 매개체와 내독소 또는 박테리아도 다발성장기부전을 일으키는 체순환으로 갈 수 있다. 따라서 엎드린 자세는 저산소혈증의 정도를 감소시킬 수 있지만 ARDS 환자의 사망률을 크게 줄일 수는 없다.

ARDS 진단의 본래의 부정확성으로 근본적인 질환의 이질성이 증후군으로의 질병소인을 가져오며 다른 치료개입간의 획일성부족으로 연구는 충분한 통계학적인 힘을 가지지 못한다. 또한 문제는 엎드린 자세의 사용보류로 임상가들 간 저항의 증가로 인해 보충되는 비율이 점차 낮아져서 연구가 초기에(미리 결정된 표본크기가 도달되기 전)끝난 사실로 복잡해지는 것이다.

연구에서 환자는 하루 평균 7시간만 엎드린 자세를 유지했다. 따라서 환자들은 매일 70% 이상의 바로누운자세에서 기계적 환기의 잠재적인 손상가능성에 노출되었다. 또한 작가들은 10일간 엎드린 자세 사용을 제한했는데, 이것은 장기간의 효과를 가져오기엔 너무 짧은 기간이다.

또한 무작위성에도 불구하고 바로누운자세군의 환자 12명은 43번 엎드린 자세를 하였고 엎드린 자세군 환자 41명은 총 91번의 차례가 돌아오지 못했다. 1일에는 환자의 144/152 또는 92%는 엎드린 자세를 했다. 5일째 62명의 환자(또는 절반이하)와 10일째 (또는 15일) 33명의 환자는 엎드린 자세를 했다. 엎드린 자세 환자의 순응도는 낮아서 많은 자료의 손실을 가져왔으며 유형 II 의 오류가능성이 높았다. 연구는 엎드린자세군 환자의 요점방법으로서 실제로 엎드린 자세를 사용한다면 결과가 달라질 수 있다. 바로누운자세군 환자의 비율과 같은 대안적 종점은 엎드린자세군이 더 중요할 수도 있는 것에 비해 10일간 엎드린 자세의 기준에 적합하다.

요약하면 더 좋은 계획과 무작위조절실험의 수행이 엎드린 자세에 필요하다는 것이다. 엎드린 자세의 산소공급 개선이 가져오는 가능한 기전은 환기개선과 이전에 무너진 배측폐영역의 관류와 관련이 있다.

참고문헌 (REFERENCES)

1. Chatte G, Sab JM, Dubois, et al. Prone position in mechanically ventilated patients with acute respiratory failure. *Am J Respir Crit Care Med.* 1997;155:473-478.
2. Papazian L, Bregeon F, Gaillat F, et al. Respective and combined effects of prone posiition and inhaled nitric oxide in patients with acute respiratory distress syndrome. *Am J Respir Crit Care Med.* 1998;157:580-585.
3. Fridrich P, Krafft P, Hochleuthner H, et al. The effects of long-term prone positioning in patients with trauma-induced adult respiratory distress syndrome. *Anesth Analg.* 1996;83:1206-1211.
4. Germann P, Poschl G, Leitner C, et al. Additive effect of nitric oxide inhalation on the oxygenation benefit of the prone position in the adult respiratory distress syndrome. *Anaesthesiology.* 1998;89:1401-1406.
5. Langer M, Mascheroni D, Marcolin R, et al. The prone position in ARDS patients. A clinical study. *Chest.* 1988;94:103-107.
6. Pappert D, Rossaint R, Slama K, et al. Influence of positioning on ventilation-perfusion relationships in severe adult respiratory distress syndrome. *Chest.* 1994;106:1511-1516.
7. Mure M, Martling CR, Lindahl SG. Dramatic effect on oxygenation in patients with severe acute lung insufficiency treated in the prone position. *Crit Care Med.* 1997;25:1539-1544.
8. Jolliet P, Bulpa P, Chervolet JC. Effects of the prone position on gas exchange and hemodynamics in severe acute respiratory distress syndrome. *Crit Care Med.* 1998;26:1977-1985
9. Vollman KM, Bander JJ. Improved oxygenation utilizing a prone positioner in patients with acute respiratory distress syndrome. *Intensive Care Med.* 1996;22:1105-1111.
10. Blanch L, Mancebo J, Perez M. Short-term effects of prone position in critically ill patients with acute respiratory distress syndrome. *Intensive Care Med.* 1997;23:1033-1039.
11. Martinez M, Diaz E, Joseph D, et al. Improvement in oxygenation by prone position and nitric oxide in patients with acute respiratory distress syndrome. *Intensive Care Med.* 1999;25:29-36.
12. Nakos G, Tsangaris I, Kostanti E, et al. Effect of the prone position on patients with hydrostatic pulmonary edema compared with patients with acute respiratory distress syndrome and pulmonary fibrosis. *Am J Respir Crit Care Med.* 2000;161:360-368.
13. Beuret P, Carton MJ, Nourdine K, et al. Prone position as prevention of lung injury in comatose patients: a prospective, randomized, controlled study. *Intensive Care Med.* 2002;28:564-569.
14. Gattinoni L, Tognoni G, Pesenti A, et al. Effect of prone positioning on the survival of patients with acute respiratory failure. *N Engl J Med.* 2001;345:568-573.
15. Slutsky AS. The acute respiratory distress syndrome, mechanical ventilation, and the prone position. *N Engl J Med.* 2001;345:610-612.
16. Kraft P, Fridrich P, Pernerstorfer T, et al. The acute respiratory distress syndrome: definitions, severity and clinical outcome. An analysis of 101 clinical investigations. *Intensive Care Med.* 1996;22:1105-1111.
17. Albert RK. The prone position in acute respiratory distress syndrome: where we are, and where do we go from here. *Crit Care Med.* 1997;25:1453-1454.
18. Klein D. Prone positioning in patients with acute respiratory distress syndrome: Vollman prone positioner. *Crit Care Nurse.* 1999;19:66-71.

C

부록

분비물제거기법의 임상실험

Clinical Trials on Secretion Removal Techniques

이 부록의 목적은 분비물제거기법의 임상실험을 검토하기 위한 것이다. 15장에 있는 증거의 정도와 분비물제거기법의 요약은 이 검토와 그 밖의 간행된 조사에 기초를 둔다.

표 C-1. 분비물제거기법의 임상실

참조	샘플 표본크기	RCT	대상	결과
Am J Resp Crit Care Med. 1994;150: 1154-1157[1]	50	있음	낭성 섬유증	연구는 HFCWO와 PDPV의 치료 후 폐용량 측정에서 유사한 개선이 나타났다.
Chest. 1990;97:645-650[2]	43	있음	만성기관지염	PEP 마스크치료는 만성기관지염 환자의 이환율을 감소할 수 있고 폐의 급속한 기능저하를 막는다.
J Cardiopulm Rehabil. 2000;20:37-43[3]	30	있음	COPD	PEFR과 $PaCO_2$는 ACBT보다 AD치료로 크게 개선된다. SaO_2는 AD보다 ACBT로 더 높아진다. AD가 분비물제거와 폐기능개선에 ACBT 만큼 효과적인 것으로 나타났다 (초록의 결론부분과 본문의 결론부분에 모순이 나타났다).
J Pediatr. 1997;131:570-574[4]	40	있음	낭성 섬유증	PDPV군과 비교하여 PEP마스크의 폐용량측정을 개선.
J Pediatr. 2001; 138:845-850[5]	40	있음	낭성 섬유증	Flutter군은 PEP군과 비교하여 FVC와 Huang 점수(p=0.05)에서 연평균비율 감소가 나타났다. Flutter 그룹에 입원과 항상제 사용에 큰 감소가 있었다.
Pediatr Pulmonol. 1999;28:255-260[6]	23	있음	낭성 섬유증	Flutter 장치를 사용한 환자가 CPT군보다 치료 1주 후 폐기능이 더 좋아졌다. 그러나 두 그룹 모두 치료 2주 후 폐기능과 운동지구력에 유사한 개선이 나타났다.

(계속)

표 C-1. 분비물제거기법의 임상실 *(계속)*

참조	샘플 표본크기	RCT	대상	결과
Arch Phys Med Rehabil. 2000;81: 558-60[7]	10	없음	만성기관지염	Flutter와 ELTGOL (외측자세와 기도 압박을 피하기 위해 호기유속 조절에 다른 폐용적을 사용한 기도청결기법)기법은 분비물제거에 PD 방법보다 더 효과적이다.
Chest. 1998;113: 1019-1027[8]	14	없음	낭성 섬유증	구강기도진동법과 PDPV 2가지 방법을 비교하였다. 2가지 치료법에 차이는 없었다.
Chest. 1998;114: 171-177[9]	14	없음	낭성 섬유증	폐용량측정이나 가래량에 큰 변화는 나타나지 않았다. 가래의 점탄성은 자율배액법에 비해 Flutter치료시 더 낮았다.
Chest. 2000;118: 92-97[10]	129	없음	낭성 섬유증	조사결과 Flutter가 가장 총 만족도가 가장 높았으며 Flutter와 HFCWO가 PDPV보다 전체적인 만족도가 더 높았다.
Chest. 2002;121: 702-707[11]	23	없음	COPD	Flutter의 사용은 가짜 Flutter 장치와 비교하여 폐용량측정, 6분간의 보행거리, 호흡곤란의 개선과 관련이 있음
Clin Pediatr(Phila). 1998;37:427-32[12]	8	없음	낭성 섬유증	PDPV, 폐내타진환기장치(IPV), Flutter를 비교하였다. 연구방법간 가래발생량에 큰 차이는 없었다. Flutter와 비교하여 PDPV에서 SaO_2가 현저하게 낮았다. 기본적인 CPT방법에 비해 2개의 장치에서 지속적이지 않지만 유량의 큰 개선이 나타났다.
Del Med J. 1999;71:13-18[13]	6	없음	낭성 섬유증	Flutter와 PEP마스크치료간의 폐용량측정과 폐역학에 차이는 없었음
Eur Respir J. 1992;5:748-753[14]	9	없음	낭성 섬유증	PD+ACBT, PEP마스크호흡 +FET, 자전거에르고미터운동 +FET간의 점막제거에 차이는 없었음. 모든 치료는 같은 시간 동안 실시했으며 FET는 표준화되었음
Eur Respir J. 1998;2:143-147[15]	22	없음	낭성 섬유증	Flutter와 PEP마스크기법간의 폐용량측정과 가래생산에 차이는 없었음
Pediatr Pulmonol. 1995;19:16-22[16]	16	없음	낭성 섬유증	치료하지 않았을 때보다 PD, PEP, HFCWO방법이 건조하고 습한 가래가 더 많이 수집되었다.
Pediatr Pulmonol. 1996;22:271-274[17]	29	없음	낭성 섬유증	건조하고 습한 측정으로 PDPV보다 HFCWO 동안에 더 많은 가래가 배출되었다.
Respir Med. 1994;88:49-53[18]	8	없음	낭성 섬유증	총평균가래배출은 운동과 PDPV+ ACBT보다 PDPV+ ACBT만 사용 시 더 낮아졌다.
Respirology. 1998;3:183-186[19]	8	없음	범세기관지염	평균일일가래량, 증상점수, 최고호기유량은 치료 전에 비해 Flutter치료 후 크게 증가했다.

(계속)

표 C-1. 분비물제거기법의 임상실 *(계속)*

참조	샘플 표본크기	RCT	대상	결과
Thorax. 1995;50:165-169[20]	18	없음	낭성 섬유증	AD는 하루 동안 ACBT보다 폐의 점액을 더 빠르게 제거했다. ACBT와 함께 FVC의 더 큰 개선이 나타나는 동안 더 많은 환자가 AD로 인해 $FEF_{25\%-75\%}$가 개선됨.
Thorax. 2002;57:446-448[21]	17	없음	기관지확장증	삶의 질과 관련된 건강, 환기기능, PEFR, 두 기법에 따른 호흡곤란에서 ACBT와 Flutter는 차이가 없었다.

약어: FET(forced expiration technique): 강제호기기법; FEF_{25-75}(forced expiratory flow between 25% and 75%): 25%와 75% 사이의 강제호기흐름; HFCWO(high frequency chest wall oscillation): 고빈도흉벽진동; PDPV(postural drainage, percussion, vibration): 체위배액법, 타진, 진동법

미국 흉부의과대학과 의대의 COPD 환자의 관리지침에 관한 비판 — 내과학의 미국사회[22-25]

(CRITIQUE OF THE COPD PATIENTS ' MANAGEMENT GUIDELINES BY THE AMERECAN COLLEGE OF CHEST PHYSICIANS AND AMERICAN COLLEGE OF PHYSICIANS - AMERICAN SOCIETY OF INTERNAL MEDICINE)

ACCP 지침에는 흉부 물리치료를 권하지 않는다. 그들의 주장의 원리에는 심각한 결점이 있다.

- 흉부 물리치료의 결과측정은 단지 폐용량측정(FEV_1과 FVC)에만 기초를 두고 있다. 그러나 아래에 인용한 것처럼 그들의 수행지침 중 2개는 반대이다.
  - "급성악화 COPD로 입원한 환자는 악화의 진단이나 정도평가에 급성폐용량측정법을 사용해서는 안된다"
  - "...치료 중 폐용량측정법은 급성악화 COPD 환자의 정도평가나 관리에 좋지 않다"
  - "이러한 사실에도 불구하고 많은 연구들은 다른 더 적합한 임상적 평가보다 FEV_1 변화를 주요 결과로서 사용한다...."
- "흉부물리치료"라는 용어의 사용은 도수타진 한 가지 기법에만 기초를 두고 있다.
  - 3명 중 1명만이 무작위조절실험(RCTs)을 보고했는데 작가들이 흉부물리치료에 반대하는 주장의 근거는 RCT였다.
  - 3가지 논문의 내적, 외적타당성점수의 사용은 낮았다.
  - 3개의 연구모두 1970년대에서 1980년대 중반에 발행된 자료에 기초를 두고 있다.
  - 도수타진이 긍정적으로 나온 결과측정이 한 가지 연구에서 무시되었다.

참고문헌 (REFERENCES)

1. Arens R, Gozal K, Omlin KJ, et al. Comparison of high frequency chest compression and conventional chest physiotherapy in hospitalized patients with cystic fibrosis. *Am J Resp Crit Care Med.* 1994;150:1154-1157.
2. Christensen EF, Nedergaard T, Dahl R. Long-term treatment of chronic bronchitis with positive expiratory pressure mask and chest physiotherapy. *Chest.* 1990;97:645-650.
3. Savci S, Ince DI, Arikan H. A comparison of autogenic drainage and the active cycle of breathing techniques in patients with chronic obstructive pulmonary diseases. *J Cardiopulm Rehabil.* 2000;20:37-43.
4. McIlwaine PM, Wong LT, Peacock D, Davidson AG. Long-term comparative trial of conventional postural drainage and percussion versus positive expiratory pressure physiotherapy in the treatment of cystic fibrosis. *J Pediatr.* 1997;131:570-574.
5. McIlwaine PM, Wong LT, Peacock D, et al. Long-term comparative trial of positive expiratory pressure versus oscillating positive expiratory pressure (Flutter) physiotherapy in the treatment of cystic fibrosis. *J Pediatr.* 2001;138:845-850.
6. Gondor M, Nixon PA, Mutich R, et al. Comparison of Flutter device and chest physical therapy in the treatment of cystic fibrosis pulmonary exacerbation. *Pediatr Pulmonol.* 1999;28:255-260.
7. Bellone A, Lascioli R, Raschi S, et al. Chest physical therapy in patients with acute exacerbation of chronic bronchitis: effectiveness of three methods. *Arch Phys Med Rehabil.* 2000;81:558-560.
8. Scherer TA, Barandun J, Martinez E, et al. Effect of high-frequency oral airway and chest wall oscillation and conventional chest physical therapy on expectoration in patients with stable cystic fibrosis. *Chest.* 1998;113:1019-1027.
9. App EM, Kieselmann R, Reinhardt D, et al. Sputum rheology changes in cystic fibrosis lung disease following two different types of physiotherapy: flutter vs autogenic drainage. *Chest.* 1998;114:171-177.
10. Oermann CM, Swank PR, Sockrider MM. Validation of an instrument measuring patient satisfaction with chest physiotherapy techniques in cystic fibrosis. *Chest.* 2000;118:92-97.
11. Wolkove N, Kamel H, Rotaple M, et al. Use of a mucus clearance device enhances the bronchodilator response in patients with stable COPD. *Chest.* 2002;121:702-707.
12. Newhouse PA, White F, Marks JH, et al. The intrapulmonary percussive ventilator and flutter device compared to standard chest physiotherapy in patients with cystic fibrosis. *Clin Pediatr (Phila).* 1998;37:427-432.
13. Padman R, Geouque DM, Engelhardt MT. Effects of the flutter device on pulmonary function studies among pediatric cystic fibrosis patients. *Del Med J.* 1999;71:13-18.
14. Lannefors L, Wollmer P. Mucus clearance with three chest physiotherapy regimes in cystic fibrosis: a comparison between postural drainage, PEP and physical exercise. *Eur Respir J.* 1992;5:748-753.
15. van Winden CM, Visser A, Hop W, et al. Effects of Flutter and PEP mask physiotherapy on symptoms and lung function in children with cystic fibrosis. *Eur Respir J.* 1998;12:143-147.
16. Braggion C, Cappelletti LM, Cornacchia M, et al. Short-term effects of three chest physiotherapy regimens in patients hospitalized for pulmonary exacerbations of cystic fibrosis: a cross-over randomized study. *Pediatr Pulmonol.* 1995;19:16-22.
17. Kluft J, Beker L, Castagnino M, et al. A comparison of bronchial drainage treatments in cystic fibrosis. *Pediatr Pulmonol.* 1996;22:271-274.
18. Baldwin DR, Hill AL, Peckham DG, et al. Effect of addition of exercise to chest physiotherapy on sputum expectoration and lung function in adults with cystic fibrosis. *Respir Med.* 1994;88:49-53.
19. Burioka N, Sugimoto Y, Suyama H, et al. Clinical efficacy of the FLUTTER device for airway mucus clearance in patients with diffuse panbronchiolitis. *Respirology.* 1998;3:183-186.
20. Miller S, Hall DO, Clayton CB, et al. Chest physiotherapy in cystic fibrosis: a comparative study of autogenic drainage and the active cycle of breathing techniques with postural drainage. *Thorax.* 1995;50:165-169.

21. Thompson CS, Harrison S, Ashley J, et al. Randomised crossover study of the Flutter device and the active cycle of breathing technique in non-cystic fibrosis bronchiectasis. *Thorax*. 2002;57:446-448.
22. McCrory DC, Brown C, Gelfand SE, Bach PB. Management of exacerbations of COPD: a summary and appraisal of the published evidence. *Chest*. 2001;119:1190-1209.
23. Bach PB, Brown C, Gelfand SE, McCrory DC. Management of exacerbations of chronic obstructive pulmonary disease: a summary and appraisal of published evidence. *Ann Intern Med*. 2001;134:600-620.
24. Snow V, Lascher S, Mottur-Pilson C, et al. The evidence base for management of acute exacerbations of COPD: clinical practice guideline, part 1. *Chest*. 2001;119:1185-1189.
25. Snow V, Lascher S, Mottur-Pilson C, et al. Evidence base for management of acute exacerbations of chronic obstructive pulmonary disease. *Ann Intern Med*. 2001;134:595-599.
26. Chung F, Johnson RL. Clinical practive guidelines in physiotherapy management of chronic obstructive pulmonary disease. Expert opinion versus clincian perspectives. *Gas Exchange*. 2003;11(2):11-13.

부록 D 낭성섬유증 환자의 운동프로그램과 분비물제거 임상실험

Clinical Trials on Exercise Programs and Secretion Removal in Patients With Cystic Fibrsis

이 부록의 목적은 낭성 섬유증환자의 운동프로그램과 분비물제거 임상실험에 대한 평가를 제공하기 위한 것이다. 15장의 낭성 섬유증 환자의 운동프로그램과 분비물제거에 대한 증거수준과 요약은 이 검토와 다른 체계적 평가에 기초를 두었다.

표 D-1. 낭성 섬유증 환자의 운동프로그램과 분비물제거 임상실험

참조	샘플 표본크기	RCT	결과
Acta Paediatr Scand. 1987;76:70-75[1]	7	없음	환자들은 30개월 동안 매일 운동에 참여했다. 12개월 후 전통적인 흉부물리치료를 중단했다. 폐용량측정자료와 폐용적은 30개월 후 개선을 보였다.
Phys Ther. 1989;69:633-639[2]	17	있음	운동군 환자는 하루 2개의 자전거에르고미터운동과 1개의 기관지위생치료를 실시했고 PD군은 하루 3개의 기관지 위생치료를 실시했다. 두 그룹 모두 같은 정도의 개선을 보였다.
Lancet. 1981;2:1201-1203[3]	10	없음	환자는 7주간의 수영훈련에 참여했다. 수영훈련 후 폐용량측정법으로 평가한 환기상태는 크게 향상되었다.
Thorax. 1989;44:1006-1008[4]	22	있음	운동군환자는 가래량이 크게 증가하지 않은 반면 최대산소소비와 최대분당환기가 높게 나타났다. 두 번째 연구에서 운동보다 CPT후에 더 많은 가래가 배출되었다. 운동은 가래제거에 보조적인 치료가 될 수 있지만 CPT의 대안이 될 수 없다.
Respir Med. 1992;86:507-511[5]	18	없음	운동만으로는 가래 제거에 다른 치료법보다 효과적이지 않다(ACBT, ACBT+Ex, Ex+ACBT). 가정에서 지속할 수 있는 환자의 치료선택은 Ex+ACBT이다. 10% 이하의 환자가 운동 한 가지만으로 좋게 나왔다. 주의: 각 그룹의 총치료시간은 동일했다.

표 D-1. 낭성 섬유증환자의 운동프로그램과 분비물제거 임상실험 *(계속)*

참조	샘플 표본크기	RCT	결과
Respir Med. 1994;88:49-53[6]	8	없음	운동과 물리치료(Ex+PT)실시일에 대상자들은 물리치료전에 60분간 운동을 하였다. 물리치료만 하는 날에는 대상자들은 운동대신 60분간 휴식을 취했다. 물리치료는 2가지 연구일 모두 실시했다(PD+V, 심호흡, FET, 기침). 총평균가래배출은 Ex+PT(21.5g)후 보다 물리치료 한 가지만 실시한 후 더 낮아졌다(14 g). 주의: Ex+PT일에 PT만하는 날보다 더 많은 치료개입이 이루어졌다.
Arch Dis Child. 1982;57:587-589[7]	12	없음	활발한 물리치료와 운동 17일 후 폐용량측정에 개선이 나타났다.

약어: ACBT(active cycle of breathing techniques): 호흡기법의 능동주기; CPT(chest physical therapy which usually involves PD, percussion and vibration): 보통 체위배액법과 관련된 흉부물리치료, 타진과 진동; Ex(exercise): 운동; FET(forced expiration technique): 강제호기기법; g: grams; PD(postural drainage): 체위배액법; V(vibration): 진동.

운동프로그램과 기도청결의 상대적인 효과에 대한 간략한 논의

(A BRIEF DISCUSSION ON THE RELATICE EFFECT OF EXERCISE PROGRAMS AND AIRWAY CLEARANCE)

두 연구는 운동과 기도청결의 상대적인 효과를 관찰하기 위한 것이다. 임상실험에서 건강한 대상자들은 조용한 호흡운동보다 운동이 기관지청결에 큰 증가를 가져왔다. 건강한 대상자들은 점액제거의 8.7% 증가를 자극하기위해 30분 동안 지속적으로 자신의 최대심박율에 70%에서 75%로 운동을 하는 것에 주의한다. 충분한 연구가 같은 기관에서 15° 좌측으로 누운자세에서의 체위배액법과 매 5분마다 한 번씩 기침을 포함한 연구가 실시되었다. 이 연구는 조절군에 비해 운동 후 7.5% 점액제거가 증가되는 유사한 차이를 보였다. 그러나 기침은 조절그룹보다 점액제거에 40% 증가를 자극했다. 이 두 가지 연구에서 가장 중요한 임상적 의미는 통계학적으로 중요하더라도 상대적으로 높은 훈련강도로 수행한 운동이 기침에 비해 점액제거에 단지 작은 영향을 미쳤다는 것이다(조절수치보다 40% 증가된 것에 비해 8.7% 또는 7.5%).

체계적 검토는 낭성 섬유증환자의 흉부물리치료 관리의 효과를 검사하는 것이다. 치료법은 PEP 마스크, 강제호기기법(FET), 운동(Ex), 자율배액법(AD), 체위배액법, 타진, 진동으로 이루어진 기본물리치료(STD)가 있다. 이 검토에서 공동효과 크기기법을 사용하여 독립적인 기법을 비교한 7가지의 메타분석이 실시되었다. 이 검토에서 기본적인 물리치료가 치료를 하지 않은 것 보다 가래배출을 크게 증가시킨다고 결론내린다. EX와 STD의 혼합은 STD한 가지 보다 1초(FEV)내 강제

호기에 통계학적으로 큰 증가와 관련이 있다.

이 결론은 좋은 임상적 지도를 해준다. 그러나 이 연구에서 몇 가지 불일치가 있음을 아는 것이 중요하다. Ex와 STD연구는 체계적인 검토가 있었고, 메타분석을 포함한 실험의 3분의 2는 무작위성 조절실험이 아니었다. 단지 RCT만이 검토를 포함하였으며 두 그룹 간 FEV_1에 차이가 없었다. 이 검토에서 Ex와 STD를 함께 수행하는 것이 특히 실험의 3분의 2는 STD군이 아니었기 때문에 STD 한가지만을 수행하는 것보다 더 효과적인지 3가지 실험이 분명하지 않다(이 처음 3가지 연구는 표 D-1에 있음).

다른 문제는 표 4의 체계적 검토의 자료제시이다. 메타분석에 사용된 3가지 실험은 또한 표 D-1에 처음 3가지를 기록하였다. 그러나 체계적 검토에 기록한 표본크기와 원본자료가 완전히 달랐다. 표 4의 검토에서 첫 번째 실험은 표본크기가 7명이었지만 14명으로 기록되었고 세 번째 실험은 표본크기가 10명이었지만 22로 기록되었다. 표 D-1의 네 번째 실험은 표 4 검토의 세 번째 실험과 같은 표본크기였다. 메타분석에 RCT는 제외하였다. 이 체계적 연구의 조심스런 검토는 체계적 검토와 자료의 오류보고 제한을 나타내지만 결론은 흥미로웠다.

또한 이 부록에서의 2가지 다른 실험에서 ACBT와 체위배액법의 동시 수행보다 운동한가지만으로는 분비물제거에 효과적이지 않음을 보여준다.

따라서 기도청결기법으로서 운동은 효과적인 부가물이 될 수 있다. 한 가지만 사용했을 때는 가장 효과적인 기도청결기법이 되지 못한다.

참고문헌 (REFERENCES)

1. Andreasson B, Jonson B, Kornfalt R, et al. Long-term effects of physical exercise on working capacity and pulmonary function in cystic fibrosis. *Acta Paediatr Scand.* 1987;76:70-75.
2. Cerny FJ. Relative effects of bronchial drainage and exercise for in-hospital care of patients with cystic fibrosis. *Phys Ther.* 1989;69:633-639.
3. Zach MS, Purrer B, Oberwaldner B. Effect of swimming on forced expiration and sputum clearance in cystic fibrosis. *Lancet.* 1981;2:1201-1203.
4. Salh W, Bilton D, Dodd M, Webb AK. Effect of exercise and physiotherapy in aiding sputum expectoration in adults with cystic fibrosis. *Thorax.* 1989;44:1006-1008.
5. Bilton D, Dodd ME, Abbot JV, et al. The benefits of exercise combined with physiotherapy in the treatment of adults with cystic fibrosis. *Respir Med.* 1992;86:507-511.
6. Baldwin DR, Hill AL, Peckham DG, et al. Effect of addition of exercise to chest physiotherapy on sputum expectoration and lung function in adults with cystic fibrosis. *Respir Med.* 1994;88:49-53.
7. Zach M, Oberwaldner B, Hausler F. Cystic fibrosis: physical exercise versus chest physiotherapy. *Arch Dis Child.* 1982;57:587-589.
8. Wolff RK, Dolovich MB, Obminski G, et al. Effects of exercise and eucapnic hyperventilation on bronchial clearance in man. *J Appl Physiol.* 1977;43:46-50.
9. Oldenburg FA Jr, Dolovich MB, Montgomery JM, et al. Effects of postural drainage, exercise, and cough on mucus clearance in chronic bronchitis. *Am Rev Resp Dis.* 1979;120:739-745.
10. Thomas J, Cook DJ, Brooks D. Chest physical therapy management of patients with cystic fibrosis. A meta analysis. *Am J Respir Crit Care Med.* 1995;151:846-50.

E 부록

수술기간의 물리치료적 임상실험

Clinical Trials on Perioperative Physiotherapy Management

이 부록의 목적은 수술기간의 물리치료적 관리의 임상실험을 검토하기 위한 것이다. 20장의 수술기간의 물리치료적 관리에 대한 증거수준과 요약은 이 검토와 다른 체계적 검토에 기초를 두고 있다.

표 E-1. 분비물제거기법의 임상실

참조	샘플 표본크기	RCT	대상	결과
Arch Phys Med Rehabil. 1998;79:5-9[1]	81	있음	복부수술	수술 후 폐합병증 발생률은 호흡운동군에서 7.5%였고 조절군에서는 19.5%였다; 조절군은 또한 방사선학적 변화가 있었다. 호흡운동군은 PPC로부터 보호했으며 중간에서 높은 위험이 있는 환자에게서 더 효과적이다.
BMJ. 1996;313:148-153[2]	456	있음	복부수술	IS군과 DB군간 호흡기 합병증의 차이는 없었다. 심호흡운동은 낮은 위험의 환자와 높은 위험이 있는 환자의 폐용량측정에 권장된다.
Br J Surg. 1997;84:1535-1538[3]	364	있음	복부수술	수술 전 교육치료는 입술모으기 호흡, 가쁜숨쉬기/기침, 자세변경, 가동화 +/- PEP마스크가 있다. 조절군은 수술전정보가 필요 없지만 수술 후 폐합병증이 발생하면 EP마스크 치료를 받는다. 조절군은 치료군보다 합병증 발생률이 더 높았다(27% 대 6%).
Physiother Res Int. 2001;6:236-50[4]	57	있음	복부수술	상복부수술 후 수술 후 치료법으로 전통적인 물리치료에 주기적인 지속성기도양압의 추가는 생리학적 또는 의학적 결과에 큰 영향이 없었다.

(계속)

표 E-1. 분비물제거기법의 임상실 *(계속)*

참조	샘플 표본크기	RCT	대상	결과
Chest. 1994;105:741-747[5]	80	있음	CABG	물리치료군과 비물리치료군간에 발열, 저산소증, 흉부뢴트겐선학적비정상이나 수술 후 폐합병증의 발생율이나 정도에 차이가 없었다. 이 연구의 비평은 다음 부분을 보시오.
Crit Care Med. 2000;28:679-83[6]	67	있음	흉부수술	CPT와 IS를 CPT 한가지방법과 비교하였다. CPT에 IS의 추가는 폐합병증이나 입원기간에 큰 감소를 가져오지 않았다.
Intensive Care Med. 1995;21:469-74[7]	97	있음	흉부수술	주기적인 CPT, PEP, 흡기저항PEP를 비교하였다. PEP와 흡기저항PEP그룹에서 수술 후 합병증 위험감소경향이 나타난 것을 제외하면 3 그룹 간에 차이가 없었다.
J Rehabil Med. 2001;33:79-84[8]	98	있음	CABG	모든 환자는 DB, 팔 ROM운동, 기침, 가동화를 실시하였다. 또한 병불기군은 H_2O 10cm의 최고호기압으로 숨을 내쉬었으며 IR-PEP군은 H_2O 5 cm로 숨을 들이마시고 H_2O 10 cm의 최고호기압으로 숨을 내쉬었다. 심호흡그룹은 기계장치 없이 숨을 쉬었다. 병불기군은 심호흡군에 비해 TLC의 큰 감소가 있었으며 반면 IR-ER군은 다른 두 그룹과 큰 차이가 없었다.

약어: cm H_2O(centimeters of water): 물의 센티미터; CPT(breathing exercises, huffing, and coughing): 호흡운동, 가쁜숨, 기침; DB(deep breathing): 심호흡; IR(inspiratory resistance): 흡기저항; IS(incentive spirometry): 유발성 폐용량측정.

관상동맥우회술(CABG)에 대한 가동화기법 효과에 대한 비판

(CRITIQUE OF THE EFFECT OF MOBILIZATION ALONE IN CABG SURGERY)

두 연구는 가동화기법 한 가지가 수술 후 폐합병증의 감소에 효과적임을 보고했다. 두 연구 모두 형태와 방법론에 제한이 있었다.

초기 연구는 적절한 무작위성이 부족했다. 가동화와 비가동화군의 환자과제는 의학적, 외과적 고찰에 기초를 두었다. 외과적으로 불편하거나 어느 정도 의학적 합병증이 발생하여 가동화를 할 수 없는 환자는 비가동화군에 배정을 받았다. 가동화군의 좋은 결과는 가동화치료개입 보다 그룹과제를 결정하는 건강하기 전 상태와의 차이에 적용 가능하다.

두 번째 연구는 조절군과 치료군에 유사한 환자수가 심폐기관합병증이 나타났음을 보고했다. 이 연구에는 몇 가지 제한점이 있다.

- 첫째, 심폐기관 합병증이 발생한 환자 모두 그룹의 과제와 관계없이 "집중적 흉부물리치료"를 받았다.
- 이 연구에서 총심폐기관 합병증발생률은 7.5%인데 이것은 각 그룹에서 40명중 3명의 합병증이 발생했음을 의미하며 다른 심장절개술 연구와 유사하게 나타났다. 물리치료는 합병증을 절반으로 감소시킬 수 있지만 연구는 이러한 차이를 인지할 만큼 충분한 표본 크기가 없었다.
- 심폐기관합병증이 발생한 조절군 환자 3명은 가래정체가 발생한 반면 치료군에서는 가래정체가 없었다. 또한 조절군은 1일째에 12명, 4일째에는 4명의 대상자에게서 체온이 상승한 반면 치료군은 1일째 8명, 4일째 1명의 대상자에게서 체온상승이 발생했다.
- 낮은 합병증발생률과 약 33%의 효과크기로 그룹당 170명 이상의 표본크기가 80%의 통계학적 설득력을 가지기 위해 필요하다.

큰 차이를 보이지 못하는 설득력이 없는 임상실험 결과는 조절군과 치료군간에 임상적 동일성을 의미하지 않는다. 설득력 없는 임상실험은 임상적 가치가 제한되고 희귀질환연구나 예비실험을 제외하면 비윤리적인 것으로 여겨진다.

참고문헌 (REFERENCES)

1. Chumillas S, Ponce JL, Delgado F. Prevention of postoperative pulmonary complications through respiratory rehabilitation: a controlled clinical study. *Arch Phys Med Rehabil.* 1998;79:5-9.
2. Hall JC, Tarala RA, Tapper J, et al. Prevention of respiratory complications after abdominal surgery: a radomised clinical trial. *BMJ.* 1996;312:148-153.
3. Olsen MF, Hahnn I, Nordgren S, et al. Randomized controlled trial of prophylactic chest physiotherapy in major abdominal surgery. *Br J Surg.* 1997;84:1535-1538.
4. Denehy L, Carroll S, Ntoumenopoulos G, et al. A randomized controlled trial comparing periodic mask CPAP with physiotherapy after abdominal surgery. *Physiother Res Int.* 2001;6:236-250.
5. Stiller K, Montarello J, Wallace M, et al. Efficacy of breathing and coughing exercises in the prevention of pulmonary complications after coronary artery surgery. *Chest.* 1994;105:741-747.
6. Gosselink R, Schrever K, Cops P, et al. Incentive spirometry does not enhance recovery after thoracic surgery. *Crit Care Med.* 2000;28:679-683.
7. Richter Larsen K, Ingwersen U, Thode S, et al. Mask physiotherapy in patients after heart surgery: a controlled study. *Intensive Care Med.* 1995;21:469-474.
8. Westerdahl E, Lindmark B, Almgren SO, et al. Chest physiotherapy after coronary artery bypass graft surgery—a comparison of three different deep breathing techniques. *J Rehabil Med.* 2001;33:79-84.
9. Scheidegger D, Bentz L, Piolino G, et al. Influence of early mobilisation on pulmonary function in surgical patients. *Eur J Int Care Med.* 1976;2:35-40.
10. Halpern SD, Karlawish JHT, Berlin JA. The continuing unethical conduct of underpowered clinical trials. *JAMA.* 2002;288:358-362.

찾아보기

기타

a

b

c

d

e

f

g

h